Imming
Arzneibuchanalytik

Arzneibuch-analytik

Grundlagen für Studium und Praxis

Peter Imming, Halle

Mit 89 Abbildungen und 6 Tabellen

Mit einem Geleitwort von
Peter-Josef Schorn, Straßburg

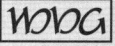 Wissenschaftliche Verlagsgesellschaft mbH Stuttgart

Anschrift des Autors

Prof. Dr. Peter Imming
Institut für Pharmazeutische Chemie
Martin-Luther-Universität
Wolfgang-Langenbeck-Str. 4

06120 Halle

Bibliografische Information der Deutschen Bibliothek
Die Deutsche Bibliothek verzeichnet diese Publikation in der Deutschen Nationalbibliografie; detaillierte bibliografische Daten sind in Internet unter http://dnb.ddb.de abrufbar.

ISBN-10:   3-8047-2245-8
ISBN-13:   978-3-8047-2245-3

© 2006 Wissenschaftliche Verlagsgesellschaft mbH Stuttgart
Birkenwaldstr. 44, 70191 Stuttgart
Printed in Germany
Satz: DTP + TEXT Eva Burri, Stuttgart
Druck: Hofmann, Schorndorf
Bindung: Schallenmüller, Stuttgart
Umschlaggestaltung: Atelier Schäfer, Esslingen

Inhalt

Abkürzungen

AAS	Atomabsorptions-Spektroskopie
ABDA	Bundesvereinigung Deutscher Apothekerverbände
ADH	Alkoholdehydrogenase
AFM	Atomic Force Microscopy
ALD	Adrenoleukodystrophie
AMG	Gesetz über den Verkehr mit Arzneimitteln
APA	American Pharmaceutical Association
API	Active Pharmaceutical Ingredient
ApoBO	Apothekenbetriebsordnung
BAN	British Approved Name
BfArM	Bundesinstitut für Arzneimittel und Medizinprodukte
BGBl	Bundesgesetzblatt
BP	British Pharmacopoeia (das Britische Arzneibuch)
BPI	Bundesverband der Pharmazeutischen Industrie
BRS	Biological Reference Substance (Biologische Referenzsubstanz)
CAS	Chemical Abstracts Service
CE	Capillary Electrophoresis
CPMP	Committee for Proprietary Medicinal Products
CRS	Chemical Reference Substance (Chemische Referenzsubstanz)
DAB	Deutsches Arzneibuch
DAC	Deutscher Arzneimittel-Codex
DAMA	Deutsche Arzneimittel- und Medizinprodukteagentur
DC	Dünnschichtchromatographie
DCC	Dicyclohexylcarbodiimid
DMF	Dimethylformamid
DRF	Deutsche Rezeptformeln
DTA	Differential Thermal Analysis
EDQM	European Directorate for the Quality of Medicines
EG	Europäische Gemeinschaft
EMEA	European Agency for the Evaluation of Medicinal Products
EU	Europäische Union
EZ	Esterzahl
Fa.	Firma
FDA	Food and Drug Administration
FOSHU	foods for specified health use
GC	Gaschromatographie
GMP	Good Manufacturing Practices

GPHF	German Pharma Health Fund e.V.
HAB	Homöopathisches Arzneibuch
HL	Herstellungsleiter
HPLC	High Pressure (Performance) Liquid Chromatography
ICH	International Conference on Harmonisation of Technical Requirements for the Registration of Pharmaceuticals for Human Use
INN	International Nonproprietary Name (Internationaler Freiname)
IPK	In-Prozess-Kontrolle
IR	Infrarot
ISO	International Organisation for Standardization
IUPAC	International Union of Pure and Applied Chemistry
IZ	Iodzahl
JECFA	Joint Expert Committee on Food Additives of the Food Agriculture Organisation and the World Health Organization
JP	The Japanese Pharmacopoeia
KL	Kontrollleiter
LC	Flüssigchromatographie
LFGB	Lebensmittel-, Bedarfsgegenstände- und Futtermittelgesetzbuch
LM	Lösungsmittel
LOD	Limit of Detection (Nachweisgrenze)
LOQ	Limit of Quantitation (Bestimmungsgrenze)
MPG	Medizinproduktegesetz
MRA	Mutual Recognition Agreement
MS	Massenspektroskopie
NCE	new chemical entity
NF	National Formulary (USA)
NIR	Nahes Infrarot
NMR	Nuclear Magnetic Resonance (kernmagnetische Resonanzspektroskopie)
NRF	Neues Rezeptur-Formularium
OHZ	Hydroxylzahl
OMCL	Official Medicines Control Laboratories
OOS	out of specification
p.a.	pro analysi
PDA	Photo Diode Array (-Detektor)
PDG	Pharmacopoeial Discussion Group
PET	Positronen-Emissions-Tomographie
PF	Pharmacopoeial Forum
Ph. Eur.	Europäisches Arzneibuch (Pharmacopoea Europaea)

PhI	Pharmacopoea Internationalis
PIC	Pharmazeutische Inspektions-Convention
POZ	Peroxidzahl
PTWI	Provisional Tolerable Weekly Intake
QA	Quality Assurance
QC	Quality Control
QK	Qualitätskontrolle
QM	Qualitätsmanagement
QMS	Qualitätsmanagementsystem
QP	Qualified Person
QS	Qualitätssicherung
Rf-Wert	Retentionsfaktor (Dünnschichtchromatographie)
RS	Reference Standard (Referenzsubstanz)
$S_E Ar$	Elektrophile Substitution am Aromaten
SEM	Scanning Electron Microscopy
SFC	Supercritical Fluid Chromatography
SOP	Standard Operating Procedure
SR	Standard-Rezepturen
SZ	Säurezahl
TLC	Thin Layer Chromatography (Dünnschicht-Chromatographie)
TOC	Total Organic Carbon
UV/Vis	Ultraviolet/Visible
USAN	United States Adopted Name
USP	United States Pharmacopeia
USPC	United States Pharmacopeial Convention
UVA	Unverseifbare Anteile
VZ	Verseifungszahl
WHO	World Health Organization

Geleitwort

Dr. Dr. Peter-Josef Schorn, Straßburg

Vergleicht man die in Kapitel 1 dieses Buches genannten Definitionen für „Qualität" mit dem hier aufgeführten Schema, so wird man unschwer feststellen können, dass heute das Arzneibuch nicht mehr wie früher isoliert steht, sondern Teil eines sehr komplexen Systems zur Qualitätskontrolle und -sicherung darstellt. Dies trifft insbesonders für das Europäische Arzneibuch (Ph. Eur.) zu, das im Vergleich zu den anderen zitierten Arzneibüchern eine Sonderstellung einnimmt.

Schema: Das Arzneibuch im Kontext des europäischen Systems zur Qualitätskontrolle und -sicherung von Arzneimitteln. (Die Begriffe und Abkürzungen werden in Kapitel 1 und 2 erläutert.)

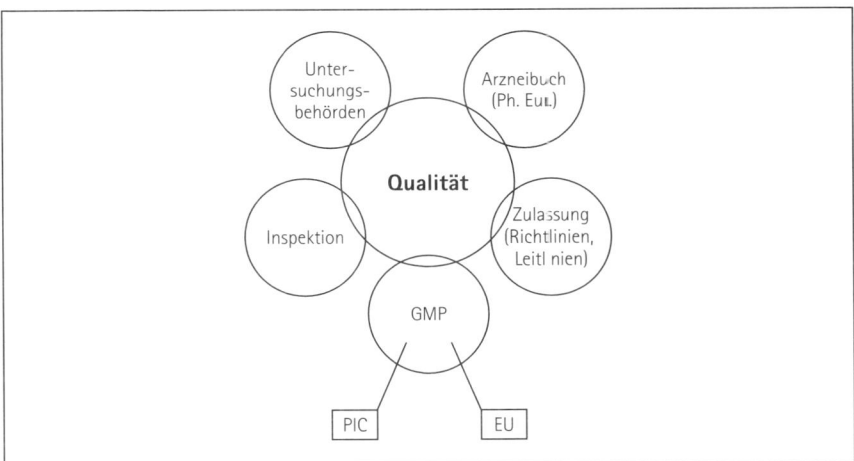

Zunächst ist die Ph. Eur. als das Resultat der Harmonisierung der europäischen, einzelstaatlichen Arzneibücher anzusehen, basierend auf einem internationalen Übereinkommen. Die Ph. Eur. fügt sich darüber hinaus in den großen Rahmen einer Harmonisierung der einzelstaatlichen Rechtsvorschriften über die Herstellung, den Verkehr und den Vertrieb von Arzneimitteln ein. Das fällt in den Zuständigkeitsbereich der Europäischen Gemeinschaft. Aus diesem Grund war die Europäische Wirtschaftsgemeinschaft (EWG), wie sie damals noch hieß, dem Übereinkommen der Nationalstaaten über ein Europäisches Arzneibuch mittels eines geeigneten Protokolls beigetreten. Dies hatte wiederum zur Folge, dass das Technische Sekretariat der Europäischen Arzneibuch-Kommission über die Erstellung der Ph. Eur. hinausgehende Aufgaben übernehmen musste, beispielsweise:

- Bereitstellung von amtlichen Referenzpräparaten für Unternehmen und Prüflaboratorien,
- biologische Normung,
- Koordination von Ringversuchen zwischen den einzelstaatlichen Laboratorien für die Arzneimittelüberwachung.

Zwei Beispiele mögen dies näher erläutern. Die Internationalen Biologischen Standardzubereitungen der Weltgesundheitsorganisation (WHO) werden normalerweise nur nationalen Behörden und der Ph. Eur. ausgeliefert, die daraus Sekundär-Standards erstellen und verteilen können. Durch die mögliche Vielfalt der nationalen Sekundär-Standards besteht die Gefahr des Auseinanderdriftens der Basisanforderung, so dass ein rationaler Vergleich der Ergebnisse nicht mehr möglich ist. Deshalb wurde im Jahre 1991 ein spezieller Vertrag zwischen der Europäischen Gemeinschaft und dem Europarat zur Zusammenarbeit auf dem Gebiet der Biologischen Standardisierung geschlossen, in dem die Ph. Eur. die Rolle des Koordinators übernommen hat. Gerade bei biologischen Produkten genügt die Kontrolle des Endproduktes durch einen externen Sachverständigen allein nicht, sondern der Hersteller muss sein Verfahren validieren und kontrollieren, die In-Prozess-Kontrolle durchführen, bis er schließlich zur Chargenfreigabe kommt. Man ersieht daraus, dass ein gemeinsamer, europäischer Standard für den Hersteller und die Kontrollbehörde im Sinne der Arzneimittelqualität absolut erforderlich ist.

Die Anwendung gemeinsamer pharmazeutischer Regeln innerhalb der Europäischen Union, die Schaffung der European Medicines' Evaluation Agency (EMEA) im Jahre 1993 und die einheitliche europäische Zulassung haben zweifellos einen Anstieg des Arzneimittelverkehrs mit sich gebracht. Folglich mussten auch die bestehenden Überwachungs- und Kontrollsysteme überdacht werden, um eine verwaltungstechnische Zusammenarbeit zu ermöglichen und den Austausch von Informationen innerhalb dieser Systeme zu gewährleisten. Die Ph. Eur. hat auch hier die Koordination der offiziellen nationalen Untersuchungsbehörden übernommen. Die Koordination beinhaltet beispielsweise:

- Erstellen bzw. Verbesserung der Kommunikation,
- Harmonisierung der Qualitätssysteme durch Erstellen von gemeinsamen Standard Operation Procedures (SOP), Durchführung von Proficiency Studies (Überprüfung der Leistungsfähigkeit einzelner Laboratorien), um auf einen gemeinsamen analytischen Nenner zu kommen,
- Organisation gemeinsamer Ringversuche,
- Ausnützung spezieller Kenntnisse einzelner Laboratorien.

Als Folge dieser zusätzlichen, über das Arzneibuch hinausgehenden Aufgaben wurde 1996 der Titel der Straßburger Institution geändert in: Europäisches Direktorat für die Qualität von Arzneimitteln.

Um auch verwaltungstechnisch den vielfältigen Aufgaben gerecht zu werden, konnte nach einer sehr kargen Anfangszeit für das Technische Sekretariat und das Laboratorium am 13.1.1992 ein neues Gebäude mit einer Grundfläche von 5000 m² bezogen werden. Im Mai 2005 war die Grundsteinlegung für ein neues Gebäude mit einer Gesamtfläche von etwa 13000 m², das gegen Ende 2007 fertiggestellt sein soll.

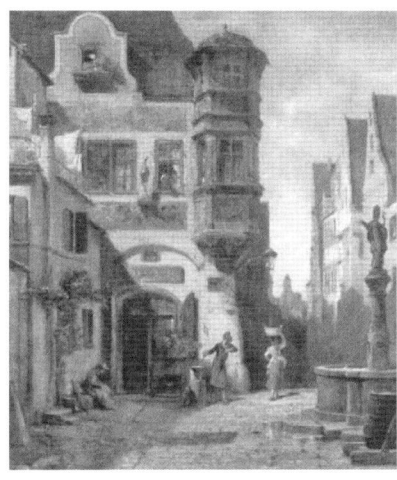

Carl Spitzweg (1808–1885),
Der verliebte Provisor, ca. 1878, Privatbesitz

Das Bild des „Verliebten Provisors" von C. Spitzweg ist wohl allgemein bekannt. Wir sehen den Provisor, der außerhalb der Apotheke in einem Mörser entweder eine Pulvermischung herstellt oder eine Substanz zerkleinert, um eine bessere Bioverfügbarkeit zu erhalten. Es ist anzunehmen, dass die Substanz(en) dem Arzneibuch entspricht (entsprechen); es ist weiterhin anzunehmen, dass das Herstellungsverfahren genau dokumentiert und vom Herstellungsleiter in der Apotheke genehmigt wurde. Weiterhin ist anzunehmen, dass der Herstellungsleiter von Zeit zu Zeit eine Inspektion durchführt. Aber gerade in diesem Augenblick werden die Blicke des Provisors von einer vorübergehenden Dame abgelenkt. Dieses Sich-ablenken-lassen ist menschlich sehr verständlich, doch wird dabei die Gute Herstellungspraxis (GMP) außer Acht gelassen, vom Herstellungsort einmal ganz abgesehen. Der Inhalt des Mörsers wird möglicherweise nicht uniform oder auch nicht bioverfügbar sein. Und doch wird der Inhalt in das Endbehältnis abgefüllt, mit einer Beschriftung versehen und schließlich einem ahnungs- und schutzlosen Patienten verabreicht werden. Wir haben eine Zubereitung, die nicht nach den Regeln der Kunst (lege artis) hergestellt wurde und die durch das gesamte Netzwerk Qualität, Qualitätskontrolle, Qualitätssicherung und GMP schlüpft, mit möglicherweise fatalen Folgen.

Und genau deshalb brauchen wir Arzneibücher und die entsprechenden Kontrollmechanismen, wie vom Autor in diesem Buch beschrieben, um die Volksgesundheit mit Hilfe anerkannter, gemeinsamer Regeln zu fördern, die von den Verantwortlichen zu beachten und einzuhalten sind.

Ein Buch dieser Art war schon lange überfällig, und man muss dem Autor zu diesem Werk gratulieren. Dieses Buch, von einem kompetenten Hochschullehrer verfasst, hat seinen Ursprung in der Lehre, und es ist auch für die Lehre bestimmt. Es ist gleichermaßen ein Studientext für Studierende der Pharmazie, aber auch für Apotheker und die Verantwortlichen in der Qualitätskontrolle, zusammen mit einem Kontrollmechanismus in Form von Übungsaufgaben, zur Auffrischung von Gelerntem oder zum Neulernen. Das Buch ist sehr übersichtlich gestaltet: In den einzelnen Kapiteln werden Arzneibücher mit ihrem Bezug zu den entsprechenden Behörden abgehandelt, gefolgt von typischen Beispielen der Prüfungen auf Identität und Reinheit, Gehaltsbestimmungen, Kommentierung ausgewählter Monographien, supplementiert durch die Kapitel Arzneimittelanalytik und Methodenvalidierung, basierend auf den ICH- und FDA-Guidelines.

Auch die globalen Bemühungen für die Arzneimittelsicherheit werden angeschnitten: Harmonisierungsbestrebungen der Arzneibücher JP, USP und Ph. Eur. – anlässlich eines Kongresses zum 25. Jahrestag des Übereinkommens im Juni 1989 in Straßburg beschlossen –, sowie die Aktivitäten der Internationalen Konferenz zur Harmonisierung von Zulassungsanforderungen (ICH), in die die Arzneibücher eingebunden sind.

Es ist zu hoffen und zu wünschen, dass dieses Buch nicht nur in Deutschland, sondern auch im gesamten deutschsprachigen Raum seinen Platz findet, wobei insbesondere an die Länder gedacht ist, die ebenfalls eine deutschsprachige Ausgabe der Ph. Eur. haben. Vielleicht kann auch die europäische Studentenvereinigung EPSA (European Pharmaceutical Students' Association) für dieses Buch gewonnen werden, denn allen sollte an einer guten und gesicherten Qualität der „Arzneimittel für Europa" gelegen sein, und jeder Interessierte sollte die Möglichkeit nutzen, sich „Fit für Europa" zu machen.

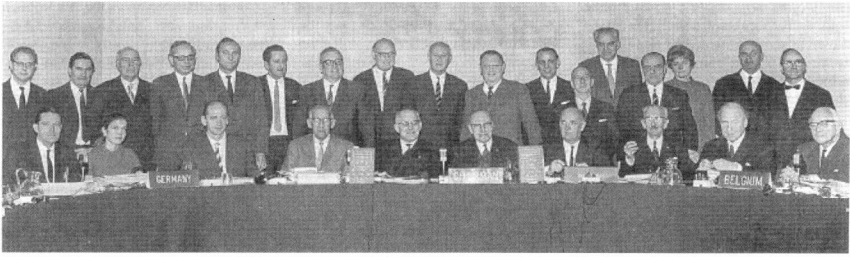

Vorstellung des ersten Bandes der 1. Auflage der Pharmacopoea Europaea durch die Europäische Arzneibuch-Kommission am 13.11.1969. Dr. Dr. P.-J. Schorn in der 2. Reihe als Fünfter von links.

Dr. Dr. Peter-Josef Schorn war von 1980 bis zu seiner Pensionierung im Jahr 1999 Direktor des Technischen Sekretariats der Europäischen Arzneibuch-Kommission und Vizedirektor des Europäischen Direktorats für die Qualität von Arzneimitteln, Straßburg. Das Europäische Arzneibuch hat er von Anfang an begleitet und mitgestaltet. Näheres über seine Person findet sich in einer Laudatio, Dtsch Apoth Ztg 139: 1595 (1999).

Vorwort
Das Arzneimittel im Zeitalter seiner technischen Reproduzierbarkeit

In meiner Lehrapotheke hatte ich zweimal Gelegenheit, ein traditionelles Arzneimittel in traditioneller Qualität, also Individualität, herzustellen. Es war Handarbeit. Stück für Stück rollte ich die Pillen – richtige Pillen aus Hefetrockenextrakt mit Lycopodium als Trennmittel –, erst mit dem dafür gedachten Roller und dann mit den bloßen Pharmazeutenfingern in die traditionelle ziemlich runde Form. Die enthaltenen Wirkstoffe gehörten zur aussterbenden Kategorie „garantiert und breitflächig wirksam": Belladonna-Extrakt, Strychninsulfat und andere Gegenteile von Placebos. Meine Lehrchefin schaute sicherheitshalber zu, als ich sie mit der Fingerbalkenwaage abmaß. Es war eine individuelle Rezeptur für eine robuste ältere Patientin.

Heute muss nicht unbedingt der Patient, aber das Herstellungsverfahren robust sein, und Hersteller von Arzneimitteln heißen im Englischen zwar immer noch „manufacturers" (Handarbeiter), aber mit der bloßen Hand läuft nicht mehr viel. Auch Arzneimittel sind in die industrielle Revolution geraten. Es revolviert nicht mehr die Hand, Pille für Pille, sondern der Tabletten-Schnellläufer rotiert und wirft die Produkte zu Tausenden heraus. Und obwohl es so viele sind, ist eine wie die andere: gleich bleibende Qualität, uniformity of content etc. Austauschbar, gleichförmig, möglichst steril. Nicht mehr tradiert, sondern validiert und qualifiziert.

Qualität ist ein Begriff, um den es in diesem Lehrbuch zentral geht. Gemeint ist die gesetzlich und fertigungstechnisch erwünschte und mögliche Beschaffenheit des Arzneimittels, das sozusagen vom Ding für einen zum Ding für sich mutiert wurde, seit man es in Massen herstellen kann und will. Wie bei allen Neuerungen der industriellen Revolution hat das Vor- und Nachteile. Um Walter Benjamin zu zitieren, dessen Essay die Überschrift dieses Vorwortes inspiriert hat: *„Die Quantität ist in Qualität umgeschlagen: Die sehr viel größeren Massen der Anteilnehmenden haben eine veränderte Art des Anteils hervorgebracht."* (Benjamin, W., 1936. Das Kunstwerk im Zeitalter seiner technischen Reproduzierbarkeit. Zweite Fassung, Kap. XV.) Ins Pharmazeutische übertragen: Massenproduktion nimmt der einzelnen Pille die Individualität und Handwärme, macht das Arzneimittel aber in viel besserer Qualität einer viel größeren Zahl von Menschen zugänglich.

Wie diese Qualität definiert, gesichert und analysiert wird, darum geht es in diesem für Pharmazeuten, speziell Pharmaziestudierende des Hauptstudiums, konzipierten Büchlein, das aus meinen in Marburg und Münster gehaltenen Vorlesungen hervorgegangen ist. Ob es selbst die Qualität hat, Qualität zu vermitteln, wird sich zeigen. Jedenfalls danke ich Herrn Dr. Klaus Brauer für den Anstoß, dieses Lehrbuch zu verfassen, und dem Verlag, besonders Herrn Dr. Eberhard

Scholz als Lektor, dass er manche Individualität der Formulierung akzeptiert hat, die ich meinte, wegen der Lesbarkeit einarbeiten zu müssen und wegen der Individualität, einem wichtigen, gefährdeten Qualitätsmerkmal besonders im akademischen Massenbetrieb. Fachsprache in Lehrbuch und Originalpublikation ist immer so gleich ... und so (spr)öde ... wie eine massengefertigte Tablette, nicht flexibel wie eine handgearbeitete Pille. Und ein wenig Englisch musste sein, denn „Pharma" ist ein internationales Geschäft.

Ich habe dieses Buch auch in der ganz egoistischen Hoffnung verfasst, in der ich die entsprechenden Lehrveranstaltungen abgehalten habe: Dass ich mich auf die Pharmaziestudierenden, die es lesen, verlassen kann, wenn Sie vielleicht einmal für die Qualität der Medikamente verantwortlich sein werden, die ich vielleicht einmal nehmen muss. Danke.

Ich danke außerdem den folgenden Kolleginnen und Kollegen für die Durchsicht einzelner Kapitel und die wertvollen Hinweise, die sie mir daraufhin gegeben haben: Dr. Yvonne v. Scholz, Schwarz Pharma AG, Monheim, Dr. Peter v. Hagel, Temmler Pharma GmbH, Marburg, Prof. Dr. Wolfgang Sippl, Christiane Oehler, Institut für Pharmazeutische Chemie, Halle, Jun.-Prof. Dr. Wibke Diederich, Dr. Tanja Buß und Dr. Tobias Rogosch, Institut für Pharmazeutische Chemie, Marburg, Cornelia Imming, Halle, Dr. Rainer Imming, Landesamt für Verbraucherschutz, Halle, Dr. Yves-Yannick Ford, Botanix Ltd., England, sowie Anja Graf und Matthias Zentgraf, Marburg, für Rohfassungen mehrerer Kapitel.

Halle (Saale), im Frühjahr 2006   Peter Imming

1 Qualitätskontrolle und -sicherung bei Arzneistoffen und Arzneimitteln

1.1 Begriffsbestimmungen und rechtlicher Rahmen

1.1.1 Qualität

Für „Qualität" gibt es verschiedene offizielle Definitionen, die als augenfälligste Gemeinsamkeit eine geringe Eleganz der Formulierung aufweisen:

- *„Qualität ist die Beschaffenheit einer Einheit bezüglich ihrer Eignung, die Qualitätsanforderung zu erfüllen"* (DIN 5535C),
- *„Qualität ist die Gesamtheit von Eigenschaften und Merkmalen eines Produktes oder einer Tätigkeit, die sich auf deren Eignung zur Erfüllung gegebener Erfordernisse beziehen"* (Deutsche Gesellschaft für Qualität, 1979),
- *„Qualität ist die Beschaffenheit eines Arzneimittels, die nach Identität, Gehalt, Reinheit, sonstigen chemischen, physikalischen, biologischen Eigenschaften oder durch das Herstellungsverfahren bestimmt wird"* (Arzneimittelgesetz § 4).

Inhaltlich ist diesen Definitionen gemeinsam, dass sie ein Modell oder eine Vorgabe verlangen, anhand derer Qualität konkret definiert ist und somit prüfbar wird: Hat das Produkt/Arzneimittel **die** Qualität, nämlich die irgendwo beschriebene/festgelegte/verbindlich anvisierte? Qualität ist daher ohne ein validiertes Herstellungsverfahren und eine qualifizierte Herstellungsanlage nicht machbar, und eine Arzneimittelkontrolle ohne Standards bzw. Referenzen ist nicht denkbar. Beispielsweise kann ein Arzneistoff letztlich nur so (gut) sein wie die Referenzsubstanz (Standard).

Für Pharmazeuten ist natürlich die zitierte Qualitätsdefinition aus dem Arzneimittelgesetz (AMG) maßgeblich.

1.1.2 Arzneimittelgesetz

Das Arzneimittelgesetz[1] hat seine Wurzeln in der modernen industriellen Produktion von Arzneimitteln mit gestiegenen Möglichkeiten und Anforderungen hinsichtlich einer zunächst national einheitlichen Qualität. Und es hat seinen Anlass in dem tragischen Contergan®-Zwischenfall 1961. Es wurde am 24. August 1976 im BGBl I S. 2445, 2448 unter dem Namen „Gesetz zur Neuordnung

---

1 Pabel, H.J. (Hrsg.) (2001) Arzneimittelgesetz. Text mit Kurzdarstellung des Arzneimittelrechts und arzneimittelbezogenen Regelungen des Sozialgesetzbuches. Deutscher Apotheker Verlag, Stuttgart

des Arzneimittelrechts" verkündet und ist seitdem fast jährlich geändert worden. Die Novellierungen betreffen häufig nur juristische Feinheiten.

Die 12. AMG-Novelle wurde im Herbst 2004 verabschiedet. Sie soll im Wesentlichen der Umsetzung europäischen Rechts in das Arzneimittelgesetz dienen, insbesondere der Regelungen zur Pharmakovigilanz bei Humanarzneimitteln und bei Tierarzneimitteln sowie der Richtlinie über die Anwendung der guten klinischen Praxis bei der Durchführung von klinischen Prüfungen mit Humanarzneimitteln. Ein weiterer wichtiger Abschnitt dieser Novelle sieht zur Verbesserung der Arzneimittelsicherheit für Kinder und Jugendliche die Bildung einer Kommission „Arzneimittel für Kinder und Jugendliche" bei der deutschen Arzneimittel-Zulassungsbehörde vor. Die Novelle und die zugehörige Rechtsverordnung gehört zur derzeit nicht nur im Pharmasektor geübten juristischen Praxis, auf eine europäische bürokratische Regelung noch eine deutsche aufzusatteln. Diese Art Versuch, die schon längst gegebene Sicherheit im Arzneimittelverkehr zu erhöhen, könnte die unsinnige Konsequenz haben, dass wegen der bürokratischen Hürden Projekte und Studien nicht mehr gemacht bzw. ins Nicht-EU-Ausland verlagert werden. Letzteres würde einer gewissen Doppelmoral nicht entbehren. Es leuchtet insgesamt nicht ein, warum allmählich mehr Juristen und Verwaltungsfachleute als pharmazeutische Fachleute gebraucht werden, ein Arzneimittel zu entwickeln, zuzulassen und zu produzieren.

Die 13. und 14. AMG-Novelle traten im September 2005 in Kraft. Erstere novelliert nur veterinärmedizinische Aspekte, Letztere setzt gemeinschaftliches (EU-Pharmakodex) in nationales Recht um, z.B. Anpassung des Begriffs „Fertigarzneimittel". Außerdem modifiziert die Novelle Details des Heilmittelwerbe-, Arzneimittel- und Apothekenrechts und passt den Krankenkassenabschlag an.

Die Überschriften der Abschnitte (Kapitel) des AMG sind in Abbildung 1.1 wiedergegeben. Sie spiegeln alle für Arzneimittel wichtigen Aspekte wider. Der erste Abschnitt enthält – wie bei Gesetzen üblich und nötig – Begriffsbestimmungen wie die genannte für Qualität. Ganz am Anfang wird der **Zweck des Gesetzes** bestimmt:

§ 1 „... *im Interesse einer ordnungsgemäßen Arzneimittelversorgung von Mensch und Tier für die Sicherheit im Verkehr mit Arzneimitteln, insbesondere für die Qualität, Wirksamkeit und Unbedenklichkeit der Arzneimittel ... zu sorgen.*"

Hier sind drei Basisanforderungen für Arzneimittel genannt, auf die wir immer wieder stoßen werden:

1. Qualität (quality) – die zugehörige AMG-Definition wurde schon zitiert,
2. Wirksamkeit (efficacy),
3. Unbedenklichkeit (safety).

Der Bereich Qualität ist in diesem Buch thematisiert. Im Pharmaziestudium kommt er im Grunde in allen Lehrveranstaltungen vor, die sich mit der stofflichen Zusammensetzung, analytischen Charakterisierung und der Herstellung von Arzneistoffen und Arzneimitteln beschäftigen sowie in den entsprechenden

Erster Abschnitt	Zweck des Gesetzes und Begriffsbestimmungen
Zweiter Abschnitt	Anforderungen an die Arzneimittel
Dritter Abschnitt	Herstellung von Arzneimitteln
Vierter Abschnitt	Zulassung der Arzneimittel
Fünfter Abschnitt	Registrierung homöopathischer Arzneimittel
Sechster Abschnitt	Schutz des Menschen bei der klinischen Prüfung
Siebenter Abschnitt	Abgabe von Arzneimitteln
Achter Abschnitt	Sicherung und Kontrolle der Qualität
Neunter Abschnitt	Sondervorschriften für Arzneimittel, die bei Tieren angewendet werden
Zehnter Abschnitt	Beobachtung, Sammlung und Auswertung von Arzneimittelrisiken
Elfter Abschnitt	Überwachung
Zwölfter Abschnitt	Sondervorschriften für Bundeswehr, Bundesgrenzschutz, Bereitschaftspolizei, Zivilschutz
Dreizehnter Abschnitt	Einfuhr und Ausfuhr
Vierzehnter Abschnitt	Informationsbeauftragter, Pharmaberater
Fünfzehnter Abschnitt	Bestimmung der zuständigen Bundesoberbehörden und sonstige Bestimmungen
Sechzehnter Abschnitt	Haftung für Arzneimittelschäden
Siebzehnter Abschnitt	Straf- und Bußgeldvorschriften
Achtzehnter Abschnitt	Überleitungs- und Übergangsvorschriften

Abb 1.1 Gesetz über den Verkehr mit Arzneimitteln (AMG)

chemischen, physikalischen und biologischen Grundlagenfächern. Wirksamkeit und Unbedenklichkeit werden u.a. im Rahmen der medizinischen Chemie, Biopharmazie, Pharmakologie, Toxikologie und klinischen Pharmazie in verschiedener Weise behandelt.

1.1.3   Arzneimittel

Was ist ein Arzneimittel?

AMG § 2 (1) schreibt: *„Arzneimittel sind Stoffe und Zubereitungen aus Stoffen, die dazu bestimmt sind, durch Anwendung am menschlichen oder tierischen Körper Krankheiten zu heilen, zu lindern, zu verhüten oder zu erkennen ...“*
Anhand eines Beispiels soll diese Begriffsbestimmung illustriert werden: Ist Kamillentee ein Arzneimittel oder ein Lebensmittel? Es mag Zeitgenossen geben, die ihn weder für das eine noch das andere halten, weil er ihrer Meinung nach weder wirkt noch schmeckt. Ersteres ist jedoch falsch[2] und Letzteres eben Geschmackssache. Laut AMG nun ist für die Einordnung als Arzneimittel entscheidend, was der Hersteller für sein Produkt beansprucht. Wenn er auf der Packung einen heilenden Effekt beansprucht, dann ist es ein Arzneimittel und muss

---

2   Hitziger, T., Höll, P., Ramadan, M., Dettmering, D., Imming, P., Hempel, B. (2003) Die alte junge Kamille. Pharm Ztg 148: 372–380

als solches zugelassen werden. Das ist mühevoll und kostenintensiv, da Qualität, Wirksamkeit und Unbedenklichkeit nachgewiesen sein müssen. Aus diesem Grund bemühen sich manche Hersteller um Formulierungen, die einerseits dem Verbraucher suggerieren sollen, etwas für seine Gesundheit zu tun, wenn er diesen Stoff oder Tee zu sich nimmt, andererseits zu schwammig sind, eine Zulassung zu erfordern. Ein Beispiel für eine solche Formulierung auf der Packung eines Supermarkt-Tees sei zitiert: *„Mit der besonderen Wirkung der Kamille."*

Im AMG ist „Arzneimittel" nicht dasselbe wie „Fertigarzneimittel". Letztere sind wie folgt definiert: *„Arzneimittel, die im Voraus hergestellt und in einer zur Abgabe an den Verbraucher bestimmten Packung in den Verkehr gebracht werden"* AMG § 4 (1).

1.1.4   Keine Arzneimittel

Das AMG bildet die gesetzliche Grundlage für Arzneimittel, jedoch nicht für folgende Gegenstände, die vom Arzneimittel abzugrenzen sind: Lebensmittel, Bedarfsgegenstände, Nahrungsergänzungsmittel, „functional food", Medizinprodukte.

Lebensmittel und Bedarfsgegenstände einschl. Kosmetika werden gesetzlich durch das Lebensmittel-, Bedarfsgegenstände- und Futtermittelgesetzbuch (LFGB) vom 01.09.2005 (BGBl. I S. 2618) geregelt.

Nahrungsergänzungsmittel[3,4] (food supplements) zählen ebenfalls nicht zu den Arzneimitteln und gehören daher nicht zu dem vom AMG regulierten Bereich. Auf europäischer Ebene sind sie definiert durch eine Richtlinie zur Angleichung der Rechtsvorschriften der Mitgliedstaaten über Nahrungsergänzungsmittel.[5] Diese Richtlinie ist durch die Nahrungsergänzungsmittelverordnung vom 24. Mai 2004 (BGBl. I S. 1011) in deutsches Recht umgesetzt worden.[6] Im Sinne dieser Richtlinie bezeichnet der Ausdruck Nahrungsergänzungsmittel *„Lebensmittel, die dazu bestimmt sind, die normale Ernährung zu ergänzen und die aus Einfach- oder Mehrfachkonzentraten von Nährstoffen oder sonstigen Stoffen mit ernährungsspezifischer oder physiologischer Wirkung bestehen und in dosierter Form in den Verkehr gebracht werden"*.

Der Begriff **functional food** wird von Herstellern sehr vielfältig verwendet; rechtsverbindliche Definitionen existieren weder in Europa noch in den USA. Lediglich Japan, das Ursprungsland dieser speziellen Lebensmittelkategorie, hat seit 1991 eine gesetzliche Grundlage für Lebensmittel zum spezifischen gesundheitlichen Gebrauch (foods for specified health use; FOSHU). In Japan

---

3   Brian, M. (2001) Functional Food. Dtsch Apoth Ztg 141: 2475–2485
4   Hahn, A., Wolters, M., Marohn, S., Hanke, G. (2001) Nahrungsergänzungsmittel. Wissenschaftliche Verlagsgesellschaft, Stuttgart
5   Richtlinie 2002/46/EG des europäischen Parlaments und des Rates vom 10. Juni 2002 zur Angleichung der Rechtsvorschriften der Mitgliedstaaten über Nahrungsergänzungsmittel (http://europa.eu.int/eur-lex/pri/de/oj/dat/2002/l_183/l_18320020712de00510057.pdf).
6   Seitz, R. (2004) Arzneimittel oder Lebensmittel? Dtsch Apoth Ztg 144: 4904–4905

unterliegen solche Produkte einem staatlichen Zulassungsverfahren; gesundheitsbezogene Aussagen für FOSHU-Produkte müssen durch wissenschaftliche Studien nachgewiesen sein. Ein funktionelles Lebensmittel kann ein natürliches Produkt sein oder ein Lebensmittel, dem Komponenten hinzugefügt oder entzogen wurden. Es soll die Gesundheit und das Wohlbefinden verbessern und/oder ein Krankheitsrisiko verringern. Eine international akzeptierte Kurzdefinition funktioneller Lebensmittel sagt, dass diesen Lebensmitteln ein physiologischer oder gesundheitlicher Zusatznutzen zukommt, der über die Effekte der klassischen Nährstoffe in solchen Produkten hinausgeht. Als Nährstoffe sind Kohlenhydrate, Proteine und Fette sowie die essenziellen Nährstoffe (Vitamine, Spurenelemente, bestimmte Fettsäuren) anzusehen. Für den Zusatznutzen können zum Beispiel gesundheitsfördernde Mikroorganismen oder Substanzen wie Antioxidanzien verantwortlich sein. Funktionelle Lebensmittel sind keine Pillen, Kapseln oder Pulver, sondern Teil eines normalen Mahlzeitenmusters. Die funktionellen Lebensmittel sollen als Teil einer abwechslungsreichen Ernährung regelmäßig in üblichen Portionen verzehrt werden und auf diese Weise ihre hoffentlich positiven Wirkungen entfalten. Ein wesentliches Problem ist dabei die notwendige Dosis und die erforderliche Zeitdauer des Verzehrs, bei denen Effekte nachzuweisen sind. Die funktionelle Eigenschaft ist dann erwiesen, wenn sich ein physiologischer oder biochemischer Messwert (Biomarker) im positiven Sinne verändert, wenn also zum Beispiel eine Verbesserung der Fließeigenschaften des Bluts oder eine Erhöhung der antioxidativen Kapazität nachzuweisen ist. Korrelationen zwischen solchen funktionellen Biomarkern und Gesundheit, Leistungsfähigkeit und Wohlbefinden sind immer nur sehr schwierig und unter großem Aufwand in kontrollierten Studien wahrscheinlich zu machen.[7,8]

Nahrungsergänzungsmittel und functional food bilden einen international wachsenden Markt, der durch die Wellness-Welle getragen wird. Das Europäische Arzneibuch (Ph. Eur.) führt Nahrungsergänzungsmittel nicht, im Gegensatz zur United States Pharmacopeia (USP), die ihnen ein eigenes Kapitel widmet und eine Reihe von Stoffen aus diesem Bereich beschreibt. Nahrungsergänzungsmittel und functional food sind juristisch Lebensmittel; das Problem entsteht, wenn Arzneimittel als Nahrungsergänzungsmittel in Verkehr gebracht werden.

Medizinprodukte galten früher als Arzneimittel, was ein juristisches Konstrukt war, da man sie nicht sozusagen im rechtsfreien Raum belassen wollte. Seit 1995 werden sie in einem eigenen Gesetz, dem Medizinproduktegesetz (MPG)[9], juristisch bestimmt. Das Gesetz ist in zehn Abschnitte gegliedert. Der erste Ab-

---

7   http://www.verbraucherministerium.de/forschungsreport/rep-so-01/food.htm

8   Eckstein, L.M., Bruhn, M. (2003) Health Claims für Functional Food? Dtsch Lebensm Rdsch 99: 347–359

9   Schorn G. (Hrsg.) (2002) Medizinproduktegesetz. Rechtstexte des Medizinproduktegesetzes mit Anmerkungen zur Anwendung der wesentlichen Verordnungen, des Heilmittelwerbegesetzes und EG-Richtlinien sowie Kurzdarstellungen und weitere wichtige Informationen. Wissenschaftliche Verlagsgesellschaft, Stuttgart

schnitt widmet sich wie im AMG dem **Zweck des Gesetzes** und **Begriffsbestimmungen**:

MPG § 1 *„Zweck dieses Gesetzes ist es, den Verkehr mit Medizinprodukten zu regeln und dadurch für die Sicherheit, Eignung und Leistung der Medizinprodukte sowie die Gesundheit und den erforderlichen Schutz der Patienten, Anwender und Dritter zu sorgen."*

Einfach gesagt sind Arzneimittel *Stoffe* und Medizinprodukte *Gerätschaften*, jeweils zur Heilung, Linderung und Erkennung von Krankheiten. Arzneimittel wirken auf chemischem, Medizinprodukte auf physikalischem Wege. Natürlich gibt es Übergänge, wo die Abgrenzung eher willkürlich ist. Da es viel einfacher ist, ein Medizinprodukt zu registrieren als ein Arzneimittel zuzulassen, wird die Übergangszone zwischen beiden von manchen Herstellern gezielt genutzt. Beispielsweise sind mit Antiinfektivum imprägnierte Wundversorgungsmaterialien als Medizinprodukte in den Verkehr gebracht worden, obwohl ihr eigentlicher Effekt auf dem enthaltenen Arzneistoff beruhen dürfte.

Die Produktpalette der Medizinprodukte ist insgesamt sehr heterogen. Verbandmittel, OP-Materialien, Implantate, Herzschrittmacher, Hörgeräte, Brillen, Rollstühle, Dentalprodukte, Diagnostikgeräte u.v.a.m. gehören dazu.

Medizinprodukte heißen im Englischen „medical devices". Sie müssen nicht zugelassen, sondern nur zertifiziert werden – bei wenig anspruchsvollen Medizinprodukten durch den Hersteller selbst, sonst durch akkreditierte Prüfstellen. „Medicinal products" sind im englischen pharmazeutischen Sprachgebrauch Arzneimittel und bedürfen einer Zulassung durch eine staatliche Behörde, in Deutschland das Bundesinstitut für Arzneimittel und Medizinprodukte (BfArM), in Europa die European Agency for the Evaluation of Medicinal Products (EMEA), in den USA die Food and Drug Administration (FDA). Es ist geplant, das BfArM umzustrukturieren und in eine Agentur umzuwandeln, die Deutsche Arzneimittel- und Medizinprodukteagentur (DAMA). Sie soll für Zulassung und Pharmakovigilanz zuständig sein, rascher und kostentragend arbeiten und eine wettbewerbsfähige Zulassungsbehörde in Europa werden.

1.1.5   Arzneistoffe

Das Arzneimittel (drug) ist das anwendungsfertige Produkt. Es enthält einen oder mehrere Arzneistoffe (Synonyme: Wirkstoffe, drug substances, active pharmaceutical ingredients, APIs) und die Hilfsstoffe (excipients, ancillary substances). Die 12. AMG-Novelle enthält eine gegenüber der bisherigen Fassung erweiterte Definition des Begriffes Wirkstoffe: AMG § 4 (19) *„Wirkstoffe sind Stoffe, die dazu bestimmt sind, bei der Herstellung von Arzneimitteln als arzneilich wirksame Bestandteile verwendet zu werden* [so weit die bisherige Definition; neu der folgende Zusatz, der besonders biologisch hergestellte Arzneimittel einbezieht:] *oder bei ihrer Verwendung in der Arzneimittelherstellung zu arzneilich wirksamen Bestandteilen der Arzneimittel zu werden. Gewebe, Zellen, Blut und Blutprodukte menschlicher Herkunft, die dazu bestimmt sind, in der Arzneimit-*

telherstellung verwendet zu werden, gelten als Wirkstoffe, sofern sie nicht selbst Arzneimittel oder Wirkstoffe sind."

Im europäischen Rahmen kommen auf die Hersteller stark verschärfte Qualitätssicherungsanforderungen zu, sobald die ergänzende Leitlinie „Gute Herstellungspraxis für Wirkstoffe" des EG-GMP-Leitfadens (s.u.) in Kraft tritt und an die Herstellung der Wirkstoffe ähnlich stringente (manche sagen: übertriebene) Forderungen hinsichtlich Personal, Anlagen und Dokumentation stellt wie bisher nur für **Arzneimittel** gefordert.

1.1.6 Qualitätssicherung

Die Qualitätssicherung (QS; quality assurance, QA), von manchen mit Qualitätsmanagement[10,11] (QM) gleichgesetzt, hat die Herstellung von Arzneimitteln gleich bleibender, definierter Qualität zum Ziel. Sie stützt sich auf nationale Gesetze, internationale Normen und Regelwerke und betriebsinterne Detailvorschriften. Verantwortlicher für QS in der Industrie ist der Herstellungsleiter in Zusammenarbeit mit dem Kontrollleiter. Im angelsächsischen Raum steht an ihrer Stelle die „verantwortliche Person". Das ist ein Modell, das auch in Deutschland Befürworter hat. Der bisher der Herstellung und Qualitätskontrolle (QK) beigeordnete Leiter der Qualitätssicherung könnte als übergeordnete Person bzw. Funktion diese Stelle einnehmen. Im europäischen Rahmen beschreibt eine ergänzende Leitlinie zum EG-GMP-Leitfaden (s.u.) bereits die „Zertifizierung durch eine sachkundige Person und Chargenfreigabe". Bisher jedoch schreibt das AMG einen Herstellungs- (HL) und einen Kontrollleiter (KL) vor, die zwei verschiedene Personen sind und in der Organisation und Hierarchie unabhängig voneinander agieren, d.h. der HL darf kein Mitarbeiter des KL sein und umgekehrt.

Ein wichtiger Aspekt ist, dass mit Einführung der 12. AMG-Novelle ein Herstellungsleiter ohne Erfahrung in der Qualitätskontrolle oder Qualitätssicherung nicht mehr Kontrollleiter werden kann. Bislang reichte eine zweijährige Erfahrung in der QK/QS oder der Produktion aus, um die Verantwortung als Herstellungsleiter oder als Kontrollleiter zu übernehmen. Dies gilt jetzt nur noch für den Kontrollleiter. Mit zwei Jahren Erfahrung allein in der Produktion kann man jetzt „nur" Herstellungsleiter werden. Bisher erworbene Qualifikationen bleiben davon unberührt.

1.1.7 Qualified Person

Die beschriebene organisatorische Einordnung des Kontrollleiters als Chef der Qualitätskontrolle und die Verantwortung des Herstellungs- und Kontrollleiters für die Qualitätssicherung ist mehr und mehr rückläufig. Für viele kleinere Firmen, die hauptsächlich in Deutschland vermarkten und keine eigenständige QS haben, trifft

---

10 Landshuter, J. (2001) Analytisches Qualitätsmanagement. Dtsch Apoth Ztg 141: 3865–3873
11 Schneppe, T., Müller, R.H. (2003) Qualitätsmanagement und Validierung. 2. Aufl., Editio Cantor Verlag, Aulendorf

das so noch zu. Bei größeren bzw. mittelständischen Firmen hat sich die Sichtweise zwischenzeitlich geändert. Man beobachtet eine Anpassung an das amerikanische Modell, vor allem weil man FDA-kompatibel fertigen möchte, um so auch in den USA auf dem Markt zu sein. Die FDA (Food and Drug Administration) ist die US-amerikanische Zulassungs- und Überwachungsbehörde für Lebens- und Arzneimittel. Das amerikanische Modell kennt die Herstellung und die QK mit jeweils einem Verantwortlichen. Für die Freigabe für den Markt ist aber die Qualified Person (QP; entspricht der sachkundigen Person gemäß den EU-Guidelines) verantwortlich. Diese QP ist in den USA der Qualitätssicherung angegliedert und handelt unabhängig von QK und Produktion. Die QP beurteilt alles, was aus den beiden Bereichen QK und Produktion kommt. Sie allein entscheidet, ob eine Charge ausgeliefert werden darf. In den USA ist damit die QS für die Freigabe verantwortlich, die QK und Produktion liefern – vereinfacht gesagt – nur die Daten, die durch die QP zu beurteilen sind.

In den EU-Ländern mit Ausnahme von Deutschland gibt ebenfalls die QP die Chargen frei. Die QP ist hier organisatorisch dem Bereich der QS zugeordnet (Leiter oder Mitarbeiter der QS-Abteilung) oder aber der QK (Leiter der QK-Abteilung). Das System mit Kontrollleiter und Herstellungsleiter gibt es nur in Deutschland. Fertigt eine deutsche Firma für den ausländischen Markt, dann will das Importland die Freigabe durch die deutsche QP. Daher ist in vielen Firmen in Deutschland der Kontrollleiter gleichzeitig die QP (genauer gesagt ist er die QP for batch release, also für Freigabe von Chargen).

Es gibt in Deutschland im Wesentlichen zwei Organisationsstrukturen. Bei der einen ist die sachkundige Person (QP, Kontrollleiter) Leiter der Qualitätssicherung bzw. Mitarbeiter der QS und komplett unabhängig von der QK und Produktion. Bei der anderen ist die QS ein Teil der QK und der Kontrollleiter der Verantwortliche für den Bereich QS und QK. Das erste Modell beruht auf den klassischen drei Säulen Produktion, QK und QS. In der Praxis stimmen sich die Verantwortlichen für diese drei Bereiche untereinander ab, treffen eine gemeinsame Entscheidung, die die QP dann nach außen zu verantworten hat. Es ist zu erwarten, dass sich bei international ausgerichteten Firmen nach und nach die QP als Leiter der QS durchsetzt und unabhängig von der klassischen QK mit den Labors agiert. Zusammengefasst:

▪ Verantwortung für QS haben in Deutschland der Leiter QS, der Kontrollleiter und der Herstellungsleiter (wobei der Leiter QS der KL sein kann). Der Leiter der QS ist nicht zwangsläufig der QK und Herstellung zugeordnet.

▪ In den EU-Ländern (nicht nur im angelsächsischen Raum) steht an ihrer Stelle allein die QP (sachkundige Person).

Qualitätssicherung ist auch wichtiges Thema in der Apothekenbetriebsordnung, der Betriebsverordnung für pharmazeutische Großhändler und der Betriebsverordnung für pharmazeutische Unternehmer. Diese drei Betriebsverordnungen wurden aufgrund AMG § 54 (Betriebsverordnungen) erlassen und regeln den gesamten Weg eines Arzneimittels von der Herstellung bis zum Patienten.

1.1.8 Qualitätskontrolle

Die Qualitätskontrolle (QK; quality control, QC) beruht auf Vorschriften, Normen und Regelwerken für die Analytik. Der Verantwortliche in der Industrie für diesen Bereich ist der Kontrollleiter. Zu den Regelwerken der Qualitätskontrolle zählen in erster Linie das AMG und das Arzneibuch. Auch hier geht es im Grunde um Normierung, Qualifizierung und Validierung, in diesem Fall von Substanzen und analytischen Geräten und Verfahren.

Der 8. Abschnitt des AMG befasst sich mit der Sicherung und Kontrolle der Qualität. Der Abschnitt enthält im Wesentlichen zwei Paragraphen. Dem schon erwähnten § 54 Betriebsverordnungen (→ QS) steht § 55 zur Seite, der die gesetzliche Grundlage für das Arzneibuch (→ QK) bildet.

1.1.9 Arzneibuch

AMG § 55 definiert das Arzneibuch wie folgt: (1) „*Das Arzneibuch ist eine vom Bundesministerium bekanntgemachte Sammlung anerkannter pharmazeutischer Regeln über die Qualität, Prüfung, Lagerung, Abgabe und Bezeichnung von Arzneimitteln und den bei ihrer Herstellung verwendeten Stoffen. Das Arzneibuch enthält auch Regeln für die Beschaffenheit von Behältnissen und Umhüllungen.*"

§ 55 enthält auch die folgende zentrale Aussage zur Qualitätssicherung und -kontrolle:

(8) „*Arzneimittel dürfen nur hergestellt und zur Abgabe an den Verbraucher im Geltungsbereich dieses Gesetzes in den Verkehr gebracht werden, wenn die in ihnen enthaltenen Stoffe und ihre Darreichungsformen den anerkannten pharmazeutischen Regeln entsprechen.*" Damit wird ein weiterer Rahmen als „nur" das Arzneibuch gesteckt, wenngleich das Arzneibuch in der gerade gültigen Fassung natürlich die anerkannten pharmazeutischen Regeln definiert, soweit es einen Stoff oder eine Methode beschreibt. Auch die Behältnisse und Umhüllungen, wenn sie mit den Arzneimitteln in Berührung kommen, müssen den anerkannten pharmazeutischen Regeln entsprechen.

Da Arzneibücher in eigenen Kapiteln beschrieben werden, soll an dieser Stelle nicht mehr zu ihnen ausgeführt werden.

1.1.10 PIC, MRA, FDA und European Drug Master Files

Um der geforderten Qualität etc. Rechnung zu tragen, dienen auch die PIC-Richtlinien der Pharmazeutischen Inspektions-Convention (PIC) als Vorgabe für die Hersteller bezüglich der Herstellung wirksamer Bestandteile und als Grundlage für die Inspektion durch die zuständigen Behörden.[12] In Industrieländern ist es aus Qualitäts- und Abschottungsgründen nicht möglich, Arzneimittel ohne Zulassung auf den Markt zu bringen, und die Zulassung ist begleitet von sehr detaillier-

---

12 Auterhoff, G. (1993) Pharmazeutische Inspektions-Convention. Anleitung für PIC-Berichte / Guide for PIC Reports. Editio Cantor Verlag, Aulendorf

ten Betriebsprüfungen seitens des Staates, in dem die Vermarktung erfolgen soll. Bei der PIC scheinen die Aktivitäten in den letzten Jahren zu verebben. Besonders zu erwähnen ist auch das Mutual Recognition Agreement (MRA) von 1997, das ein gegenseitiges Anerkennungsabkommen zwischen der EU und den USA über die Inspektion pharmazeutischer Betriebe darstellt. PIC und MRA wurden vereinbart, um Herstellern und Behörden Mehrfachinspektionen zu ersparen und um die Inspektionen durch die Aufsichtsbehörden verschiedener Länder etwas zu normieren. Allerdings ist der völlige gegenseitige Verzicht seitens USA und EU bei vorheriger Inspektion durch die andere Behörde bisher nicht realisiert. Deshalb gelten nach wie vor die Richtlinien der Food and Drug Administration (FDA) für Betriebe, die in den USA Arzneimittel vermarkten wollen. In der Praxis ist es auch manchmal der Fall, dass die Behörde eines Landes einer anderen Behörde entgegenläufige Anforderungen an Herstellungs- und Prüfbedingungen stellt. So geschehen in einem Unternehmen, das Impfstoffe herstellt: Kurz nacheinander waren drei Inspektionen dreier verschiedener Staaten, die jeweils andere, inkompatible Vorstellungen zur Detailgestaltung eines Abzugs im Sterilbereich hatten – eine ebenso amüsante wie knifflige Situation für den Kontrollleiter.

Die DIN-ISO-Normen für die Qualitätssicherung wurden für Unternehmen jeder Art entworfen, vom Umzugsunternehmen bis zum Autoteile-Zulieferer. Sie beinhalten eine genaue Durchleuchtung, Normierung und Dokumentation aller Betriebsabläufe. Böse Zungen nennen sie GMP im Sinne von „give me paper" (Papiererzeugung). Zwar hat der Bundesverband der Pharmazeutischen Industrie (BPI) vernünftigerweise konstatiert, dass im Arzneimittel-Sektor ohnehin durch GMP, Arzneibücher usw. viele spezifische Normen für die QS existieren und eine weitere Normierung deswegen nicht nötig ist.[13] Inzwischen haben aber doch gerade größere Unternehmen mindestens einen Teil ihres Betriebes auch diesen Normen unterstellt, ebenso manche Krankenhausapotheken. Eine bestimmte Krankenhausapotheke hat die „notwendig gewordene" DIN-ISO-Zertifizierung schlauerweise genutzt, beim Kostenträger eine Komplettrenovierung der Apotheke zu begründen und durchzusetzen. Öffentliche Apotheken sind DIN-ISO in sinnvoller Weise zuvorgekommen, indem sie eigene, von den Kammern entworfene und geprüfte Qualitätsmanagementsysteme (QMS) entwickelt haben, die auf Abläufe in einer öffentlichen Apotheke zugeschnitten sind.[14] Sie bieten immerhin die Möglichkeit, anhand eines durchdachten Schemas den eigenen Betrieb auf Sicherheit und Straffheit der Abläufe zu untersuchen.

Bei der Arzneimittelzulassung gibt es als Besonderheit noch die European Drug Master Files.[15] Sie wurden für den Fall entworfen, dass der Hersteller des Wirkstoffs und des Arzneimittels verschieden sind und Ersterer Letzterem De-

13 Auterhoff, G. (1993) QS in der pharm. Industrie: Ein Vergleich arzneimittelrechtlicher Regelwerke mit der DIN-ISO-Normenreihe 9000 bis 9004. Pharm Ind 55: 228
14 Gathen, H.v.d. (2002) QMS: Reizwort, Streitwort oder Chance? Pharm Ztg 148: 3827–3838
15 http://pharmacos.eudra.org/F2/eudralex/vol-3/home.htm → 3AQ7A „European Drug Master File Procedure for Active Substances"

tails der Herstellung nicht verraten will. Mittels dieses formalisierten Verfahrens kann der Wirkstoff-Produzent eine Herstellungs- und Analytik-Beschreibung direkt an die Zulassungsbehörde schicken.

1.2 EG-GMP-Leitfaden

Als Basis für die Qualitätssicherung bei Arzneimitteln dienen die GMP-Leitlinien (Good Manufacturing Practices), die ursprünglich von der WHO formuliert wurden[16,17] und in Europa adaptiert sind in Form des „EG-Leitfaden einer Guten Herstellungspraxis für Arzneimittel".[18] Dieser ist Teil der Betriebsverordnung pharmazeutischer Unternehmer und wurde ursprünglich erstens dadurch in Deutschland rechtskräftig, zweitens durch seine Einbindung in eine Richtlinie des Europäischen Rates.[19] Die Grundsätze der GMP müssen bei jeder Arzneimittelherstellung, -prüfung und -freigabe und für das In-Verkehr-Bringen berücksichtigt werden und dienen daher auch zur Entscheidung, ob dem Hersteller eine Herstellungserlaubnis für Arzneimittel zu erteilen ist, die dann besagt, dass er gemäß dem geforderten Standard produziert. Auch die Inspektion der Arzneimittelhersteller wird vor dem Hintergrund dieser Leitlinien vorgenommen. So ist der hohe Stand der Qualitätssicherung von Arzneimitteln für Mensch und Tier gewährleistet.

Der Leitfaden gliedert sich in neun Kapitel (s. Kasten S. 12), die jeweils zunächst mit Grundsätzen über das behandelte Thema eingeleitet werden, dann folgt die ausführliche Darstellung der Grundsätze. Daran schließen sich ergänzende Leitlinien an (2003: 18 Annexes), die nähere Angaben zu speziellen Tätigkeitsbereichen enthalten, z.B. Herstellung steriler Arzneimittel, Herstellung von Radiopharmaka, computergestützte Systeme, Zertifizierung durch eine sachkundige Person und Chargenfreigabe, Gute Herstellungspraxis für Wirkstoffe.

Der EG-GMP-Leitfaden ist Teil der umfangreichen europäischen Gesetzgebung für Arzneimittel und Medizinprodukte. Es gibt ein Portal, über das alle diese Gesetze und Leitlinien zugänglich sind: http://pharmacos.eudra.org. Darin findet sich unter Pharmaceuticals die EudraLex Collection, die in mehreren virtuellen Bänden alle relevanten Texte zusammenfasst. Band 4 trägt den Titel „Good Manufacturing Practice" und enthält u.a. die Leitlinien.

---

16 WHO (2003) WHO Expert Committee of Specifications for Pharmaceutical Preparations. 37th Report. WHO Technical Report Series 908, Geneva

17 WHO (1997 u. 1998) Quality Assurance of Pharmaceuticals. A Compendium of Guidelines and Related Materials. 2 Bände. WHO, Geneva

18 Auterhoff, G. (2003) EG-Leitfaden einer Guten Herstellungspraxis für Arzneimittel und Wirkstoffe. Mit Betriebsverordnung für pharmazeutische Unternehmer und GMP für Wirkstoffe (ICH Q7A). Editio Cantor Verlag, Aulendorf

19 Richtlinie der Kommission vom 13.06.1991 zur Festlegung der Grundsätze und Leitlinien der Guten Herstellungspraxis für Humanarzneimittel (91/356/EWG, ABl. EG Nr. L 193 v. 17.07.1991, S. 30) abgedruckt in Pharm Ind 53: 714 (1991), auch zu finden unter http://pharmacos.eudra.org/F2/eudralex/index.htm

EG-GMP-Leitfaden

1. **Qualitätssicherungssystem:** „Arzneimittel so herstellen, dass Eignung für den vorgesehenen Gebrauch gewährleistet ist."
2. **Personal:** allgemeine Anforderungen, Schulung, Hygiene.
3. **Räumlichkeiten und Ausrüstung:** „so ausgelegt und gestaltet, dass für vorgesehene Arbeitsgänge geeignet."
4. **Dokumentation:** Ziel ist die Rückverfolgung von Chargen mittels Spezifikationen, Zertifikaten, Protokollen und SOPs (Standard Operating Procedures).
   Für Pharmaziestudierende überraschend: diese Protokolle sind anders als in unserem Studium nicht etwas, das man beim Fernsehen nebenbei von einem älteren Semester abschreibt, sondern tatsächliche kurze Labor- oder Produktionsmitschriften dessen, was man selbst gemacht hat! Übrigens wird der Begriff „Protokoll" in der Biochemie und Medizin auch in der Bedeutung von Arbeitsvorschrift gebraucht.
5. **Produktion:** nach klar definierten Verfahren.
6. **Qualitätskontrolle:** Probennahme, Spezifikationen, Prüfung, Organisation, Dokumentation, Freigabe.
7. **Herstellung und Prüfung im Lohnauftrag:** vertragliche Regelung zwischen Auftraggeber und -nehmer.
8. **Beanstandungen und Produktrückruf.**
9. **Selbstinspektion.**
Ergänzende Leitlinien: Herstellung von sterilen Arzneimitteln, Radiopharmaka, Tierarzneimitteln, pflanzlichen Arzneimitteln, Liquida, Cremes und Salben, Probennahme von Ausgangsstoffen und Verpackungsmaterial, computergestützte Systeme u.a.

Nach Inhalt und Struktur ist die EudraLex Collection an eine internationale Initiative angelehnt, die ICH, die im Folgenden beschrieben wird.

1.3   International Conference on Harmonisation

Pharma ist ein globales Geschäft mit speziellen behördlichen Anforderungen in den meisten Staaten. Für pharmazeutische Unternehmer ergibt sich daraus die Schwierigkeit, ein Arzneimittel mehrfach und in unterschiedlicher Weise zulassen zu müssen. Um eine Vereinfachung zu erreichen, versucht man die Zulassungsanforderungen international zu vereinheitlichen. Das ist das Ziel der ICH, der International Conference on Harmonisation of Technical Requirements for the Registration of Pharmaceuticals for Human Use, die 1990 begann.[20] Es han-

---

20 http://www.ich.org

delt sich um Konferenzen mit Tausenden von Teilnehmern aus pharmazeutischen Firmen und Behörden. Die sechste Konferenz fand im November 2003 in Osaka, Japan, statt. Den Konferenzen wird vom „Steering Committee" (vorbereitendes

---

STATEMENT BY THE ICH STEERING COMMITTEE TOKYO, OCTOBER 1990

The Parties cosponsoring this Conference, represented at the 2nd Steering Committee Meeting in Tokyo, 23-24 October 1990 re-affirmed their commitment to increased international harmonisation, aimed at ensuring that good quality, safe and effective medicines are developed and registered in the most efficient and cost-effective manner. These activities are pursued in the interest of the consumer and public health, to prevent unnecessary duplication of clinical trials in humans and to minimise the use of animal testing without compromising the regulatory obligations of safety and effectiveness.

This Conference will provide a unique opportunity for regulators and industry to reach consensus on the steps needed to achieve this objective through greater harmonisation of technical requirements and to set out practical and realistic targets for harmonising requirements where significant obstacles to drug development and the regulatory process have been identified.

Recognising the substantial progress which has already been made in achieving harmonisation within Europe and through bilateral contacts between Europe, Japan, USA and other regions, the Conference will seek to make further progress through a trilateral approach, with clearly defined priorities, methods of work and recommendations to both industry and regulatory authorities.

Whilst the Conference will be an important step forward, it is not seen as an end in itself, but as a stage in a developing process, at a high level, between regulators and industry.

The Conference, its preparations and follow-up activities will be conducted in an open and transparent manner and the presence of observers from other regulatory authorities and WHO is welcomed as a means of ensuring that the benefits of progress towards harmonisation can be utilised world-wide.

The Conference will not only look at existing issues but will, based on past experience, seek to minimise future divergence of new registration requirements, as a consequence of technical progress.

(www.ich.org)

ICH Topics and Guidelines

Q „Quality" Topics, i.e., those relating to chemical and pharmaceutical Quality Assurance.
Examples: Q1 Stability Testing, Q3 Impurity Testing.
S „Safety" Topics, i.e., those relating to in vitro and in vivo pre-clinical studies.
Examples: S1 Carcinogenicity Testing, S2 Genotoxicity Testing.
E „Efficacy" Topics, i.e., those relating to clinical studies in human subject.
Examples: E4 Dose Response Studies, Carcinogenicity Testing, E6 Good Clinical Practices.
(Note Clinical Safety Data Management is also classified as an „Efficacy" topic - E2).
M „Multidisciplinary" Topics, i.e., cross-cutting Topics which do not fit uniquely into one of the above categories.
M1: Medical Terminology (MedDRA); M2: Electronic Standards for Transmission of Regulatory Information (ESTRI);
M3: Timing of Pre-clinical Studies in Relation to Clinical Trials; M4: The Common Technical Document (CTD).
M5: Data Elements and Standards for Drug Dictionaries.

Abb. 1.2 Statement des Gründungskomitees der ICH und behandelte Themen und Richtlinien

ICH Topics and Guidelines: Quality Topics

Stability

Q1A(R2)	Stability Testing of New Drug Substances and Products (Second Revision)
Q1B	Stability Testing: Photostability Testing of New Drug Substances and Products
Q1C	Stability Testing for New Dosage Forms
Q1D	Bracketing and Matrixing Designs for Stability Testing of Drug Substances and Products
Q1E	Evaluation of Stability Data
Q1F	Stability Data Package for Registration Applications in Climatic Zones III and IV

Analytical Validation

Q2A	Text on Validation of Analytical Procedures
Q2B	Validation of Analytical Procedures: Methodology

Impurities

Q3A(R)	Impurities in New Drug Substances (Revised)
Q3B(R)	Impurities in New Drug Products (Revised)
Q3C	Impurities: Guideline for Residual Solvents
Q3C(M)	Impurities: Guideline for Residual Solvents (Maintenance): PDE (Permitted Daily Exposure) for Tetrahydrofuran, PDE for N-Methylpyrrolidone

Pharmacopoeias

Q4	Pharmacopoeias
Q4A	Pharmacopoeial Harmonisation
Q4B	Regulatory Acceptance of Pharmacopoeial Interchangeability

Quality of Biotechnological Products

Q5A	Viral Safety Evaluation of Biotechnology Products Derived from Cell Lines of Human or Animal Origin
Q5B	Quality of Biotechnological Products: Analysis of the Expression Construct in Cells Used for Production of r-DNA Derived Protein Products
Q5C	Quality of Biotechnological Products: Stability Testing of Biotechnological/Biological Products
Q5D	Derivation and Characterisation of Cell Substrates Used for Production of Biotechnological/Biological Products
Q5E	Comparability of Biotechnological/Biological Products Subject to Changes in their Manufacturing Process

Specifications

Q6A	Specifications: Test Procedures and Acceptance Criteria for New Drug Substances and New Drug Products: Chemical Substances (including Decision Trees)
Q6B	Specifications: Test Procedures and Acceptance Criteria for Biotechnological/Biological Products

Good Manufacturing Practice

Q7A	Good Manufacturing Practice Guide for Active Pharmaceutical Ingredients

Abb. 1.3 Leitlinien der ICH (2003) aus dem Themenbereich Qualität

Komitee) zugearbeitet, das sich auf die zwischen den Konferenzen stattfinden-de Arbeit der Expertengruppen stützt. Ergebnis der Konferenzen sind Leitlinien (guidelines), die jeden die Zulassung eines Arzneimittels betreffenden Bereich sowie formale Gesichtspunkte der Zulassungsverfahren abdecken sollen und das inzwischen auch weitgehend tun. Abbildung 1.2 gibt das grundlegende Statement aus dem Jahr 1990 wieder und eine Übersicht der im Rahmen von ICH behan-delten Themen. Wie man sieht, finden sich hier die drei pharmazeutischen Basis-begriffe Qualität, Unbedenklichkeit und Wirksamkeit wieder, die uns schon im AMG § 1 Zweck des Gesetzes begegnet waren. Abbildung 1.3 gibt eine Übersicht der 2003 verabschiedeten Leitlinien des Themenbereiches Qualität.

Die ICH ist auch bemüht, die Anforderungen der drei größten Arzneibücher (Ph. Eur., USP, JP) zu harmonisieren.

In Europa werden die Richtlinien (guidelines) zu geltendem Zulassungsrecht, weil der Europäische Ausschuss für Arzneispezialitäten (CPMP, Committee for Proprietary Medicinal Products) bei der europäischen Arzneimittel-Zulassungs-behörde (EMEA, European Medicines Evaluation Agency, London) sie anwen-det bzw. ihre Einhaltung verlangt sowie dadurch, dass europäische Guidelines sich mindestens nahe an die ICH-Guidelines anlehnen – siehe die erwähnte EudraLex Collection.

1.4 Qualitätskontrollschritte bei der industriellen Herstellung eines Arzneimittels[21]

Abbildung 1.4 zeigt die Fertigungsschritte eines Arzneimittels mit den zugehö-rigen Qualitätskontrollen (über den Pfeilen). Die Qualitätskontrollschritte ent-sprechen grob entsprechenden Labors bzw. Unterabteilungen einer QK-Abtei-lung. Die gezeigte Struktur ist nur ein Beispiel, wie es in einer Firma organisiert sein kann. Andere Organisationsstrukturen sind möglich. Beispielsweise könnte die In-Prozess-Kontrolle Teil der Produktion sein oder Stabilitätskontrolle und Bulkwarenkontrolle ein gemeinsames Labor bilden

Die **Rohstoffkontrolle** (IPK) beinhaltet analytische Prüfungen aller verwen-deten Wirk- und Hilfsstoffe zur Sicherstellung der pharmazeutischen Qualität – wobei oft Arzneibuchanalytik zum Einsatz kommt – und die Prüfung und Ver-waltung aller eingesetzten Referenzsubstanzen.

Die **In-Prozess-Kontrolle** beihaltet die fertigungsbegleitende, periodische Prüfung von Bulkwaren und Zwischenprodukten, um sicherzustellen, dass eine gleich bleibende Qualität produziert wird. Geprüft werden z.B. Bruchfestigkeit, Zerfall, Abrieb, Masse, Abmessungen von Tabletten, Karl-Fischer-Titration, re-lative Gleichgewichtsfeuchte.

---

21 Nach einem Vortrag von Dr. Yvonne von Scholz, Schwarz Pharma AG, an der Universität Marburg, Juni 2003

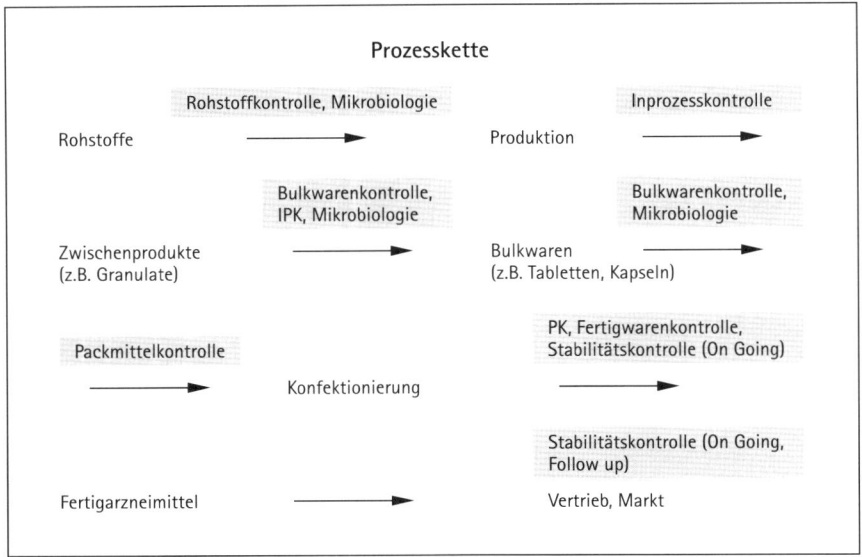

Abb. 1.4 Fertigungsschritte eines Arzneimittels mit zugehörigen Qualitätskontrollen

Die **Bulkwarenkontrolle** beinhaltet analytische Prüfungen an Bulk- und Fertigwaren (von Lohnherstellern bzw. Tochterunternehmen) zur Sicherstellung der pharmazeutischen Qualität. Zum Einsatz kommen vor allem die folgenden analytischen Techniken: HPLC, DC, GC, UV/Vis-, IR-Spektroskopie.

Die **mikrobiologische Kontrolle** prüft Rohstoffe, Bulk-, Zwischen-, Fertig- und Entwicklungsprodukte daraufhin, ob sie den mikrobiologischen Anforderungen der Arzneibücher entsprechen. Zu ihren Aufgaben gehört auch die Durchführung produktionshygienischer Untersuchungen sowie Hygieneschulungen für die Mitarbeiter der Pharmafertigung.

Die **Packmittelkontrolle** beinhaltet Packmittel-Wareneingangsprüfungen – natürlich sind nur geprüfte und den Spezifikationen entsprechende Packmittel für die Verarbeitung freigegeben. Dazu gehört z.B. die Überprüfung von Foliendicke, Farbe und ob Texte der Faltschachtel und der Gebrauchsinformation mit Druckvorlagen übereinstimmen. Die inhaltliche Prüfung der Packmitteltexte erfolgt im Vorfeld durch den Infobeauftragten.

Die **Fertigwarenkontrolle** beinhaltet die Überprüfung der chargenbegleitenden Dokumentation (Bulkteil und Verpackung), des korrekten Einsatzes der Packmittel, die Rückstellmusterentnahme aller Fertigwaren, die Erstellung von Analysenzertifikaten für internationale Behörden und Kunden und die Bearbeitung von Reklamationen und Retouren.

Die **Stabilitätskontrolle** untersucht das Stabilitätsverhalten aller Fertigwaren zur Ermittlung und Kontrolle von festgelegten Laufzeit-(Haltbarkeits-)vorgaben.

Zu ihren Aufgaben gehören auch die Erhebung, Auswertung und Beurteilung von Stabilitätsdaten zur Vorlage bei Behörden und spezielle Stabilitätsprüfungen bei Produktänderungen und bei Entwicklungspräparaten.

1.5   Zusammenfassung

Eine schematische Darstellung der Zusammenhänge der einzelnen Gesetze und Richtlinien in Bezug auf Qualitätssicherung (QS) und Qualitätskontrolle (QK) findet sich in Form einer Graphik in Abbildung 1.5.
Als weiterführende Literatur werden besonders empfohlen:

▪ allgemein zu Grundlagen und Methoden der Prüfung und Standardisierung von Arzneimitteln: Göber, B., Surmann, P. (2005) Arzneimittelkontrolle, Wiss. Verlagsgesellschaft, Stuttgart;

▪ für Komponenten, Zusammenhänge und Praxis des pharmazeutischen Qualitätsmanagements: Schneppe, Th.K., Müller, R.K. (2003) Qualitätsmanagement und Validierung, Editio Cantor Verlag, Aulendorf.

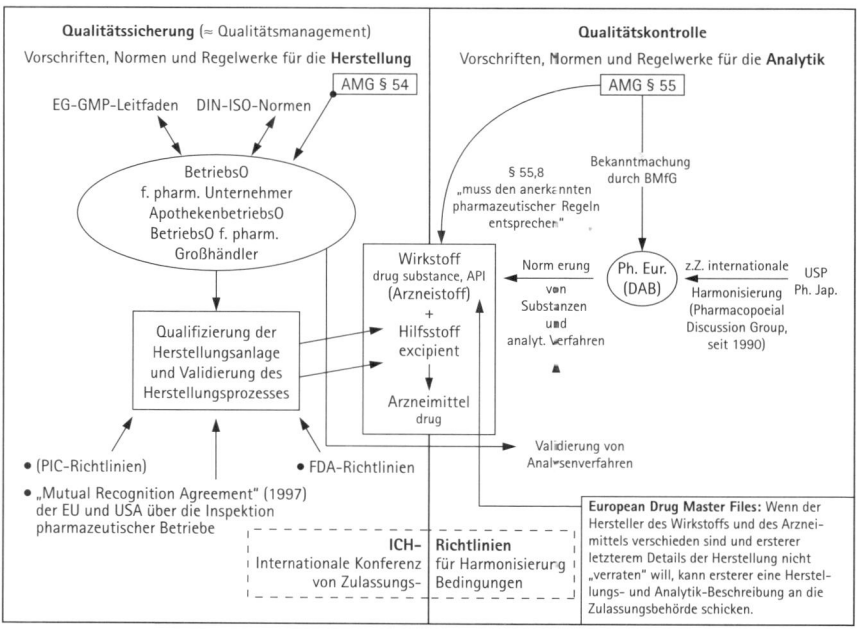

Abb. 1.5 Übersicht über Regelwerke bei QS und QK

1.6   Übungsaufgaben

1.

Schlagen Sie eine Methode vor, um ein Polarimeter zu kalibrieren, und schildern Sie kurz den Arbeitsablauf der Kalibrierung gemäß Ihrer Methode.

2.

Welche drei Grundvoraussetzungen soll laut § 1 des AMG dieses Gesetz für Arzneimittel gewährleisten? Wie heißen die drei Grundvoraussetzungen im Englischen?

3.

In einem Analysenzertifikat von Diclofenac-Natrium tauchten die folgenden Begriffe und Abkürzungen auf. Erklären bzw. übersetzen Sie kurz:
a. batch;
b. complies;
c. Water (K.F.);
d. E (1 %, 1 cm);
e. USP-BP.

2 Europäisches Arzneibuch

2.1 Was ist ein Arzneibuch?

Arzneibücher sind traditionell Zusammenstellungen (Kompendien) von Arzneimitteln. Es gibt sie schon lange. Sie reichten von Herbarien, also Listen wirklich oder eventuell wirksamer Arzneipflanzen, bis zu Listen und Rezepturen von Apotheken und geben Vorschriften zu Herstellung, Qualität, Prüfung, Bezeichnung, Lagerung, Abgabe und Dosierung von Arzneistoffen und Arzneimitteln. Eines der ältesten Arzneibücher ist *De materia medica* des griechisch-römischen Militärarztes Dioskurides. Sie erschien etwa 79 n. Chr. und beschrieb über 1000 pharmazeutische Präparationen aus pflanzlichen, tierischen und mineralischen Quellen. Altägyptische Vorschriftensammlungen zur Herstellung von Arzneimitteln sind bereits aus dem Jahre 1550 v. Chr. erhalten. Das erste Arzneibuch mit Gesetzeskraft erschien 1498 in Florenz. Bis ins 20. Jahrhundert hinein waren Arzneibücher echte Pharmakopöen, also kleine oder große Zusammenstellungen darüber, wie man Arzneimittel macht (griech. poein: machen, herstellen). Es gab solche Pharmakopöen nicht nur auf nationaler Ebene, sondern z.B. auch einzelne Krankenhäuser hatten eine eigene Pharmakopöe (s. Abbildung 2.1: Pharmacopoeia of St. Thomas's Hospital, London, 1935). Außer Herstellungsvorschriften enthielten sie vor allem Angaben über die Dosierung der Arzneimittel. Mit der Verlagerung der Herstellung aus Offizin und Krankenhaus in industrielle Betriebe verschwanden diese herstellungszentrierten Arzneibücher mehr und mehr. Heutige Arzneibücher beinhalten hauptsächlich Stoffbeschreibung und Analytik, einige Hinweise zur Herstellung und keine Angaben über Anwendung und Wirkung. Sie sind also vor allem Bestandteil der Qualitätskontrolle und haben normierende (amtliche, gesetzliche, offizielle) Bedeutung.

2.2 Warum ein Arzneibuch?

Worin liegt der Sinn einer solchen Zusammenstellung von Regeln und Vorschriften über den Umgang mit Arzneistoffen? Es gibt etliche Aspekte, die ein Arzneibuch sinnvoll erscheinen lassen. Sowohl die pharmazeutische Industrie und die Apotheker als auch die Patienten profitieren direkt oder indirekt von ihm. Es stellt ein Normenwerk dar, an dem sich alle, die Arzneimittel herstellen, prüfen und abgeben, orientieren können und müssen. An kaum ein anderes Produkt des täglichen Lebens werden heute so hohe Qualitätsanforderungen gestellt wie an Arzneimittel. Schließlich sollen sie kranken und damit geschwächten Menschen verabreicht werden. Sie sollen helfen, Krankheit zu überwinden und dabei den menschlichen oder tierischen Körper möglichst wenig belasten. Dafür ist es notwendig, sowohl bei der Herstellung als auch bei Lagerung und Abgabe höchste Sorgfalt und Qualität zu gewährleisten. Hierfür stellt das Arz-

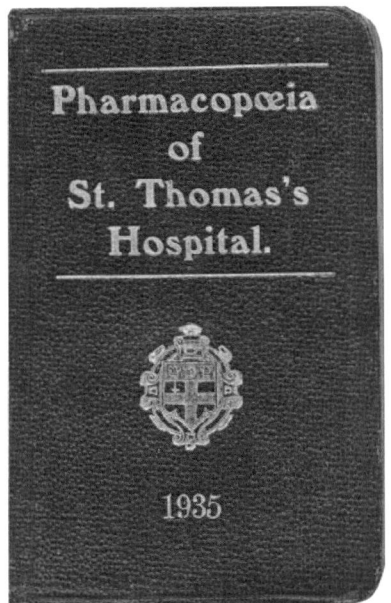

Abb. 2.1   Arzneibuch des St.-Thomas-Hospital, London, 1935. Es hat die Größe eines Taschenkalenders.

neibuch eine Grundlage dar, indem es einerseits genaue Angaben macht, wie ein Arzneistoff beschaffen sein muss, und andererseits Methoden und Vorschriften vorstellt, mit denen sich die Qualität eines Arzneistoffs beurteilen und überprüfen lässt. Dies kommt in erster Linie dem Patienten zugute. Aber auch die Hersteller von Arzneistoffen profitieren von den Regeln des Arzneibuchs. Da die Methoden des Arzneibuchs als validiert gelten, verringert ihre Verwendung den Aufwand z.B. der Validierung einer analytischen Prüfung. Dabei ist allerdings zu beachten, dass im Europäischen Arzneibuch lediglich Ausgangsstoffe (Arznei- und Hilfsstoffe), aber keine Zubereitungen (Arzneimittel) monographiert sind, also die Validität der Methoden nur für Ausgangsstoffe als gesichert gilt. Prüfungsvorschriften für einzelne Zubereitungen finden sich beispielsweise im amerikanischen Arzneibuch (USP; s. Kap. 3 über die USP). In Europa wird die Qualität der Herstellung von Zubereitungen „nur" dadurch normiert, überprüft und gewährleistet, dass man nach den GMP-Leitlinien arbeiten und der Zulassungsbehörde ausführliche Dokumentationen darüber vorlegen muss. Diese Dokumentationen dürfen von der Behörde natürlich nicht veröffentlicht werden.

Neben dem Arzneibuch gibt es noch andere Regelwerke und Institutionen, die sich mit der Sicherstellung der Arzneimittelqualität beschäftigen. Als Beispiele seien der GMP-Leitfaden sowie die ICH- oder CPMP-Richtlinien und die

Zulassungsanforderungen einzelner Staaten bzw. Organisationen (EU) genannt, worauf in Kapitel 1.3 eingegangen wurde.

2.3   Der Weg zum DAB

In Deutschland erschienen zunächst amtliche Vorschriftenbücher einzelner großer Städte, die dann von Landespharmakopöen und schließlich im Jahre 1872 von der reichseinheitlichen Pharmacopoea Germanica abgelöst wurden.[1] Die ersten beiden Auflagen waren in lateinischer Sprache verfasst.[2] Erst ab der dritten Auflage erschien das Werk unter dem Titel Arzneibuch für das Deutsche Reich auf Deutsch.[3a,b] Im Jahre 1910 wechselte man nochmals den Namen. Das Buch hieß von da an Deutsches Arzneibuch. Da es sich um die 5. Auflage handelte, bezeichnete man es kurz als DAB 5.

2.4   Vom DAB zur Ph. Eur.

Parallel dazu entstanden natürlich auch in anderen europäischen Staaten nationale Arzneibücher. Die Notwendigkeit, die Qualität der Arzneistoffe von Staats wegen zu kontrollieren, war in allen Staaten unbestritten, wobei einzelne Normen und Vorschriften in den Staaten teilweise beträchtlich variierten. Im Jahre 1948 traf man in Brüssel ein erstes Abkommen mit dem Ziel, die nationalen Arzneibücher zu harmonisieren. Anlass hierfür war eine Überschwemmungskatastrophe in den Niederlanden, bei der man rein rechtlich betrachtet nicht auf ausländische Arzneimittel hatte zurückgreifen können, da die jeweils unterschiedlichen nationalen Vorschriften dies unmöglich machten. Dieses Ereignis zeigte ganz klar, *„daß es wünschenswert und notwendig ist, die Normenvorschriften für diejenigen Arzneimittel aufeinander abzustimmen, die [...] von allgemeinem Interesse und für die Völker Europas von Bedeutung sind“.*[4] Weiterhin hatte man erkannt, dass es dringend notwendig war, das Aufstellen von Normenvorschriften für die Zulassung von Arzneimitteln erheblich zu beschleunigen. Dies wurde unumgänglich, da die Anzahl der Arzneimittel in Europa stetig anwuchs. Diese Erkenntnisse mündeten schließlich in dem Beschluss, ein einheitliches gesamteuropäisches Arzneibuch zu schaffen. Im Jahre 1964 gründete der Europarat die Europäische Arzneibuch-Kommission, welche alsbald ihre Tätigkeit aufnahm,

---

1   Deutsche Pharmakopöe (1872). Pharmacopoea Germanica. Aus d. Lat. von H. Hager.
Unveränderter Nachdruck Deutscher Apotheker Verlag , Stuttgart 1981
2   Pharmacopoea Germanica (1982), Editio altera. Unveränderter Nachdruck Deutscher Apotheker Verlag, Stuttgart
3   (a) Arzneibuch für das Deutsche Reich (1890). Dritte Ausgabe (Pharmacopoea Germanica, editio III). Unveränderter Nachdruck Deutscher Apotheker Verlag, Stuttgart. (b) Arzneibuch für das Deutsche Reich (1900). Vierte Ausgabe (Pharmacopoea Germanica, editio IV). Unveränderter Nachdruck Deutscher Apotheker Verlag, Stuttgart
4   Präambel des Übereinkommens über die Ausarbeitung eines Europäischen Arzneibuches vom 22. Juli 1964

die fünf Jahre später in Form der ersten Ausgabe der Pharmacopoea Europaea (Ph. Eur.) erste Früchte trug.[5] Dieses neue Arzneibuch war für alle Unterzeichnerstaaten des Vertrages verbindlich. Die Vertragspartner verpflichteten sich, die von der Arzneibuch-Kommission verfassten Texte innerhalb einer bestimmten Frist in nationales Recht zu überführen. Somit erlangte die Ph. Eur. unmittelbare Rechtsgültigkeit in den einzelnen Staaten. Nun stand man in den meisten Vertragsstaaten vor dem Problem, gleichzeitig zwei rechtsgültige Arzneibücher zu haben, ein nationales und das gemeinsame Europäische Arzneibuch. In Deutschland waren dies zum damaligen Zeitpunkt die neue Ph. Eur. und das DAB 7. Die Verwirrung wurde mit dem Erscheinen des zweiten Bandes der Ph. Eur. (immer noch der ersten Auflage; nicht zu verwechseln mit der Ph. Eur. 2 [2. Ausgabe]) noch größer, da nun wesentlich mehr Vorschriften doppelt und dabei meist nicht gleich lautend vorhanden waren. Man merkte sehr bald, dass dies ein unhaltbarer Zustand war und bemühte sich darum, Abhilfe zu schaffen. Im Jahre 1978 erschien zusammen mit dem dritten Band der Ph. Eur. das DAB 8. Dieses war erheblich dünner als sein Vorgänger, da die meisten Monographien bereits in die Ph. Eur. integriert waren. Die volle Integration gelang schließlich mit dem DAB 9, das 1986 sowohl das DAB 8 als auch die 1. Ausgabe der Ph. Eur. ablöste. In dieser Auflage standen nationale und europäische Monographien einträchtig nebeneinander, wobei Letztere durch einen Sternenkranz kenntlich gemacht waren. Aufgrund dieser Integration konnte auch auf ein offizielles Erscheinen der Ph. Eur. 2 in deutscher Sprache verzichtet werden. Sie erschien lediglich in den beiden offiziellen Arbeitssprachen der Arzneibuch-Kommission, nämlich Englisch und Französisch. 1992 löste das DAB 10 seinen Vorgänger ab. Es war bis 1996 gültig. Mit ihm erschien das DAB erstmals als Loseblattsammlung in einem Ringordner, um die erwarteten häufigeren Veränderungen mit geringerem Aufwand und Kosten umzusetzen. Deshalb erfolgt die Benennung seit 1997 auch nicht mehr nach Auflagen, sondern nach Jahr (DAB 1997 etc.). Seit dem Erscheinen der Ph. Eur. 3 (Ph. Eur. 97)[6] im Jahre 1997, die das DAB 10 ablöste, ist das DAB nur noch ein Ergänzungsband zur Ph. Eur. mit nationalen Besonderheiten. Die Ph. Eur. vereinigt seitdem alle wichtigen Vorschriften und Monographien in sich. Dies hat sich mit dem Erscheinen der 4. Auflage der Ph. Eur. 2002 (Ph. Eur. 4.00) noch verstärkt. Das DAB 2004 umfasst nur noch 33 Texte im allgemeinen Teil und 104 Monographien. Viele Methoden und Monographien von nationaler Bedeutung wurden auch in den Deutschen Arzneimittel-Codex (DAC) übernommen (s. dazu auch das Kap. 4 über andere Arzneibücher, z.B. DAB, DAC).

Die Ph. Eur. 4.00 stellte das Basiswerk dar, welches durch mehrmals jährlich erscheinende Supplemente (Erweiterungsbände) ergänzt wurde, die im

---

5   (a) Cäsar, W. (1994) 25 Jahre Europäisches Arzneibuch. Dtsch Apoth Ztg 134: 4703–4704
     (b) Schorn, P.J. (1997) Das Europäische Arzneibuch. Dtsch Apoth Ztg 137: 3016–3026
6   (a) Schorn, P.J. (1997) Europäisches Arzneibuch 1997. Dtsch Apoth Ztg 137: 3580–3583
     (b) Schorn, P.J. (1998) Europäisches Arzneibuch. Dtsch Apoth Ztg 138: 4647–4650

Gegensatz zur dritten Auflage der Ph. Eur. nicht kumulativ sind, aber einen kumulierenden Gesamtindex enthalten. Die Supplemente werden ähnlich wie Software-Versionen durchnummeriert (4.01 ... 4.08). Die 5. Auflage der Ph. Eur. erschien Mitte 2004 (Ph. Eur. 5.0) auf Englisch in zwei Bänden und trat zum 01.01.2005 in Kraft. Sie wird wiederum durch mehrmals jährlich erscheinende Supplemente (5.1, 5.2 usw.) ergänzt. Geplant sind zwei für das Jahr 2005, drei für 2006 und drei für 2007.

Die Basisbände der Ph. Eur. 5.0 enthalten 1800 allgemeine und spezielle Monographien. Darin sind alle Arten von Ausgangsstoffen enthalten, die zur Herstellung von Arzneimitteln benötigt werden: Wirkstoffe und andere chemisch definierte Substanzen, Antibiotika, Stoffe biologischer Herkunft, Impfstoffe für Menschen und Tierspezies, Immunosera, radiopharmazeutische Präparate und Drogen, allgemeine (übergreifende) Monographien wie Impfstoffe für Menschen, Zubereitungsformen wie Tabletten, Umhüllungen und Material für Umhüllungen, chirurgisches Nahtmaterial, analytische Methoden sowie mehr als 2200 Reagenzien. Im Methodenteil sind 268 Methoden aus allen Bereichen der Pharmazie aufgeführt.

2.5 Warum überhaupt ein europäisches Arzneibuch?

In Anbetracht der Schwierigkeiten, die mit der Einführung des Europäischen Arzneibuchs verbunden waren und sind, stellt sich natürlich die Frage, ob sich das ganze Unterfangen überhaupt lohnt. Warum nahm man all diese Mühen auf sich, ein einheitliches Arzneibuch zu schaffen? Gründe für die Zusammenführung der nationalen Arzneibücher zu einem europäischen Arzneibuch gab und gibt es viele. Neben den oben bereits genannten Gründen – rechtliche Absicherung für gegenseitige Hilfe bei Katastrophen – gibt es noch eine Reihe weiterer, nicht zuletzt handfeste wirtschaftliche Gründe, die für eine Ph. Eur. sprechen. So kann nur ein einheitliches europäisches Arzneibuch ein Gegengewicht zu den anderen beiden großen Pharmakopöen dieser Welt, der US-amerikanischen (USP) und japanischen (JP) Pharmakopöe darstellen. Und tatsächlich findet die Ph. Eur. heute viel Beachtung und Anerkennung auch außerhalb Europas, was mit vielen einzelnen nationalen Arzneibüchern nur schwer erreichbar gewesen wäre. Anfang 2005 hatten sich 35 Staaten einschließlich der EU selbst dem Vertrag über die Ph. Eur. angeschlossen. 18 weitere Staaten oder Institutionen haben den Status eines Beobachters.[7] Unter diesen befindet sich auch die WHO und die US-amerikanische FDA. Mitglieder, die durch nationale Delegationen vertreten werden, dürfen an den Kommissionssitzungen teilnehmen, Vorschläge einbringen und abstimmen. Beobachter dürfen an der wissenschaftlichen Arbeit der Kommission teilhaben, Vorschläge aber nur über ein Mitglied einbringen.

Heute dienen die Bestimmungen der Ph. Eur. bei vielen Exporten von Arzneimitteln nach Übersee als Richtschnur. Damit erfüllt die Ph. Eur. ein weiteres

---

7   http://www.pheur.org = http://www.edqm.org

wichtiges Ziel, nämlich die Sicherung der Qualität der aus Europa exportierten Arzneimittel. Das Europäische Parlament hat 1986 in einer Entschließung festgelegt,[5] dass die – insbesondere in die Dritte Welt – exportierten Grundarzneimittel den gleichen Anforderungen entsprechen sollen wie die für den innereuropäischen Binnenmarkt bestimmten, ein leider offenbar nicht selbstverständliches Anliegen. Neben diesen Außenwirkungen der Ph. Eur. gibt es aber auch bedeutende innereuropäische Vorteile, die für die Ph. Eur. sprechen. So profitiert beispielsweise die pharmazeutische Industrie von vereinheitlichten Normen für Zulassungsanträge, die aufgrund gleicher analytischer Anforderungen und Stoffcharakteristika im Arzneibuch zustande kommen. Weiterhin wird durch den Wegfall unterschiedlicher Qualitätsanforderungen der einzelnen Länder ein freier Warenaustausch innerhalb der EU vereinfacht bzw. überhaupt erst ermöglicht. Den freien Warenaustausch zwischen den Mitgliedsländern der EU zu fördern, war und ist bekanntlich das oberste Ziel dieser Staatengemeinschaft.

Die über Europa hinausgehende Harmonisierung der drei großen Pharmakopöen – Ph. Eur., USP, JP – wird ebenfalls versucht, kommt aber nur langsam voran. Vor allem Monographien von Hilfsstoffen sind dieser Prozedur erfolgreich unterzogen worden. Über diese Aktivitäten wird in der Zeitschrift Pharmeuropa (s.u.) berichtet, und im Inhaltsverzeichnis der Ph. Eur. findet sich eine Rubrik mit dem Titel „Harmonisierte Monographien". Die Harmonisierung ist auch ein Thema der ICH-Initiative, die eine Leitlinie dazu herausgebracht hat („Pharmacopoeial Harmonisation" unter „ICH Topics and Guidelines: Quality Topics; s. Abb. 1.3). Im Detail wird sie von den jeweiligen Arzneibuch-Sekretariaten erarbeitet, in Europa also dem European Directorate for the Quality of Medicines (EDQM) in Straßburg.

2.6   European Directorate for the Quality of Medicines

Ph. Eur. und EDQM (European Directorate for the Quality of Medicines, Straßburg) haben eine gemeinsame Webseite (www.pheur.org = www.edqm.org). Hieran erkennt man schon, dass sich die Hauptarbeit der Labors und Büros des EDQM auf die inhaltliche Erstellung der Ph. Eur. erstreckt. Dabei arbeitet das EDQM der europäischen Arzneibuch-Kommission zu, die mehrmals pro Jahr zusammenkommt, um die Texte der Ph. Eur. zu diskutieren und zu verabschieden. Deutsche Delegierte der europäischen Arzneibuch-Kommission sind (2005): Prof. Dr. U. Holzgrabe (Würzburg), Prof. Dr. D. Krüger (Heidelberg) und Dr. D. Schnädelbach (BfArM, Bonn). Die eigentliche Inkraftsetzung der Texte erfolgt danach durch den Gesundheitsausschuss des Europarates und anschließende Ratifizierung oder Bekanntmachung (z.B. Deutschland) in den Vertragsstaaten der Ph. Eur.

Das EDQM hat daneben weitere wichtige Aufgaben im Rahmen der Qualitätssicherung von Arzneimitteln in Europa.

Erstens charakterisiert, prüft und verkauft es die zur Ph. Eur. gehörenden chemischen und biologischen Referenzsubstanzen (CRS, BRS) und -spektren – mehr dazu später.

Zweitens vergibt es seit 1997 die „Certificates of Suitability of Monographs of the European Pharmacopoeia". Hersteller oder Vertreiber von Stoffen, die in der Ph. Eur. monographiert sind, können sie beantragen. Ursprünglich ging es um Risikoabwehr hinsichtlich Verunreinigungen, die spongiforme Encephalitiden wie BSE übertragen könnten. Mit der Vergabe des Zertifikates wird bestätigt, dass die Herstellung des Arzneistoffes so gewählt worden ist, dass sich keine Probleme bezüglich der Anwendung der entsprechenden Monographie zur Analytik ergeben und man beispielsweise mit den in der Arzneibuch-Monographie vorgesehenen Prüfungen alle herstellungsbedingten möglichen Verunreinigungen auch tatsächlich nachweisen kann. Erteilte Zertifikate werden auf den EDQM-Websites veröffentlicht, in den Vertragsstaaten der Ph. Eur. anerkannt und können bei Zulassungsanträgen verwendet werden. Die Prozedur beinhaltet, dass der Hersteller ein Dossier ans EDQM schickt, das die Herstellungsmethode beschreibt (die GMP einhalten muss oder ein anderes Qualitätssicherungssystem, das Chargeneinheitlichkeit sichert) und Verunreinigungen nennt. Die Prüfung des Dossiers erfolgt durch unabhängige Fachleute. Die durch die Zertifikate erreichte rechtliche und sachliche Absicherung wird die Bedeutung der Ph. Eur. als qualitätsnormierende Institution im europäischen Wirtschaftsraum weiter festigen. Viele Arzneimittel-Hersteller kaufen inzwischen Wirk- und Hilfsstoffe nur von Produzenten, die für ihren Stoff ein solches Zertifikat haben.

Drittens organisiert das EDQM die Official Medicines Control Laboratories (OMCL). Mit der Europäisierung der Vermarktung und Kontrolle von Arzneimitteln ist es nötig geworden, auch die analytische Überwachung im europäischen Rahmen zu organisieren. Diese Überwachung wird vom EDQM durch ein Netzwerk offizieller nationaler Kontrolllabors der Ph.-Eur.-Vertrags- und Beobachterstaaten gebündelt. In Deutschland ist das Paul-Ehrlich-Institut ein OMCL, das die Chargenfreigabe von Impfstoffen und Sera vornehmen darf.

Wie das EDQM in die europäischen und nationalen Behörden eingebettet ist, die mit Arzneimitteln zu tun haben, zeigt Abb. 2.2.

2.7 Das Arzneibuch im Kontext der rechtlichen Grundlagen des Umgangs mit Arzneimitteln[8]

Die rechtliche Grundlage für den Umgang mit Arzneimitteln stellt in Deutschland das Arzneimittelgesetz (AMG) dar. Der 8. Abschnitt des AMG hat die Überschrift „Sicherung und Kontrolle der Qualität" (s. dazu Kap. 1). Die **Sicherung** der Qualität wird im Wesentlichen durch die Betriebsverordnungen für pharmazeutische Unternehmer, Großhändler und Apotheken (§ 54 AMG) rechtlich geregelt sowie durch nach- oder nebengeordnete Richtlinien wie GMP. Die **Kontrolle** der Qualität der für Arzneimittel verwendeten Stoffe wird ebenfalls über die GMP-Richtlinie (Kap.

---

8 (a) Kullmann, U. (1995) Das Deutsche Arzneibuch – seine arzneimittelrechtlichen Grundlagen. Dtsch Apoth Ztg 135: 1825–1828
  (b) Albert, K. (2005) Das Arzneibuch in der Apotheke. Pharm Ztg 150: 3184–3186

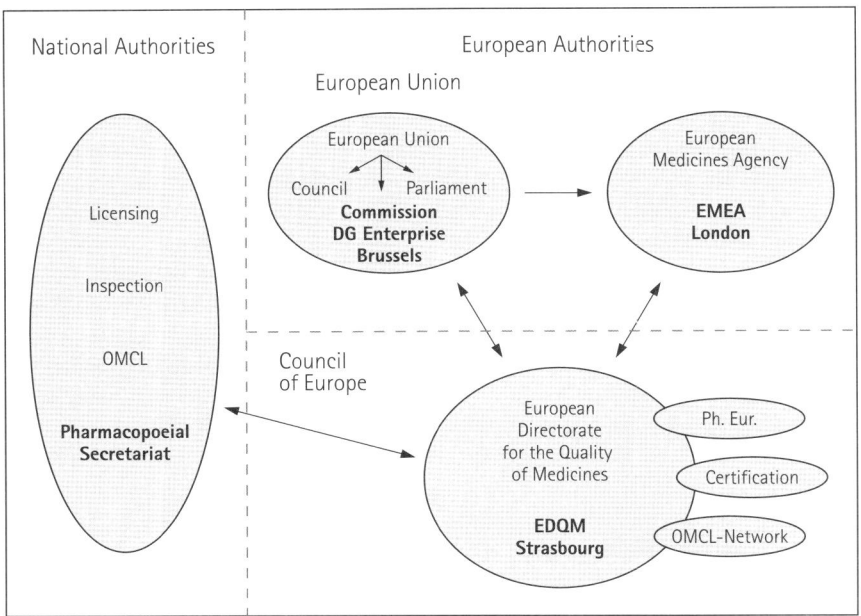

Abb. 2.2   Kooperationen von nationalen und europäischen Arzneimittelzulassungs- und Überwachungsbehörden

1.2) sowie zum großen Teil durch die Vorgaben der Arzneibücher geregelt. Der § 55 des AMG führt aus, dass das Arzneibuch eine *„Sammlung anerkannter pharmazeutischer Regeln über die Qualität, Prüfung, Lagerung, Abgabe und Bezeichnung von Arzneimitteln und den bei ihrer Herstellung verwendeten Stoffen"* ist. Die Formalitäten der Inkraftsetzung des Arzneibuchs haben sich seit der 5. AMG-Novelle geändert. Bis dahin hatte das Arzneibuch den Rang einer Rechtsverordnung, die vom Bundesministerium für Gesundheit mit Zustimmung des Bundesrates erlassen wurde. Heute entscheiden die Arzneibuch-Kommissionen abschließend über den Inhalt des Arzneibuches, d.h. sie haben diese Kompetenz übernommen. Die Inkraftsetzung wird in Deutschland durch Bekanntmachung im Bundesanzeiger mit Angabe der Bezugsquelle vorgenommen. Für die Pharmazie relevante Gesetze und Verordnungen werden in der Deutschen Apotheker Zeitung und in der Pharmazeutischen Zeitung abgedruckt, so dass man auch die Bekanntmachungen zum Arzneibuch dadurch erfährt. Es handelt sich also hierbei eher um eine formaljuristische als um eine inhaltliche Änderung. Der Verzicht auf den Rechtsverordnungscharakter erlaubt eine raschere Umsetzung von Änderungen, Ergänzungen, Korrekturen und neuen Versionen. Der rechtsverbindliche Charakter des Arzneibuches ist unberührt geblieben. Die Verbindlichkeit ist erstens in der Betriebsverordnung für pharmazeutische Betriebe verankert, da diese auf das Arzneibuch als Grundlage verweist, und zweitens im AMG selbst, da es vorschreibt, dass *„Arzneimittel ... nur hergestellt und ... in den Verkehr gebracht werden dürfen, wenn sie den anerkannten* *pharmazeutischen Regeln entsprechen*". Die Vorschriften der gültigen Arzneibücher sind definitionsgemäß solche Regeln. Die in ihnen enthaltenen Monographien gelten als vorgefertigte Sachverständigengutachten.

Die im Arzneibuch verwendeten Methoden gelten als geeignet und validiert. Sie stellen jedoch nicht die einzig zulässigen Methoden dar. Man ist durchaus berechtigt, ein anderes Verfahren zu verwenden, jedoch mit der Einschränkung, dass dieses zum gleichen Ergebnis führen muss. Im Zweifelsfall entscheidet die Methode des Arzneibuchs.

Allgemein gesprochen, hat sich das Europäische Arzneibuch aus einer Rolle als technische Leitlinie für die pharmazeutische Stoffanalytik zu einem Baustein eines Qualitäts- und Zertifikationssystems für Pharmaka in Europa entwickelt. Andere Bausteine sind die genannten OMCLs, die Europäische Zulassungsbehörde für Arzneimittel EMEA (European Medicines' Evaluation Agency) und die zuständigen Ausschüsse der Europäischen Kommission.[9]

2.8 Wie entsteht das Europäische Arzneibuch?

Mit der Erarbeitung der Ph. Eur. sind im Wesentlichen drei Organe beauftragt: der Europäische Gesundheitsausschuss, die Europäische Arzneibuch-Kommission und das European Directorate (bis 1999: Department) for the Quality of Medicines (EDQM).

Der Gesundheitsausschuss ist aus nationalen Delegationen zusammengesetzt. Er überwacht die Arbeit der Arzneibuch-Kommission und setzt die Fristen fest, innerhalb derer das Arzneibuch in den Unterzeichnerstaaten in geltendes Recht umgesetzt werden muss.

Die Arzneibuch-Kommission besteht ebenfalls aus nationalen Delegationen. Sie bzw. ihre Fachausschüsse leisten die inhaltliche Arbeit an der Erstellung der Ph. Eur. Ihre Aufgaben lassen sich wie folgt umschreiben. Die Arzneibuch-Kommission

- bestimmt die Grundlagen, die bei der Erstellung des Arzneibuchs anzuwenden sind, d.h. sie legt z.B. fest, welchen Voraussetzungen eine Monographie entsprechen muss, um angenommen zu werden.
- legt fest, welche Untersuchungsmethoden für welche Prüfung geeignet sind und
- bestimmt, welche Monographien von ihren Fachausschüssen erstellt bzw. bearbeitet werden sollen.

Die Organisation und Koordination der fachlichen Ausarbeitung der allgemeinen Methoden bzw. der Monographien übernimmt das EDQM, früher Technisches Sekretariat des Europäischen Arzneibuchs genannt. Das EDQM beherbergt

---

9   Vision of the European Pharmacopoeia in the 21st Century – the Dynamics of Quality of Medicines in Europe. Proceedings of the Conference and Workshops, Prague 1996. Pharmeuropa Special Issue, July 1997

Labors, in denen analytische Untersuchungen zur Erstellung des Arzneibuchs durchgeführt werden.

Die Texte werden von Fachausschüssen oder Expertengruppen ausgearbeitet. Diese bestehen aus qualifizierten Mitgliedern unterschiedlicher pharmazeutischer Sparten aus Industrie, Universitäten und Arzneimittelbehörden. Die Vorgehensweise des Ausschusses richtet sich daran aus, ob eine komplett neue Methode (für den allgemeinen Teil) oder eine komplett neue Monographie erstellt oder ob bestehende nationale Methoden bzw. Monographien vereinheitlicht werden sollen. Das EDQM gibt den Experten einen detaillierten „Technical Guide for the Elaboration of Monographs" an die Hand, um Einheitlichkeit und Vollständigkeit zu gewährleisten.

Prinzipiell gibt es drei Möglichkeiten zur Erstellung einer Monographie. Im ersten Fall – dem klassischen Weg – erfolgt die Ausarbeitung ausschließlich durch die Expertengruppe. Diese fordert bei Herstellern Substanzproben an, die in den Laboratorien des EDQM untersucht und bearbeitet werden. So wird gewährleistet, dass die Monographie später praxisnah und praktikabel ist. Der zweite Fall tritt ein, wenn eine geeignete nationale Monographie existiert und diese als Basis für die Ausarbeitung der gesamteuropäischen Monographie dient. Die nationale Monographie wird überarbeitet, den Anforderungen der Ph. Eur. angepasst und anschließend wie eine neu erstellte Monographie behandelt. Der dritte Fall sieht vor, dass für einen Arzneistoff zwar noch ein Patentschutz existiert, dieser aber in Kürze abläuft und sehr wahrscheinlich bald Generika auf den Markt kommen werden. Dieser Fall ist ähnlich gelagert wie der erste Fall, da auch hier Arzneistoffproben vom Hersteller ggf. freiwillig abgegeben und bearbeitet werden. Da es nur einen Hersteller gibt, kann logischerweise auch nur von diesem eine Probe bezogen werden. Die Ausarbeitung der Monographie erfolgt dann in enger Zusammenarbeit sowohl mit der Firma als auch mit der zuständigen nationalen Arzneibuch-Behörde, die hauptsächlich als Vermittler tätig wird. Ganz gleich nach welchem Verfahren bei der Erstellung der Monographie vorgegangen wird, eine Monographie im Arzneibuch soll nicht lediglich eine Zusammenfassung vorhandener Literatur (arm-chair speculation), sondern das Ergebnis eigener Laboruntersuchungen sein. Die Ergebnisse dieser Tests münden dann in einem ersten Textentwurf, der in der vierteljährlich erscheinenden Zeitschrift Pharmeuropa (s. Kap. 2.13) abgedruckt und veröffentlicht wird. An dieser Stelle haben die verschiedenen nationalen Behörden, Interessengruppen, aber auch Privatpersonen Gelegenheit, sich eine Meinung über den Textentwurf zu bilden und eventuell Verbesserungsvorschläge einzureichen. Monographien in dieser Phase der Entwicklung haben den Status „for comment"; sie sind keinesfalls bereits gültig und damit verbindlich. Erst wenn die Arzneibuch-Kommission den endgültigen Text verabschiedet, der Gesundheitsausschuss ihn in Kraft gesetzt hat und die nationalen Behörden ihn im vorgeschriebenen Zeitraum in nationales Recht umgewandelt haben, wird der Text der Monographie bindend. Die Umwandlung in nationales Recht erfolgt in Deutschland durch Bekanntmachung im Bundesanzeiger. Die Ph. Eur. erscheint auf Englisch und Französisch. Die Mehrzahl der

Vertragsstaaten benutzt sie direkt, meist in der englischen Ausgabe, Frankreich, Belgien und die Schweiz in der französischen mit Integration nationaler Texte. Großbritannien ergänzt die englische Version – die Briten lassen sich auch hier von Europa nichts vorschreiben, selbst wenn es auf Englisch ist – und integriert nationale Texte (s.a. Kap. 4.3). Eine Reihe von Staaten übersetzt und integriert, z.B. Deutschland, die Niederlande, Griechenland und Spanien.

Neben der Koordination der Erstellung von Monographien und allgemeinen Vorschriften hat das EDQM noch eine Reihe weiterer Aufgaben. So verwaltet es z.b. die Chemical Reference Substances (CRS). Das sind offizielle Substanzmuster der einzelnen Arzneistoffe oder Reagenzien, die von den Herstellern zur Verfügung gestellt und vom EDQM nochmals intensiv getestet und analysiert werden. CRS werden für eine bestimmte Methode freigegeben; ein CRS kann z.b. nur für die Reinheitsprüfungen vom EDQM zertifiziert sein. Referenzstandards haben definierenden Charakter, so dass sich z.b. die Frage: „Was ist Salicylsäure?" einfach dadurch beantworten lässt, dass man sagt: „Salicylsäure ist der Stoff, der vom EDQM als entsprechende Referenzsubstanz herausgegeben wird." An dieser Stelle soll ausdrücklich betont werden, dass **Referenzsubstanzen** für jede Analytik grundlegend sind. Sie definieren das Ziel einer Prüfung eines Stoffes, sind sozusagen das Soll, an dem jedes Prüfmuster gemessen wird. Die CRS der Ph. Eur., die USP Reference Standards und entsprechende offizielle Referenzsubstanzen anderer Arzneibücher und der WHO werden als Primärstandards bezeichnet. Aus praktischen und finanziellen Gründen wird man nicht jede Charge eines Arzneistoffs am Primärstandard messen, sondern man stellt aus einer Charge eine größere Menge als Sekundär- oder firmeninternen Standard zurück und verwendet diesen, nachdem man ihn an einem Primärstandard charakterisiert hat. Die Erstellung und Verwaltung von Standards ist grundlegend wichtig, was man daran sehen kann, dass Pharmafirmen dafür eine eigene Unterabteilung beschäftigen, die zur Qualitätskontrolle gehört. Weil Referenzmaterialien eminent wichtig für die Analytik sind, beschäftigt sich ein Buch ausschließlich mit diesem Thema und enthält auch ein 20-seitiges Kapitel über Referenzsubstanzen und -spektren für die pharmazeutische Analytik; Letzteres wurde von der Direktorin des EDQM und Mitarbeitern verfasst.[10]

2.9   Aufbau des Europäischen Arzneibuchs

Der Aufbau der Ph. Eur. gliedert sich in zwei große Teile. Im ersten Teil werden allgemeine Methoden, Monographiegruppen, Verfahren sowie die benötigten Reagenzien für die Analytik vorgestellt. Dieser Teil dient dazu, dem Analytiker geeignetes und validiertes Rüstzeug an die Hand zu geben, mit dem er die Monographien des zweiten Teils angemessen bearbeiten kann. Den Hauptteil des Arz-

---

10 Miller, J.H. McB., Artiges, A., Rose, U. (2000) Reference Substances and Spectra for Pharmaceutical Analysis. In: Stoeppler, M., Wolf, W.R., Jenks P.J. (eds.) Reference Materials for Chemical Analysis. Wiley-VCH, Weinheim. 172–195

neibuchs stellt der folgende Monographieteil dar, der die eigentlichen Spezifikationen der behandelten Stoffe enthält. Beide Teile sollen kurz vorgestellt werden.

2.9.1   Allgemeiner Teil

Dieser Teil des Arzneibuchs ist in zahlreiche Unterabschnitte gegliedert. Nach Vorwort und Einleitung folgt eine Übersicht über alle in der Ph. Eur. enthaltenen Texte. Neben der Inhaltsangabe finden sich hier auch Informationen über Änderungen und Neuerungen im Arzneibuch. Als nächstes folgt das Kapitel „Allgemeine Vorschriften". Hier werden einige verwendete Begriffe und Abkürzungen erklärt sowie Angaben zum Aufbau und Inhalt der Monographien gemacht. Es schließt sich das Kapitel **„Allgemeine Methoden"** an. Dies ist wohl das wichtigste Kapitel des Allgemeinen Teils des Arzneibuchs. Es werden verschiedene Analysenmethoden und -verfahren vorgestellt, die in folgende Kapitel gegliedert sind:

2.1   Geräte
2.2   Methoden der Physik und der physikalischen Chemie
2.3   Identitätsreaktionen
2.4   Grenzprüfungen
2.5   Gehaltsbestimmungsmethoden
2.6   Methoden der Biologie
2.7   Biologische Wertbestimmungsmethoden
2.8   Methoden der Pharmakognosie
2.9   Methoden der pharmazeutischen Technologie
3.1   Material zur Herstellung von Behältnissen
3.2   Behältnisse
4   Reagenzien
4.1   Reagenzien, Referenzlösungen und Pufferlösungen
4.2   Volumetrie
4.3   Chemische Referenzsubstanzen (CRS), Biologische Referenzsubstanzen (BRS), Referenzspektren
5.1   Allgemeine Texte zur Sterilität und mikrobiologischen Qualität
5.2   Allgemeine Texte zu Impfstoffen
5.3   Statistische Auswertung der Ergebnisse biologischer Wertbestimmungen und Reinheitsprüfungen
5.4   Lösungsmittel-Rückstände
5.5   Ethanoltabelle
5.6   Bestimmung der Aktivität von Interferonen
5.7   Tabelle mit physikalischen Eigenschaften der im Arzneibuch erwähnten Radionuklide
5.8   Harmonisierung der Arzneibücher
5.9   Polymorphie
5.10 Kontrolle von Verunreinigungen in Substanzen zur pharmazeutischen Verwendung
5.11 Zum Abschnitt „Eigenschaften" in Monographien

Geräte

Einige vom Arzneibuch verwendete Spezialgeräte (Apparatus) werden vorgestellt und charakterisiert.

Methoden der Physik und der physikalischen Chemie

Dieser Abschnitt (Physical and physicochemical methods) enthält neben den Bestimmungsmethoden für physikalische und chemische Kenngrößen wie Dichte, Siedetemperatur und pH-Wert hauptsächlich Vorschriften zur Durchführung von instrumentellen Analysenmethoden. Vorgestellt werden unter anderem elektrochemische Methoden (Potentiometrie, Amperometrie), chromatographische Methoden (Dünnschicht-, Gas-, Flüssigchromatographie) sowie spektroskopische Methoden (IR, UV/Vis).

Identitätsreaktionen

Im Kapitel „Identitätsreaktionen" (Identification) werden einfache chemische Reaktionen bzw. Verfahren vorgestellt, mit denen man Ionen oder funktionelle Gruppen sicher identifizieren kann (s. Kap. 5).

Grenzprüfungen

Das Kapitel „Grenzprüfungen" (Limit tests) behandelt Methoden, mit denen man häufig auftretende Verunreinigungen in Arzneistoffen findet, die nur in Spuren tolerabel sind (z.B. Schwermetalle). Meist handelt es sich um Stoffe, für die auch in einzelstaatlichen Gefahrstoffverordnungen Grenzwerte vorgeschrieben sind.

Gehaltsbestimmungsmethoden

Methoden zur Bestimmung von Kennzahlen (Säurezahl, Esterzahl) und Arbeitsvorschriften für spezielle Titrations- bzw. Gehaltsbestimmungsmethoden (Karl-Fischer-Titration, Kjeldahl-Bestimmung) werden im Kapitel „Gehaltsbestimmungsmethoden" (Assays) (s.a. Kap. 6) vorgestellt.

Methoden der Biologie; biologische Wertbestimmungsmethoden

Diese beiden Unterkapitel (Biological tests und Biological assays) beschäftigt sich hauptsächlich mit der Wertbestimmung und der Prüfung auf Verunreinigung von Impfstoffen, Toxinen und Antibiotika; Stoffklassen also, bei denen die Verfahren der klassischen Chemie zur Charakterisierung nicht ausreichen.

Methoden der Pharmakognosie

Vorschriften zur Bestimmung und Quantifizierung von Arzneidrogen und Arzneidrogeninhaltsstoffen (ätherische Öle, Gerbstoffe) werden in diesem Abschnitt (Methods in pharmacognosy) dargestellt.

Methoden der pharmazeutischen Technologie

Der Abschnitt „Methoden der pharmazeutischen Technologie" (Pharmaceutical technical procedures) enthält Methoden zur Beurteilung und Charakterisierung verschiedener Arzneiformen nach Gesichtspunkten der pharmazeutischen Technologie. Als Beispiele seien hier die Bestimmung der Zerfallszeit von Tabletten und die Wirkstofffreisetzung aus Arzneiformen genannt.

Behältnisse

Es folgt ein Kapitel über Behältnisse (Containers) und die zu ihrer Herstellung zu verwendenden Materialien. Das Hauptaugenmerk liegt hier auf der Herstellung steriler Behältnisse für Infusionen und Injektionen.

Reagenzien

Die Zusammenstellung aller vom Arzneibuch verwendeten Reagenzien (Reagents) gliedert sich in drei Unterabschnitte: Im ersten werden alle verwendeten Reagenzien, Referenz- und Pufferlösungen genannt. Zu allen genannten Stoffen werden, soweit sinnvoll, folgende Angaben gemacht: nomenklatorisch korrekter Name, Summen- und Strukturformel, Atommasse, Chemical Abstracts Registriernummer, Dichte, einige Eigenschaften des Stoffes, Siede- und Schmelzpunkt. Für die Referenz- und Pufferlösungen werden Zusammensetzung und Herstellung beschrieben. Das zweite Unterkapitel beschäftigt sich mit den für die Volumetrie benötigten Maßlösungen und Urtitersubstanzen (engl. Primary Standards for Volumetric Titration). Für die Maßlösungen werden Vorschriften zur Herstellung und Einstellung gemacht. Das dritte und letzte Unterkapitel dieses Abschnittes ist eine Aufzählung aller vom EDQM bereitgehaltenen chemischen und biologischen Referenzsubstanzen sowie Referenzspektren. Diese Liste ist allerdings nie so aktuell wie die auf der Website des Arzneibuchs (www.pheur.org) einsehbare.

Allgemeine Texte

Der Abschnitt „Allgemeine Texte" (General texts) bildet das letzte Kapitel des „Allgemeinen Teils". Neben einigen allgemeinen Tabellen (Ethanoltabelle, Lösungsmittel-Rückstände, physikalische Daten von Radionukliden) enthält er Vorschriften für steriles Arbeiten, zur Bewertung und Herstellung von Impfstoffen, Prüfung von Interferonen sowie der Harmonisierung der Pharmakopöen. Großen Raum nimmt eine Abhandlung über die statistische Auswertung der Ergebnisse biologischer Wertbestimmungen und Reinheitsprüfungen ein. In ihm werden Anleitungen zur Versuchsplanung, -durchführung und -auswertung von biologischen Methoden gegeben sowie einige statistische Verfahren erklärt. Das Unterkapitel „Kontrolle von Verunreinigungen in Substanzen zur pharmazeutischen Verwendung" erklärt grundsätzlich die Politik der Ph. Eur. zur Erstellung des Abschnitts über Reinheitsprüfungen in den Monographien, welches Ausmaß an Verunreinigungen tolerierbar erscheint, wie die Prüfung auf Verunreinigungen („Verwandte Substanzen") zu interpretieren ist und enthält ein Glossar von Begriffen aus der Reinheitsprüfung. Das Unterkapitel „Zum Abschnitt ‚Eigenschaften' in Monographien" teilt dem Benutzer mit, welche Kriterien den Verfassern der Monographien seitens der Ph. Eur. vorgegeben werden, Eigenschaften wie Hygroskopizität, Kristallinität und Löslichkeit zu beschreiben. Hier werden die Begriffe von „leicht löslich" bis „sehr leicht löslich" in Zahlen gefasst (> 100 mg/0,1 ml bis > 1 mg/10,0 ml).

Monographiegruppen

Die Ph. Eur. enthält weiterhin etliche Monographien zu Darreichungsformen (Dosage forms). Da sie im Gegensatz zur USP, JP und BP keine Zubereitungen monographiert, werden hier Vorschriften und Definitionen zur Herstellung und Prüfung einzelner Darreichungsformen gemacht, z.B. Extrakte, Immunsera zur veterinärmedizinischen Verwendung, Produkte rekombinanter DNA-Techniken. Eine ganze Reihe übergeordneter Monographien sind allerdings auch im normalen Monographieteil zu finden, z.b. Tabletten, Suppositorien.

Eine besonders wichtige übergeordnete Monographie heißt: **Substanzen zur pharmazeutischen Verwendung.** Sie ist wie eine Arzneistoff-Monographie gegliedert und erläutert mehr oder weniger ausführlich Gründe und Hintergründe einzelner Monographie-Abschnitte und -Vorgaben. Bezüglich Reinheitsprüfungen ist beispielsweise tabelliert, ab welcher täglichen Dosis des Arzneistoffs bei Mensch oder Tier eine zu einem bestimmten Prozentsatz vorliegende Verunreinigung genannt oder identifiziert oder sogar qualifiziert (analytische, wirkungsbezogene und toxikologische Daten) sein muss. Bezüglich Gehaltsbestimmungen wird in dieser übergeordneten Monographie die überraschende und aufschlussreiche Information gegeben, dass der Gehalt normalerweise bestimmt wird, und zwar mit geeigneten Methoden.

2.9.2 Monographien

Das Arzneibuch enthält Monographien zu Arznei- und Hilfsstoffen, Diagnostika, pflanzlichen Stoffen[11], Sera und Impfstoffen. Verbandstoffe sind weitestgehend aus dem Arzneibuch herausgenommen worden, da sie zu den Medizinprodukten gehören; nur die resorbierbaren Nahtmaterialien sind noch monographiert. Zwar gehören auch sie zu den Medizinprodukten, aber da Nahtstoffe für veterinärmedizinische Zwecke aus rein administrativen Gründen **keine** Medizinprodukte sind, hat man beide Gruppen in der Ph. Eur. belassen. Für die Normierung und Qualitätssicherung von Medizinprodukten gibt es eigene EG-Richtlinien, die in Deutschland mit dem Medizinproduktegesetz implementiert wurden (s. Kap. 1).

Die Ph. Eur. 5.0 enthält knapp über 1800 Monographien. Obwohl im Arzneibuch sehr unterschiedliche Stoffklassen beschrieben sind, ist der Aufbau der einzelnen Monographien im Wesentlichen bei allen Stoffen gleich. Die Monographie eines typischen Arzneistoffs ist nach dem im Folgenden beschriebenen Schema aufgebaut.

---

11 Franz, G. (2001) Pflanzliche Drogen in den neuen Arzneibüchern. Dtsch Apoth Ztg 141: 794–802

Deutscher Titel

Maßgeblicher Name, nach dem der Stoff ins Alphabet einsortiert wird; bei Arzneistoffen immer der von der WHO vergebene INN (International Nonproprietary Name, Internationaler Freiname).[12] Dieser ist nicht immer identisch mit den Bezeichnungen anderer Pharmakopöen. In England, den USA und in Japan gibt es nämlich jeweils sog. adopted bzw. approved names (z.b. USAN, United States Adopted Name: Acetaminophen [= Paracetamol], Meperidine [= Pethidin]). Meist sind sie glücklicherweise mit dem INN identisch. Namen von Arzneistoffen oder Arzneimitteln haben wirtschaftlich dieselbe Bedeutung wie andere Markennamen. So sicherte sich die Firma Bristol-Myers Squibb den Namen „Taxol", indem sie 1992 einer französischen Firma mehr oder weniger heimlich diesen Namen mit dem dazugehörigen Laxans abkaufte. Taxol bürgerte sich als Bezeichung für den zytostatischen Eibeninhaltsstoff ein; als INN konnte Taxol (Marke der Fa. Bristol-Myers Squibb) nicht verwendet werden, stattdessen heißt es „Paclitaxel".[13] Praktisch, wenn alle Produkte wie das eigene genannt werden (wie z.b. bei dem Begriff Tempos für Papiertaschentücher)!

Lateinischer Titel

Der lateinische Titel ist ein europaweit gültiger und verständlicher Titel. Das verwendete Latein ist jedoch nicht das deutsche Apothekerlatein, sondern ein europäisches Apothekerlatein. So heißt z.B. Natriumchlorid im deutschen Apothekerlatein Natrium chloratum (nicht zu verwechseln mit Natriumchlorat), im europäischen hingegen Natrii chloridum. Ein anderes Beispiel, bei dem es in Einzelfällen zu gefährlichen Verwechslungen gekommen ist: das Laxans Glaubersalz ist Natriumsulfat-decahydrat, es heißt im deutschen Apothekerlatein Natr(ium) sulf(uricum) dekahydr(icum), in der Ph. Eur. Natrii sulfas decahydricus und ist, besonders bei der üblichen Verkürzung der Endungen auf Standgefäßen, nicht mit dem sehr giftigen Natriumsulfid(-nonahydrat) zu verwechseln, apothekerlateinisch Natrium sulfuratum und in manchen Apotheken überraschenderweise noch vorrätig.

Strukturformel, Summenformel, Molekülmasse

Es wird die vollständige Strukturformel des Stoffes einschließlich Kristallwasser angegeben. Bei Salzen mit anorganischen oder organischen Säuren wird die Säure daneben geschrieben, nicht das Salz selbst formuliert. Abbildung 2.3 gibt ein Beispiel.

Definition

Die Definition liefert eine knappe Beschreibung des Stoffes, die ihn sicher identifiziert. Sie enthält den systematischen Namen sowie die geforderten Gehaltsgrenzen. Bei pflanzlichen Stoffen sind wichtige Informationen zur Herkunft und

---

12   (a) Bracher, F., Dombeck, F. (2002) Was internationale Freinamen aussagen. Pharm Ztg 147: 4290–4298 (b) Polk, B. (2004) Internationale Freinamen. Med Mo Pharm 27: 373–376

13   Andrako, J. (1997) Why not ‚taxol'. Chem Engin News 16. Juni 1997, 6–7

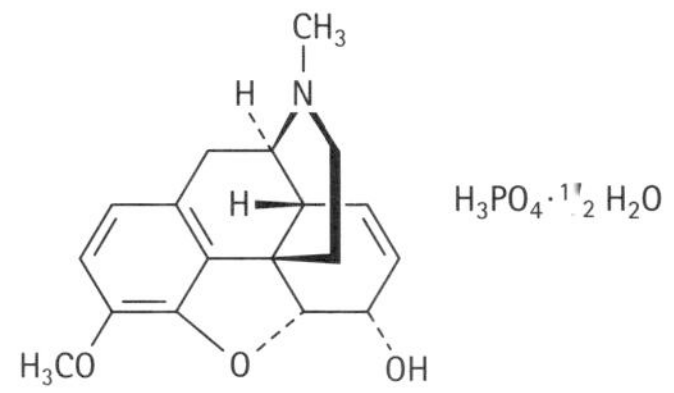

Abb. 2.3 Codeinphosphat-Hemihydrat, Strukturformel wie in der Ph. Eur. abgebildet

bei Impfstoffen und Sera zur Herstellung enthalten. Als Beispiele seien hier die Definitionen dreier sehr unterschiedlicher Stoffe wiedergegeben:

1. Wasserfreies Ampicillin: Wasserfreies Ampicillin enthält mindestens 96,0 und höchstens 100,5 Prozent (2S,5R,6R)-6-[(R)-2-Amino-2-phenylacetamido]-3,3-dimethyl-7-oxo-4-thia-1-azabicyclo[3.2.0]heptan-2-carbonsäure, berechnet auf die wasserfreie Substanz.
2. Digitalis-purpurea-Blätter: Digitalis-purpurea-Blätter bestehen aus den getrockneten Blättern von *Digitalis purpurea* L. Die Droge enthält mindestens 0,3 Prozent Cardenolidglykoside, berechnet als Digitoxin (M_r 765) und bezogen auf die bei 100 bis 105 °C getrocknete Droge.
3. Diphtherie-Adsorbat-Impfstoff: Diphtherie-Adsorbat-Impfstoff ist eine Zubereitung von Diphterie-Formoltoxoid, das an einen mineralischen Träger adsorbiert ist. Das Formoltoxoid wird aus dem Toxin gewonnen, das beim Wachstum von *Corynebacterium diphtheriae* gebildet wird.

Eigenschaften

Unter dem Stichwort „Eigenschaften" (Characters) werden Aussehen der Substanz und Löslichkeit in verschiedenen Lösungsmitteln beschrieben.

Analytischer Teil der Monographien

An diesen eher beschreibenden Teil der Monographie schließt sich der analytische Teil an. Ziel ist es, den Stoff sicher zu identifizieren und seine Reinheit und Qualität zu bestimmen. Vorgeschrieben sind normalerweise Prüfungen auf Identität, Reinheit und Gehalt.

Prüfungen auf Identität, Reinheit und Gehalt

Wichtige Aspekte dieser drei Prüfungsarten werden weiter unten behandelt.

Lagerung

Enthält Hinweise für die sachgerechte Lagerung, die für den Erhalt der Qualität unerlässlich sind.

Herstellung

Bei einigen Stoffen gibt das Arzneibuch Spezifikationen und Anweisungen zur Herstellung. Dies ist insbesondere bei solchen Produkten der Fall, bei denen ein Kontrollieren des Produktes nach den Regeln der Ph. Eur. allein nicht ausreicht oder es keine geeigneten Tests für die Feststellung der Qualität des Produktes gibt.

Verunreinigungen

Der Abschnitt „Verunreinigungen" enthält eine Liste der Verunreinigungen (Transparency List), die mit den Methoden der Monographie erfasst werden können. Diese – inzwischen obligatorische – Information wird seit 1996 gegeben und ist daher nur bei danach erarbeiteten oder überarbeiteten Monographien enthalten.

2.9.3   Sachregister

Den Abschluss der Ph. Eur. – allerdings nur in der englischen Ausgabe – bildet das Sachregister. Hier sind alle Stichwörter mit Seitenzahl aufgeführt (im Inhaltsverzeichnis nur Kapitelnummer und Stand der Monographie, der dem letzten Jahr der Überarbeitung entspricht).

2.10   Prüfung auf Identität

2.10.1   Allgemeines

Sinn der „Prüfung auf Identität" (Identification) ist die sichere Identifizierung des untersuchten Stoffes. Sie ist die in der Apothekenpraxis am häufigsten vorkommende analytische Prüfung, da man vom Großhandel bezogene Rezeptursubstanzen nicht mehr auf Reinheit und Gehalt untersuchen, wohl aber mindestens ihre korrekte Identität feststellen muss. Das ist in § 11 Abs. 2 der Apothekenbetriebsordnung vorgeschrieben. Der Absatz geht weiter: *„Die Verantwortung des Apothekers bleibt unberührt"*. Seit dem DAB 9 bzw. der Ph. Eur. 2 werden zur Identifizierung von Arzneistoffen mehr und mehr instrumentelle Methoden verwendet. Das Arzneibuch will jedoch nicht nur eine Vorschriftensammlung für Großbetriebe, sondern für alle, die beruflich etwas mit Arzneimitteln zu tun haben, brauchbar sein. Da die für die instrumentelle Analytik benötigten Geräte in Apotheken nur in Ausnahmefällen vorhanden sind, ist die Arzneibuchkommission bemüht, zumindest bei solchen Arzneistoffen, die erfahrungsgemäß regelmäßig als Rezeptursubstanzen in der Apotheke vorkommen, jeweils zwei Identifizierungsserien ins Arzneibuch aufzunehmen: eine instrumentelle für die Industrie und eine nasschemische für die Offizin. Als Beispiel soll dazu ein Auszug aus der Monographie „Clotrimazol" dienen (s. Kasten S. 37).

Bei Methode B handelt es sich um eine absolut sichere Identifikation, die aber in Apotheken meist nicht möglich ist. Daher kommt in diesem Fall die zweite Serie zum Einsatz. Der Schmelzpunkt als typische Apothekenmethode reicht alleine nicht aus, um die Identität eindeutig bestimmen zu können. Des-

Auszug aus der Ph. Eur.-Monographie „Clotrimazol"

Identification
First identification: B.
Second identification: A, C, D.
A. Melting point (2.2.14): 141 °C to 145 °C.
B. Examine by infrared absorption spectrophotometry (2.2.24), comparing with the spectrum obtained with clotrimazole CRS.
C. Examine before spraying in ultraviolet light at 254 nm, the chromatograms obtained in the test for (2-chlorophenyl)diphenylmethanol. The principal spot in the chromatogram obtained with test solution (b) is similar in position and size to the principal spot in the chromatogram obtained with reference solution (a).
D. Dissolve about 10 mg in 3 ml of sulphuric acid R. The solution is pale yellow. Add 10 mg of mercuric oxide R and 20 mg of sodium nitrite R. Allow to stand with occasional shaking. An orange colour develops, becoming orange-brown.

halb dienen Methoden C und D zur Absicherung von A und zur gleichzeitigen Erfassung von Verunreinigungen.

In Kapitel 5 wird im Detail auf einige nasschemische Identitätsprüfungen des Arzneibuchs eingegangen. Ein ausführliches Eingehen insbesondere auf instrumentalanalytische Methoden würde den Rahmen dieses Buches sprengen. Dafür gibt es eigene Lehrbücher. Exemplarisch sollen einige wichtige Methoden aus der Sicht des Arzneibuchs besprochen werden.

2.10.2 Dünnschichtchromatographie

Die Dünnschichtchromatographie (DC) ist eine Methode, um einfach, schnell und sicher die Identität eines Stoffes bestimmen zu können. DC wird im Arzneibuch häufig verwendet, da sie bei relativ geringem analytischem Aufwand brauchbare und zuverlässige Ergebnisse liefert. Die Trennung der aufgetragenen Stoffe erfolgt – wie bei allen chromatographischen Verfahren – aufgrund von Adsorption, Verteilung, Ionenaustausch oder einer Kombination davon. Die stationäre Phase ist fast ausschließlich Kieselgel (Polykieselsäure/Polysilicat mit Si-O-Si-Bindungen und Si-OH-Gruppen an den Enden) meist der Porengröße 60 Å (Ångström) und Teilchendurchmesser 5–40 µm. Kieselgel **G** sind als Bindemittel ca. 13 % **G**ips beigemischt, bei Kieselgel H übernimmt feines amorphes Siliciumdioxid diese Aufgabe. Weiterhin ist dem Trägermaterial oft noch ein Fluoreszenzindikator beigemischt. Meist wird Zinksilicat verwendet, das bei 254 nm (UV-Licht, Linie der Hg-Dampflampe) fluoresziert ($\rightarrow$ Kieselgel 60 GF$_{254}$). Die Zusammensetzung des Fließmittels wird in der jeweiligen Arbeitsvorschrift der Monographie exakt angegeben. Um ein reproduzierbares Ergebnis zu erhalten, muss diese Vorschrift unbedingt eingehalten werden. Bei der Auswahl der

Fließmittel versucht das Arzneibuch umweltproblematische Lösungsmittel wie chlorierte Kohlenwasserstoffe so weit wie möglich zu vermeiden. Zur Detektion der Chromatographieflecken gibt es die folgenden Verfahren:

▪ Fluoreszenzminderung: Hierfür werden DC-Platten mit Fluoreszenzindikator verwendet. An der Stelle, an der sich der zu detektierende Fleck befindet, wird die Fluoreszenz des Indikators auf der Platte gemindert. Der Fleck erscheint unter UV-Licht als dunkler Punkt. Voraussetzung ist, dass die zu detektierende Substanz die Einstrahlwellenlänge absorbiert.

▪ Iod-Kammer: Hierfür wird die DC-Platte in eine Kammer mit einigen Körnern Iod gestellt. Das sublimierende Iod gelangt auf die Platte, wird bevorzugt dort adsorbiert, wo Substanz liegt, und färbt diese braun. Damit lassen sich sehr viele Substanzklassen detektieren.

▪ Sprühreagenzien: Neben Ioddämpfen gibt es noch eine Reihe weiterer Reagenzien, die bestimmte Stoffklassen z. T. sehr charakteristisch anfärben.[14]

▪ Eigenfluoreszenz der zu detektierenden Stoffe: Manche Arzneistoffe fluoreszieren bei 366 nm, einer weiteren Spektrallinie des Quecksilbers, und können so detektiert werden.

Die eigentliche Identifizierung der gesuchten Substanz erfolgt mit Hilfe einer Vergleichslösung, die man auf der gleichen Platte mitlaufen lässt. Zur Charakterisierung der Substanz ermittelt man den Retentionsfaktor (Rf-Wert) der Substanz und vergleicht diesen mit dem Rf-Wert der entsprechenden Vergleichssubstanz. Den Rf-Wert definiert das Arzneibuch als den *„Quotient aus der Laufstrecke der Substanz zur Laufstrecke des Fließmittels"*. Bei der Durchführung einer DC zur Identifizierung ist es wichtig, alle Auftragsflecke in etwa gleich groß zu machen, d.h. ungefähr gleiche Volumina aufzutragen. Nur so ist gewährleistet, dass die chromatographischen Bedingungen für alle aufgetragenen Substanzen vergleichbar sind. Neben der Anwendung zur Identifizierung von Arzneistoffen verwendet das Arzneibuch die Dünnschichtchromatographie noch zur Prüfung auf verwandte Substanzen als Reinheitsprüfung.[15]

Ein allgemeiner Trend des Arzneibuchs der letzten Jahre ist es, DC immer häufiger durch HPLC zu ersetzen. Die HPLC hat gegenüber der DC den Vorteil, wesentlich besser automatisierbar zu sein. Es ist die in der Industrie für Identitäts-, Reinheits- und Gehaltsbestimmungen dominierende Methode. Sie hat aber auch einige Nachteile. So erfolgt die Detektion in den meisten Fällen bei nur einer Wellenlänge im UV-Bereich, und Stoffe hoher Polarität werden nicht eluiert. Letzteres führt dazu, dass diese Stoffe nicht detektiert werden können und die

---

14 Stahl, E. (1967) Dünnschichtchromatographie, ein Laboratoriumshandbuch. Springer-Verlag, Berlin, Heidelberg

15 (a) Pachaly, P. (2002) DC-Atlas. Dünnschicht-Chromatographie in der Apotheke. Wissenschaftliche Verlagsgesellschaft, Stuttgart (b) Hahn-Deinstrop, E. (1995) DC im DAB. Dtsch Apoth Ztg 135: 2589–2594 u. 2680–2693 (c) Die Fachzeitschrift „Journal of Chromatography" enthält regelmäßig Register, anhand derer man Publikationen zur chromatographischen Analyse von Stoffgruppen finden kann

Säule verschmutzen. Diese Probleme treten bei einer DC nicht auf, da Stoffe auf der gesamten Platte detektiert werden können und die Platten auch nur jeweils einmal verwendet werden (DC-Platten sind im Vergleich zu einer HPLC-Säule geradezu spottbillig!). Eine gut eingestellte HPLC-Anlage ist in puncto Genauigkeit und Einfachheit der DC weit überlegen. Dies wird jedoch durch lange Äquilibrierungszeiten und teure Reagenzien erkauft. Ein letzter Vorteil der DC ist, dass man auf einer Platte mehrere Proben gleichzeitig chromatographieren kann. Der Trend, die DC zugunsten der HPLC zurückzudrängen, ist also keineswegs unkritisch zu betrachten. Immerhin kann auch die DC mit Hilfe von DC-Scannern quantitativ ausgewertet werden.[16]

2.10.3 UV/Vis-Spektroskopie

Bei der UV/Vis-Spektroskopie handelt es sich um eine Elektronenanregungsspektroskopie. Zur Durchführung werden Wellenlängen von 200–800 nm verwendet. Die dabei entstehenden Spektren sind wenig komplex und daher uncharakteristisch. Sie sind daher für die Prüfung auf Identität weniger geeignet. Aufgrund ihrer hohen Empfindlichkeit wäre die UV/Vis-Spektroskopie sehr gut als Methode zur Gehaltsbestimmung geeignet. Hierfür wird sie vom Arzneibuch auch eingesetzt, hat aber den Nachteil, auch auf UV/Vis-aktive Verunreinigungen (zu) empfindlich zu reagieren (s. Kap. 6). Der Einsatz zur Gehaltsbestimmung wird möglich, da die gemessene Absorption dem Lambert-Beer'schen-Gesetz folgt. Sie ist also zur vorliegenden Konzentration proportional. Die Methode gehört zur nasschemischen „Offizin-Serie" der Identitätsprüfungen. Dies wirft für die Apothekenpraxis das Problem auf, dass UV/Vis-Geräte in Apotheken nach ApoBO nicht vorgeschrieben sind.[17]

2.10.4 Infrarot-Spektroskopie

Die IR-Spektroskopie ist eine Schwingungsanregungsspektroskopie. Sie macht sich die Tatsache zunutze, dass Licht eines bestimmten Wellenlängenbereichs chemische Bindungen zum Schwingen anregt. Die hierbei entstehenden Spektren sind komplex und für eine Substanz charakteristisch. Die Spezifität kommt durch die Wechselwirkungen aller im Molekül vorkommenden Bindungen zustande. Für die Gehaltsbestimmung ist IR wegen geringer Sensitivität nur eingeschränkt geeignet. Zur Charakterisierung des verwendeten Lichts wird nicht die entsprechende Wellenlänge, sondern die dazu reziproke Wellenzahl angegeben. Der für Arzneistoffe verwendete Bereich von 2,5–25 µm entspricht einem

---

16 Ebel, S., Göber, B., Hamacher, H., Kovar, K.A., Renger, B. (1997) Purity control by LC instead of TLC on Principle – A bad pharmacopoeial concept. Pharm Ind 59: 207

17 UV/Vis-Spektren von Arzneistoffen findet man z.B. in: (a) Bracher et al. (2006) Arzneibuch Kommentar. Wiss. Verlagsgesellschaft. Stuttgart. (b) Dibbern, H.-W., Müller, R.M., Wirbitzki, E. (2002) UV and IR Spectra of Pharmaceutical Substances and IR Spectra of Pharmaceutical and Cosmetic Excipients. Editio Cantor Verlag, Aulendorf

Wellenzahlbereich von 4000–400 cm[-1]. Früher wurden IR-Spektren Wellen-
längen-linear aufgetragen, heute Wellenzahl-linear. Dadurch verändert sich das
Aussehen identischer Spektren. Flüssige Substanzen werden in einer geeigneten
Küvette, z.B. aus Kaliumbromid oder Kaliumchlorid, vermessen. Für feste Substanzen gibt es die folgenden Möglichkeiten:

- Vermessung als Paste: Die Substanz wird mit Paraffin verrieben, ein Tropfen
  davon zwischen zwei NaCl-Platten gebracht und vermessen.
- Vermessung als Pressling: Eine Mischung aus dem zu untersuchenden Arzneistoff und Kaliumbromid bzw. Kaliumchlorid wird unter sehr hohem Druck
  von ca. 800 MPa zu einer Tablette verpresst und diese in den Strahlengang
  eingebracht und vermessen.

Infrarot-Spektroskopie ist die sicherste Identifikationsmethode für Arzneistoffe
und allgemein nicht polymere organische Moleküle. Allerdings wird sie nur in
kleineren Firmen regelmäßig zur Prüfung von Reinstoffen verwendet. Für Apotheken sind IR-Geräte zu teuer, und in größeren Firmen werden Reinstoffe mehr und
mehr per Nahes-Infrarot-Spektroskopie (s.u.) geprüft. Wirkstoffe in Arzneimitteln
werden in der Industrie meist in einem Gang per HPLC auf Identität, Reinheit und
Gehalt geprüft. Im Arzneibuch ist IR oft vorgesehen. Man soll das IR der Untersuchungssubstanz und der Substanz als CRS (s. S. 29) unter gleichen Bedingungen
aufnehmen und Bande für Bande vergleichen. Bei Arzneistoffen, die dem Betäu-
bungsmittelgesetz unterliegen, kann man stattdessen mit einem Referenzspektrum
vergleichen, das man ebenso wie die CRS beim EDQM in Straßburg bezieht.[18]

2.10.5 Nahes–Infrarot–Spektroskopie

Die NIR-Spektroskopie ist ein Spezialfall der IR-Spektroskopie und wird als Ma-
terial- und Oberflächen-Prüfungsmethode eingesetzt. Die Wellenlänge des verwendeten Lichtes liegt näher am sichtbaren Bereich als die bei IR verwendete
Strahlung, und zwar bei 12500–4000 cm[-1]. Daraus folgt, dass die Frequenz und
damit auch die Energie dieses Lichtes höher ist. Durch NIR-Licht werden hauptsächlich Ober- und Kombinationsschwingungen angeregt. Die dabei entstehenden
Spektren sind komplexer als bei der herkömmlichen IR-Spektroskopie und vom
Habitus UV-Spektren ähnlich. Eine Zuordnung einzelner Banden zu funktionellen
Gruppen des untersuchten Moleküls ist nicht möglich. Man macht daher eine sto-
chastische Musteranalyse (Hauptkomponentenanalyse[19]). Der Vorteil dieser Analysenmethode liegt in der Einfachheit der Durchführung und der hohen Automatisierbarkeit. Bevor man ein NIR-Gerät einsetzen kann, ist zwar eine lange Phase

---

18 Abbildungen von IR-Spektren findet man z.B. in: (a) Bracher et al. (2006) Arnzeibuch Kom-
    mentar. Wiss. Verlagsgesellschaft. Stuttgart. (b) dem britischen Arzneibuch. (c) dem japa-
    nischen Arzneibuch. (d) Florey, K., Brittain, H.G. (eds.) (1972ff) Analytical Profiles of Drug
    Substances and Excipients. Academic Press, New York; Serientitel seit 2004: Profiles of drug
    substances, excipients, and related methodology.
19 Rein, H. (2000) NIR-Vis-Spektroskopie. Dtsch Apoth Ztg 140: 5789–5796

der Kalibrierung und Trainierung des Gerätes notwendig und der Aufbau einer großen Datenbank mit NIR-Spektren, aber danach ist die Durchführung denkbar einfach und schnell. Der Messkopf wird lediglich kurz in den zu untersuchenden Stoff gehalten. Die Auswertung der Messung erfolgt computergestützt. Das Verfahren reagiert äußerst empfindlich auf stoffbedingte Unterschiede wie z.B. Korngröße und Feuchtigkeitsgehalt. Es eignet sich daher hervorragend zur schnellen und einfachen Kontrolle von angelieferten Rohmaterialien in großen Firmen. Die NIR-Spektroskopie ist jedoch so empfindlich, dass sich Lieferant und Abnehmer auf einen Typ der zu liefernden Substanz einigen müssen. Dies gilt als Voraussetzung für die Durchführbarkeit dieses Verfahrens. Das NIR-Gerät muss nämlich auf die (Wieder-)Erkennung von Spektren (Musteranalyse) trainiert werden. Dazu benötigt man einen Trainingssatz Substanzen, um die Limits zu definieren.

Die Messung erfolgt im Reflexionsmodus. Vom NIR-Gerät wird durch ein Glasfaserkabel Licht auf die Probe geschickt. Die Probe reflektiert das vom Gerät ausgesandte Licht ins Gerät zurück. Dort wird dann ein Spektrum des reflektierten Lichts aufgezeichnet (Muster)[20].

2.11 Prüfung auf Reinheit

2.11.1 Allgemeines

Dieser Monographie-Abschnitt ist bei Arzneistoffen häufig der längste. Verunreinigungen können Rückstände der Herstellung (Reagenzien, Nebenprodukte), Abbauprodukte der Substanz oder zufällige Verunreinigungen sein und haben also sehr unterschiedliche chemische Konstitutionen. Das prinzipielle Problem ist, dass man nicht auf alle möglichen Verunreinigungen im Detail prüfen kann. Um dieses Problem zu minimieren, hat das Arzneibuch eine Reihe von Maßnahmen ergriffen:

- Die Ph. Eur. nennt seit 1997 am Ende der Monographie Verunreinigungen, die mittels der vorgeschriebenen Reinheitsprüfungen sicher gefunden werden.
- Die Einführung der Certificates of Suitability vom EDQM (s. Kap. 2.6).
- Auf Verunreinigungen, die erfahrungsgemäß oft vorkommen, und auf toxische Verunreinigungen wird gezielt geprüft.
- Ungewöhnliche Verunreinigungen werden nicht toleriert (rechtlich absichernder Hinweis im Allgemeinen Teil der Ph. Eur.).
- Die wichtigen und regelmäßig vorgeschriebenen allgemeinen Reinheitstests (pH, Aussehen einer Prüflösung, Sulfatasche, Trocknungsverlust – alle im nächsten Abschnitt kurz vorgestellt) finden zwar nicht heraus, **was** die Verunreinigung(en) ist (sind), aber **dass** etwas nicht in Ordnung ist.

---

20 Weiterführende Literatur: (a) Bracher et al. (2006) Arzneibuch Kommentar. Wiss. Verlagsgesellschaft. Stuttgart. (b) Rein, H. l.c. (c) Schleiermacher, E. (1999) Infrarotspektroskopie als Apothekenanalytik der Zukunft. Pharm Ztg 144: 649–651

▪ Bei Stoffen, deren Reinheit schlecht geprüft werden kann, werden zumindest Rahmenbedingungen für die Herstellung vorgeschrieben; z.B. für schnell zerfallende Radiodiagnostika, Blutprodukte, Impfstoffe.

Mehr noch als diese Maßnahmen des Arzneibuchs ist die Herstellung nach GMP Garant dafür, dass Arzneimittel rein sind. Die Ph. Eur. sagt in den meisten Monographien nichts über die Herstellung des Stoffes oder gibt eine ganz kurze Information. Bei Sera, Impfstoffen, Blutprodukten, Substanzen aus Warmblüterorganen und gentechnisch hergestellten Stoffen dagegen wird eine grobe Skizzierung des Verfahrens bis hin zu Normierung gegeben. Allgemein sagt die Ph. Eur. in den General Statements, dass alles gemäß GMP hergestellt sein muss.

2.11.2   Allgemeine Prüfungen

Die „Prüfung auf Reinheit" (Tests) nach Arzneibuch beinhaltet fast immer allgemeine Prüfungen, von denen hier einige kurz erläutert werden sollen.

Prüfung des pH-Wertes

Sie wird im Arzneibuch oft als Prüfung auf den „pH-Wert" oder auf „sauer oder alkalisch reagierende Verunreinigungen" bezeichnet. Die Lehrbuchdefinition des pH-Werts lautet: $pH = - \log [H_3O^+]/[mol/L]$. Diese Definition gilt jedoch nur für verdünnte Lösungen (ca. 0,01 M) reiner starker Säuren, eines Salzes oder einer ionisierbaren Verbindung ohne Fremdionenzusätze. Man sieht an realen Beispielen, dass diese Gleichung nur für sehr idealisierte Fälle näherungsweise stimmt: Der pH-Wert einer 0,1 M HCl ist nicht wie berechnet 1, sondern 1,1. Der Grund dafür sind in der Gleichung unberücksichtigte Teilchen-Wechselwirkungen. Sie ist für den analytisch-experimentellen Gebrauch unbrauchbar. Die korrekte Definition des pH-Wertes lautet: Der pH-Wert einer Lösung ist ein Messwert im Vergleich zu Standardlösungen mit definiertem pH-Wert.[21]

Im Rahmen der Ph. Eur. erfolgt diese Definition durch die pH-Kalibrierlösungen (Pufferlösungen) des Arzneibuches, die im Reagenzienteil detailliert aufgeführt sind. Für die Messung des pH-Wertes kennt das Arzneibuch drei Methoden:

a) Direkte Messung des pH-Wertes einer aus dem Arzneistoff hergestellten Prüflösung mittels Potentiometrie (pH-Meter); Beispielmonographie: Ciprofloxacinhydrochlorid.

b) Bestimmung eines pH-Wertintervalls mit Hilfe zweier Farbindikatoren; Beispielmonographie: Dextran I.

c) Durch Grenztitrationen; Beispielmonographie: Chloramphenicol. Bis zum Umschlagspunkt eines zur Prüflösung hinzugegebenen Indikators dürfen nicht mehr als die vorgeschriebene Anzahl Tropfen einer sehr verdünnten Maßlösung verbraucht werden. Diese Methode hat den Vorteil, auch den pH-Wert puffernde Verunreinigungen zu finden.

---

21 Hawkes, S.J. (1994) Teaching the truth about pH. J Chem Educ 71: 747

Aussehen der Lösung

Das Aussehen der Lösung wird nach nach den zwei im Folgenden beschriebenen Kriterien beurteilt. Für beide Prüfungen sieht die Ph. Eur. seit 2003 auch instrumentelle Methoden vor, um größere Objektivität zu erreichen.

Klarheit oder Opaleszenz der Prüflösung:

Durch Vergleich mit einer Vergleichslösung definierter Trübe wird die Prüflösung beurteilt. Die Vergleichslösung wird hergestellt durch Polykondensation von Formaldehyd(-Hydrat) und Hydrazin. Formaldehyd entsteht *in situ* aus Hexamethylentetramin (Urotropin, s. Abb. 2.4).

Instrumentell kann die Messung per Nephelometrie erfolgen (Bestimmung der Intensität des seitlich abgelenkten Lichtes), Turbidimetrie (Messung der Intensitätsabnahme des einfallenden Lichtstrahls nach dem Durchgang durch das streuende Medium) oder Verhältnisturbidimetrie (Verhältnis Durchlicht zu 90° Streulicht; kompensiert Fehler infolge UV/Vis-Lichtabsorption der Probe).

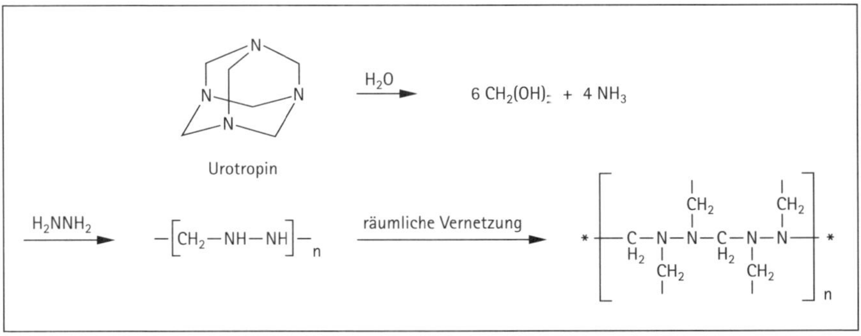

Abb. 2.4 Polykondensation von Urotropin und Hydrazin

Farbe der Prüflösung:

Wird ebenfalls durch Vergleich mit einer Farbvergleichslösung bestimmt. Die Herstellung dieser Lösungen geschieht in mehreren Schritten. Ausgangspunkt sind drei Farbstammlösungen (primary solutions) in den Farben gelb ($FeCl_3$), rot ($CoCl_2$) und blau ($CuSO_4$). Durch Mischung dieser Lösungen entstehen die sog. Farbreferenzlösungen (standard solutions). Aus diesen wird die jeweils benötigte Farbvergleichslösung (reference solution) unmittelbar vor Durchführung des Versuches frisch hergestellt. Instrumentell kann kolorimetrisch oder spektrophotometrisch gemessen werden.

Sulfatasche

Die Sulfatasche (engl.: Sulphated ash; USP: Residue on ignition) ist ein gravimetrisches Verfahren zum Aufspüren mineralischer Verunreinigungen. Sie beruht auf einer Verbrennung der Substanz nach vorherigem Befeuchten mit Schwefelsäure. Durch das Versetzen mit Schwefelsäure werden Sublimationsverluste verringert, da alle Kationen in ihre schwer flüchtigen Sulfate überführt werden. In der Lebensmittelanalytik wird ohne Zusatz von Schwefelsäure verascht, z.B. bei der Bestimmung der Asche von Mehltypen (Type 405: 405 mg bleiben zurück, wenn man 100 g Mehl verbrennt). Bei chemisch definierten Arzneistoffen erlaubt das Arzneibuch normalerweise eine Sulfatasche von max. 0,1 %. Bei Stoffen mit Metall-Kationen wird keine Sulfatasche bestimmt. Hier entsteht allein durch das Kation eine so hohe Sulfatasche, dass die durch eine eventuelle Verunreinigung erzeugte Erhöhung nicht mehr sicher bestimmbar ist. Bei Diclofenac-Natrium zum Beispiel entsteht durch das vorhandene Na^+ eine Sulfatasche von 22,5 % (s. Abb. 2.5).

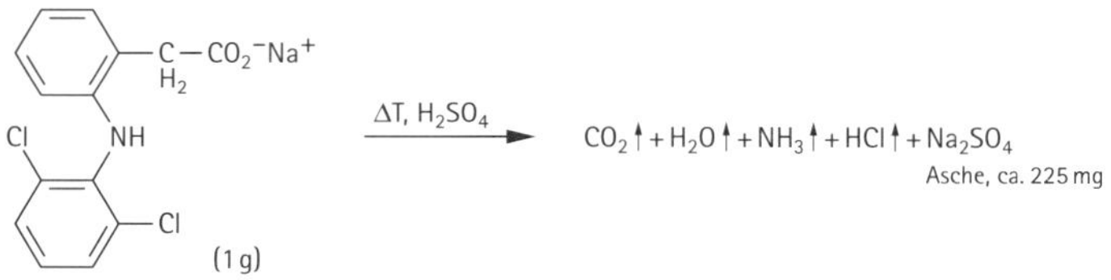

Abb. 2.5 Verbrennung von Diclofenac-Na bei der – im Arzneibuch nicht vorgesehenen – Bestimmung der Sulfatasche

Trocknungsverlust

Unter dem Trocknungsverlust (Loss on drying) versteht man den Gewichtsverlust, der unter definierten Bedingungen beim Erhitzen im Trockenschrank entsteht. Das Arzneibuch lässt deshalb auf den Trocknungsverlust prüfen, da ein zu hoher Feuchtigkeitsgehalt die makroskopischen Stoffeigenschaften (Fließverhalten usw.) verändern und hydrolyseempfindliche Arzneistoffe zersetzen kann, was zu Schwierigkeiten bei der galenischen Verarbeitung oder zu Dosierungsfehlern führen kann.

Dass der Wassergehalt eines Arzneistoffs noch ganz andere Bedeutung haben kann, lässt sich am Beispiel des Antidepressivums Paroxetin illustrieren. Dessen Hemihydrat wurde von GlaxoSmithKline (GSK) patentiert, um den Patentschutz über den der wasserfreien Verbindung hinaus zu verlängern. Die Firma Apotex brachte dann tatsächlich eine Formulierung mit wasserfreiem Paroxetinhydrochlorid heraus, aber GSK wies nach, dass das Hemihydrat im Apotex-Produkt enthalten war, was den Pharmazeuten und Chemikern von Apotex entgangen war. GSK verlor zwar aus anderen Gründen das Exklusivrecht an Paroxetin, aber das Beispiel zeigt, dass mindestens aus patentrechtlichen Gründen die Existenz von wasserfreien Formen und Hydraten von Bedeutung ist.[22]

Gesamter organischer Kohlenstoff

Der Gesamtkohlenstoffgehalt (Total organic carbon, TOC; mg/L) ist ein indirektes Maß für die Menge an Kohlenstoffverbindungen in einer Probe. Er wird nicht als Elementaranalyse bei organischen Arzneistoffen bestimmt, sondern ist in der Ph. Eur. für die Reinheitsprüfung von „Hochgereinigtes Wasser" und „Wasser für Injektionszwecke" vorgesehen, d.h. als Spurenanalyse. Das Arzneibuch lässt offen, welche Methode man verwendet, und beschreibt nur, wie man die gewählte Methode qualifiziert. Die Bestimmung basiert auf der Oxidation des organisch gebundenen Kohlenstoffs zu Kohlenstoffdioxid und anschließender quantitativer Detektion der Kohlenstoffdioxidmenge. Vorher muss anorganisch gebundener Kohlenstoff durch Ansäuern und Austreiben entfernt oder getrennt bestimmt werden. Die Oxidation erfolgt entweder durch Verbrennen mit Hilfe eines Katalysators oder nasschemisch unter Bestrahlung mit UV-Licht durch ein Oxidationsmittel, z.b. Peroxodisulfat. Die quantitative Bestimmung des gebildeten Kohlenstoffdioxids erfolgt entweder mit NIR, Wärmeleitfähigkeitsdetektion, Konduktometrie oder nach Reduktion zu Methan durch Flammenionisationsdetektion.

Verwandte Substanzen

Diese Prüfung auf Verunreinigungen (Related substances, impurities) erfolgt chromatographisch, am einfachsten durch Dünnschichtchromatographie. Bei der wiederum einfachsten Variante werden die Prüflösung sowie eine entsprechende Verdünnung (z.B. 1:100 oder 1:500) derselben aufgetragen. Nach Entwicklung und Detektion darf kein eventuell zusätzlicher Fleck auf der Bahn der unverdünnten Prüflösung intensiver sein als der Hauptfleck der Verdünnung. Der Grad der Verdünnung legt also sozusagen die Grenze für den Gehalt an Verunreinigungen fest. Je höher die Verdünnung gewählt ist, desto höher die Anforderung an die Reinheit der Substanz. Diese Methode funktioniert aber nur mit chemisch ähnlichen, also verwandten Substanzen. Voraussetzung ist, dass alle Substanzen ein ähnliches Verhalten gegenüber den verwendeten Sprühreagenzien bzw. bei der Fluoreszenzminderung zeigen. Dies ist notwendig, da man die Intensität des Hauptflecks (Arzneistoff) der Verdünnung mit der Intensität der Nebenflecke (Verunreinigungen) in der unverdünnten Lösung vergleicht.

Bei einigen Arzneistoffen sieht das Arzneibuch das Aufbringen bzw. Einspritzen (LC, GC) einer wichtigen oder häufigen Verunreinigung als Vergleichsprobe vor (Abb. 2.6). Diese kann dann auf der Bahn des Arzneistoffs durch Vergleich der Rf-Werte identifiziert werden.

---

22 Gardner, C.R., Walsh, C.T., Almarsson, Ö. (2004) Drugs as materials: valuing physical forms in drug discovery. Nature Rev Drug Discov 3: 926–934

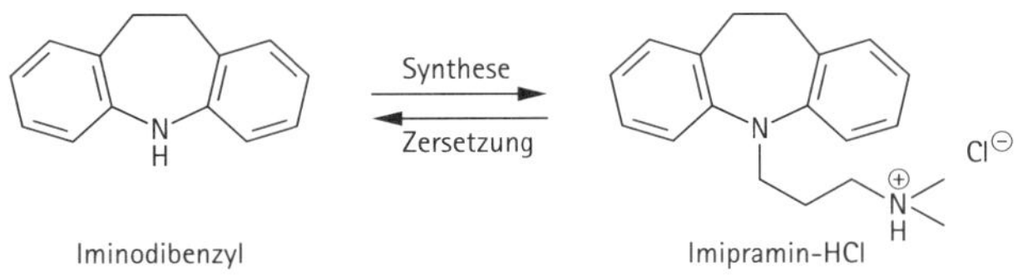

Abb. 2.6 Imipramin-HCl, ein Antidepressivum. Iminodibenzyl, aus der Synthese oder durch Zersetzung entstanden, soll mit aufgetragen werden.

Gelegentlich schreibt das Arzneibuch auch die Auftragung eines Stoffes vor, der scheinbar gar nichts mit dem Arzneistoff zu tun hat, der also keine verwandte Substanz im chemischen Sinne darstellt. Dieser Stoff dient in einem solchen Fall dazu, die Trennleistung des chromatographischen Systems zu testen. Zwar besteht keine oder nur geringe chemische Ähnlichkeit mit dem zu untersuchenden Arzneistoff. Entscheidend ist jedoch, dass ein solcher Referenzstoff ähnliche chromatographische Eigenschaften wie die Testsubstanz zeigt. Gern werden zu diesem Zweck Stoffe vorgeschrieben, die ohnehin als CRS vom EDQM bezogen werden können, also andere Arzneistoffe. Beispielsweise wird bei der Reinheitsprüfung des Neuroleptikums Pimozid per LC Mebendazol als solche Testsubstanz mit eingespritzt. Die beiden Stoffe haben chemisch und pharmazeutisch keine Gemeinsamkeiten.

Die ICH-Richtlinien (s. Kap. 1) fordern, vereinfacht gesagt, dass bei einer Tagesdosis des Wirkstoffs beim Menschen bis zu 2 g Verunreinigungen oberhalb 0,1 % und bei einer Tagesdosis von mehr als 2 g oberhalb 0,05 % zu identifizieren und pharmazeutisch und toxikologisch zu qualifizieren sind. Das verstärkt die Wichtigkeit der Reinheitsprüfung, stellt aber vor allem hohe Anforderungen an die Synthese sowie die Dokumentation biologischer Daten für Wirkstoffe.

Grenzprüfungen auf anorganische Ionen, Formaldehyd
Diese Tests runden die Reinheitsprüfung dahingehend ab, dass sie für problematisch gehaltene mögliche Verunreinigungen im Gehalt begrenzen. Im Kapitel Identitätsreaktionen und Grenzprüfungen sind einige besprochen.

Lösungsmittel-Rückstände
Mit der Reinheitsprüfung auf Lösungsmittel-Rückstände (engl. Residual solvents; USP: Volatile Impurities) befasst sich in der Ph. Eur. eine übergreifende Monographie, da in den letzten Jahren eine ausgeprägte Hysterie hinsichtlich Lösungsmittelresten aufgetreten war. Tatsächlich nimmt man mit einem einzigen Tankvorgang über das Benzin mehr Benzol, Methanol und Hexan auf, als man sich in einem normalen Leben über eventuelle Lösungsmittelrestchen in einer Tablette zuführen kann. Die Lösungsmittel werden durch Head-space-Gaschromatographie bestimmt. Zur Bestimmung wird aus dem Gasraum über

der betreffenden, in einem Kolben befindlichen, Substanz mit einer Spritze Gas abgesaugt und in einen Gaschromatographen injiziert. Die Detektion und Identifikation findet am besten im angekoppelten Massenspektrometer statt.

Polymorphie

Modifikationen gibt es bei vielen Feststoffen, z.b. kommt Kohlenstoff als Diamant, aber auch als Graphit vor. Auch viele Arzneistoffe sind di- bis polymorph, haben also zwei bis viele Modifikationen.[23] Polymorphie ist eine Erscheinung des festen Aggregatzustandes. Da Arzneistoffe meist als Feststoffe verarbeitet und appliziert werden, ist Polymorphie ein sehr wichtiges Thema. Polymorphie führt erstens zu Unterschieden und damit Problemen in der galenischen Verarbeitbarkeit (Kristallinität, Fließeigenschaften eines Pulvers usw.) und hat zweitens Einfluss auf die Bioverfügbarkeit, z.B. sind manche Modifikationen sehr langsam in Wasser löslich, was schlechte Bioverfügbarkeit bedeutet.[24] Eine analytische Unterscheidung der einzelnen Modifikationen kann auf verschiedene Arten vorgenommen werden. IR-Spektren von Modifikationen sehen oft etwas unterschiedlich aus. In manchen Fällen lassen sich Modifikationen anhand ihrer IR-Spektren unterscheiden und sogar erkennen, ob >5 % einer anderen Modifikation enthalten sind. Dazu muss man aber die IR-Spektren der reinen Modifikationen kennen und am besten ein Phasendiagramm der Modifikationen eines Stoffes ermittelt haben, also unter welchen Bedingungen (Temperatur, Feuchtigkeitsgehalt u.a.) sie sich wie rasch ineinander umwandeln. Carbamazepin ist ein Arzneistoff mit unbrauchbaren und brauchbaren Modifikationen, bei dem IR die beiden wichtigen Modifikationen unterscheiden lässt.[25] Wenn IR zur Identifikation vorgesehen ist, lässt die Ph. Eur. manchmal einen Stoff und den Vergleich erst lösen, dann das Lösungsmittel abdampfen und von den Rückständen das IR aufnehmen, um wirklich identische Spektren zu erhalten, auch wenn die Untersuchungssubstanz evtl. in einer anderen Modifikation als der Vergleich vorlag. Im Falle von Carbamazepin ist dieser Umkristallisationsschritt bewusst nicht vorgesehen, damit das IR auch Auskunft gibt, ob die richtige Modifikation vorliegt. Unter Characters (Eigenschaften) ist in der Arzneibuch-Monographie von Carbamazepin zu lesen: *„It shows polymorphism; the acceptable crystalline form corresponds to carbamazepine CRS"*, und unter *„Identification – Infrared absorption spectrophotometry: ... Preparation: examine the substances as discs without prior treatment."*

---

23 (a) Borka, L. (1995) Review on Crystal Polymorphism of Substances in the European Pharmacopoeia (Fasc. 1 to 12), Part 1. Pharmeuropa 7: 574–585. (b) Borka, L. (1995) Review on Crystal Polymorphism of Substances in the European Pharmacopoeia – an updated review for Fasc. 13 to 19, Part 2. Pharmeuropa 7: 586–593.

24 Brittain, H.G., Dekker, M. (1999) Polymorphism in Pharmaceutical Solids. Marcel Dekker, New York

25 Borka, L., Lönmo, A., Winsnes, R. (1992) Semiquantitative IR Spectroscopy of the Crystal Polymorphs of Carbamazepine – a Special Case in the Ph. Eur. and USP. Pharm Acta Helv 67: 231–233

Die Ph. Eur. enthält im Allgemeinen Teil auch ein Kapitel über Polymorphie, in dem das Phänomen und seine Bedeutung erklärt und Methoden zur Analyse von Modifikationen aufgelistet werden.

Die USP lässt u.a. bei Carbamazepin Pulverdiffraktometrie zur Unterscheidung einsetzen. Bei diesem Verfahren wird die Substanz als dünne plane Pulverschicht mit Röntgenstrahlen beschickt. Die unter bestimmten Einstrahlwinkeln reflektierte Strahlung wird registriert. Das resultierende Spektrum – Intensität der reflektierten Strahlung gegen Einstrahlwinkel – ist charakteristisch für eine Modifikation.

Ritonavir ist ein Beispiel für die Konsequenzen einer unvollständigen Evaluation von Polymorphie bei Arzneistoffen. Dieser HIV-Proteaseinhibitor wurde 1996 auf den Markt gebracht. Damals war nur eine Modifikation bekannt. Zwei Jahre später erfüllte die Formulierung nicht mehr die Spezifikation hinsichtlich Lösungsgeschwindigkeit. Der Hersteller (Abbott) erkannte, dass es zwei kristalline Ritonavir-Modifikationen gibt, von denen eine thermodynamisch stabiler ist und sich sehr langsam löst. Die ursprüngliche besser lösliche Form konnte trotz vieler Anstrengungen nicht mehr hergestellt werden – in den Produktionsanlagen waren inzwischen winzigste Kristallisationskeime der stabileren Form vorhanden und nicht mehr restlos zu entfernen. Abbott musste schließlich das Produkt galenisch neu entwickeln und für die neue Formulierung der stabileren Modifikation eine neue Zulassung beantragen.[26]

2.11.3   Wareneingangskontrolle in der pharmazeutischen Industrie

Um einen kleinen Eindruck zu vermitteln, wie eine Kontrolle angelieferter Stoffe in der Industrie abläuft, soll die Vorgehensweise an einem Beispiel durchgespielt werden. Es wurden 10 t Lactose in 400 Gebinden geliefert. Was ist zu tun? Zuerst muss die Anlieferung kontrolliert werden. Die mitgelieferten Zertifikate und Papiere sind auf Vollständigkeit und Gültigkeit zu überprüfen. Wenn soweit alles in Ordnung ist, sind die 400 Gebinde unter Quarantäne zu stellen, damit sie nicht aus Versehen bereits weiterverarbeitet oder mit freigegebenen Chargen gemischt werden. Anschließend muss man sich Gedanken über die Probennahme machen: Probenziehgeräte, Probenziehplan. Letzterer sollte statistisch abgesichert sein. Geeignet ist z.B. der sog. p-Plan des WHO Expert Committee on Specifications of Pharmaceutical Preparations.[27] Er legt die Anzahl der zu ziehenden Hauptproben (Proben, die intensiv getestet werden müssen) nach folgender Formel fest:

$$N = 0{,}4 \cdot \sqrt{n} \;,$$

26 Bauer, J. et al. (2001) Ritonavir: an extraordinary example of conformational polymorphism. Pharm Res 18: 859–866

27 WHO (1990) WHO Expert Committee on Specifications for Pharmaceutical Preparations. 31st Report. WHO Technical Report Series 790, Geneva

wobei N die Anzahl der durchzuführenden Hauptproben und n die Anzahl der Gebinde ist.

Ausgehend von den angelieferten 400 Gebinden müssen demnach 8 Hauptproben entnommen werden. Für deren Untersuchung gibt es mehrere Möglichkeiten. Entweder man führt alle Prüfungen der entsprechenden Arzneibuchmonographie mit allen acht Proben durch, oder man mischt alle acht Proben und arbeitet die Monographie an diesem Gemisch ab. Dabei kann es zur Verdünnung einer Verunreinigung kommen, wenn diese nicht in allen Proben vorkam, so dass sie nicht mehr nachweisbar ist oder im tolerierten Bereich liegt, obwohl sie in einzelnen Gebinden in zu hoher Menge vorliegt. Es bleiben 392 Gebinde, die nicht so ausführlich untersucht werden können und müssen, die sog. Nebenproben. Ein geeignetes schnelles Verfahren zu ihrer Prüfung ist die NIR-Spektroskopie – aufwändig in der Etablierung, einfach pro Einzelprobe. Stattdessen können sie auch mittels einiger weniger Identitäts- und Reinheitsprüfungen charakterisiert werden.

2.12 Gehaltsbestimmungsmethoden

Die Gehaltsbestimmungsmethoden (engl. Assay) werden in den Kapiteln 6 („Gehaltsbestimmungsmethoden im Arzneibuch"), 7 („Acidimetrie und Alkalimetrie im Arzneibuch") und 8 („Redoxtitrationen im Arzneibuch") behandelt.

2.13 Zeitschrift Pharmeuropa

Sie wird viermal jährlich vom Council of Europe herausgegeben und durch das EDQM veröffentlicht (s. Abb. 2.7). Sie dient als Forum des Europäischen Arzneibuches und soll die Ph. Eur. direkt mit ihren Nutzern verbinden. Wie der Einleitung der Ph. Eur. zu entnehmen ist, *dient es [das Forum] als Hilfe bei der Ausarbeitung der Monographien und zur Information bei Fragen, die das Arzneibuch und verwandte Gebiete betreffen. Es ist im Abonnement über das EDQM in Straßburg erhältlich."*

Neben der vierteljährlichen Hauptausgabe erscheinen in unregelmäßigen Abständen Sonderhefte (Special Issues) zu unterschiedlichen Themen einer übergeordneten Kategorie, z.B. über Konferenzen, Qualitätskontrolle biotechnisch hergestellter Arzneistoffe sowie Listen aller erhältlichen CRS, BRS und Referenzspektren. Seit August 2005 werden die „Scientific Notes" (wissenschaftliche Kurzpublikationen zu analytischen Fragen und Methoden der Ph. Eur.) separat in den „Pharmeuropa Scientific Notes" publiziert.

Zur leichten optischen Erkennung der einzelnen Hefte ist jede Kategorie mit einer anderen Farbe versehen. Die regulären, in Europablau gehaltenen Hefte der Pharmeuropa enthalten neben Ankündigungen und Programmen von Konferenzen wichtige Informationen zum Europäischen Arzneibuch. Im Kapitel „Allgemeine Informationen" findet man u.a. Verkaufsbedingungen der Chemical Reference Substances, eine Liste der in den Supplements veröffentlichten neu aufgenommenen sowie revidierten Texte (Methoden, Reagenzien, Monographien) und Special Issues der Pharmeuropa. Des Weiteren enthält sie eine Auflistung aller Substanzen und deren Hersteller, für die ein „Certificate of Suitability" vom EDQM vergeben wurde (s. Kap. 2.6). Darüber hinaus werden Texte über die internationale Harmonisierung zwischen der Ph. Eur., der USP und der JP veröffentlicht. Man findet in ihnen auch eine Landkarte, aus der ersichtlich ist, welche Länder momentan Mitglieder und Beobachter der Europäischen Arzneibuch-Kommission sind.

Den größten Raum nehmen in der Pharmeuropa die Monographieentwürfe (Drafts) ein. Sie wurden von Expertengruppen erarbeitet und sollen nun durch Fachkreise kommentiert werden. Es handelt sich dabei um neu erstellte Monographien und um geplante Veränderungen existierender. Oft durchläuft ein Entwurf mehrere Runden der Veröffentlichung in Pharmeuropa und Kommentierung, bis er von der Arzneibuch-Kommission verabschiedet wird. Jeder Entwurf wird durch eine kurze Erklärung eingeleitet, was im Entwurf neu ist oder warum Änderungen vorgesehen sind. Bei Monographieänderungen ist der alte Text in durchgestrichener Form mit abgedruckt, so dass man leicht erkennt, was neu sein soll.

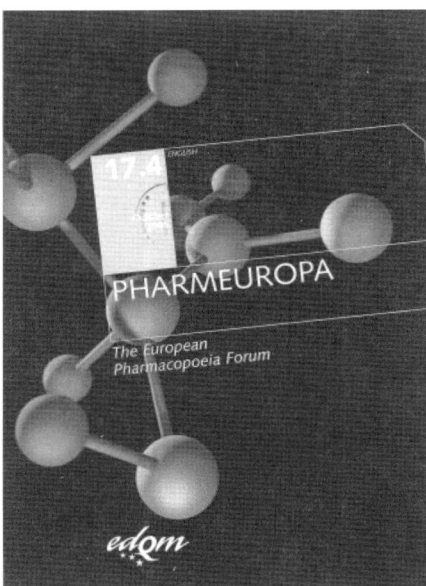

Abb. 2.7   Vorderseite eines
Pharmeuropa-Heftes

2.14   Wissenschaftlicher Kommentar zum Arzneibuch

Der Arzneibuch-Kommentar wurde als Kommentar zum DAB 7 von Prof. Horst Böhme begründet, dem bald Prof. Klaus Hartke als Mitherausgeber zur Seite stand (beide Marburg). Damals waren Arzneibuchtext und Kommentartext in einem gebundenen Werk zusammengefasst. Sie schrieben im Vorwort, dass es

„wünschenswert erschien, alle Untersuchungsverfahren in einem Kommentar zu begründen und zu erklären. ... Wir hoffen, dass der Kommentar für die Benutzer des Deutschen Arzneibuches eine wesentliche Hilfe sein wird und mit dazu beiträgt, die große Lücke zu schließen, die durch den 42-jährigen Abstand zwischen dem Erscheinen des DAB 6 und des DAB 7 entstanden ist."[28] Auch die Kommentare zu DAB 8 und Ph. Eur. 1 wurden von diesen beiden Herausgebern verantwortet. Beim DAB-9-Kommentar kamen Professor Ernst Mutschler (Frankfurt) und Frau Dr. Helga Hartke (Marburg) hinzu; seit der Kommentierung des DAB 10 Professor Gerhard Rücker (Bonn) und Professor Max Wichtl (Marburg und Wien).

Im November 2000 wurden beim Herausgeber-Team des Arzneibuch-Kommentars neue Weichen gestellt: Prof. Max Wichtl übergab den Stab an Frau Prof. Elisabeth Stahl-Biskup (Hamburg), und Prof. Franz Bracher (München) trat in die Fußstapfen des im Juli 2000 verstorbenen, langjährigen Kommentar-Mitbegründers und -herausgebers Prof. Klaus Hartke. Ab der Kommentierung von DAB 2001 und Ph. Eur. Nachtrag 2001 (15. Lieferung) verantworteten sie den Arzneibuch-Kommentar als Herausgeber gemeinsam mit Prof. Ernst Mutschler und Prof. Gerhard Rücker. Frau Dr. Helga Hartke beendete mit der Herausgabe der 14. Lieferung ihre Mitarbeit am Arzneibuch-Kommentar. Schon vor seinem Tod hatte Professor Klaus Hartke seine Nachfolger eingearbeitet.

Seit dem Jahr 2004 wird der Kommentar vollständig revidiert. Die neuen Monographien und Methoden werden kommentiert und seit langem nicht mehr bearbeitete Kommentare aktualisiert. Diese Revision begann mit der 16. Lieferung, welche den Allgemeinen Teil umfasst. Bis etwa Mitte des Jahres 2006 werden alle Kommentare in neun Teillieferungen komplett ausgetauscht. Einbezogen werden neben den bereits vorliegenden auch alle noch folgenden Nachträge, sobald sie in Deutschland verbindlich sind. Um dieses Vorhaben erfolgreich zu meistern, mussten neue Herausgeber und Autoren gewonnen werden. So wird in Zukunft der pharmazeutisch-chemische Teil von Prof. Franz Bracher (München), Prof. Gerhard Scriba (Jena), Prof. Gunther Seitz (Marburg) und ab der 19. Lieferung Prof. Reinhard Troschütz (Erlangen) betreut, der pharmazeutisch-biologische Teil von Frau Prof. Elisabeth Stahl-Biskup (Hamburg) und der pharmazeutisch-technologische Teil von Prof. Peter Langguth (Mainz). Für den mikrobiologischen und immunologischen Teil ist Prof. Peter Heisig (Hamburg) zuständig.

Als amtlicher Text gehört das Arzneibuch in jede Apotheke. Für sich alleine ist es allerdings nur ein nacktes Regelwerk. Mit dem Arzneibuch-Kommentar werden seine Vorgaben verständlich, und Prüfergebnisse können mit mehr Einblick interpretiert werden. Er ist in Europa einzigartig. Der Kommentar ist der Schlüssel zum Arzneibuch. Apotheker aller Tätigkeitsfelder nutzen ihn als Hilfe und Ergänzung zur europäischen und deutschen Pharmakopöe. Einschließlich

---

28 Böhme, H., Hartke, K. (1969) Deutsches Arzneibuch, 7. Ausgabe 1968, Kommentar. Wissenschaftliche Verlagsgesellschaft und Govi-Verlag, Stuttgart und Frankfurt

der 25. Ergänzungslieferung 2006 umfasst er über 9000 Seiten in neun Ringordnern und berücksichtigt die Ph. Eur. 5. Auflage bis Nachtrag 5.4.

Die zunehmende Einführung hoch entwickelter moderner Analysenverfahren ist für das Apothekenlabor im Regelfall nicht umsetzbar. Um eine für das Apothekenlabor geeignete Alternative anzubieten, werden im Kommentar auch ältere Arzneibücher und ältere Literatur zitiert, wenn dort geeignete Verfahren beschrieben sind, auch wenn diese in den neueren Ausgaben der Ph. Eur. nicht mehr vorkommen. Allerdings kann der Arzneibuch-Kommentar keine vollständige Literaturübersicht über einen Arzneistoff, eine Zubereitung oder eine Methode bieten. Vielmehr treffen die Kommentatoren eine Auswahl von Arbeiten, die sie für wichtig halten.

2.15 Übungsaufgaben

1.

Welchen rechtlichen Status hat die Vereinbarung, die die Erstellung eines europäischen Arzneibuchs regelt?

2.

Im Abschnitt „General Statements" der Ph. Eur. wird ausgeführt, dass „the tests and assays described are the official methods upon which the standards of the Pharmacopoeia are based". *Nichtsdestoweniger heißt es im folgenden Satz:* „Alternative methods of analysis may be used for control purposes", *allerdings unter einer Bedingung. Welcher?*

3.

Schreiben Sie die Abkürzungen Ph. Eur. und USP aus.

4.

Welches Gremium beschließt, ändert und streicht Inhalte der Ph. Eur.? Wie heißt die Institution und wo ist sie ansässig, bei der man BRS beziehen kann? Was bedeutet BRS?

5.

a. Darf man für die Prüfung eines Arzneistoffs andere als die in der Ph. Eur. in einer Monographie vorgeschriebenen Methoden und Tests verwenden? Wenn nein, warum nicht? Wenn ja, gilt allgemein was?
b. In welchen Fällen muss ein Arzneistoff der JP und nicht der Ph. Eur. entsprechen?

3 United States Pharmacopeia

3.1 Geschichte

1817 legte Dr. Lyam Spalding der Medical Society of the County New York einen Plan für die Schaffung eines nationalen Arzneibuches vor. Es sollten zunächst auf vier Versammlungen im südlichen, nördlichen, westlichen und mittleren Distrikt der USA vier Entwürfe beschlossen werden, die auf einer Generalversammlung als Vorlagen für das Arzneibuch dienten. Auf den Versammlungen tagten Delegierte aller medizinischer Gesellschaften und Schulen, also ausschließlich Ärzte. Der Anteil der Apotheker nahm im Laufe der Zeit immer mehr zu, so dass heute in der United States Pharmacopeial Convention (USPC) Ärzte und Apotheker ungefähr gleich stark vertreten sind. Schließlich wurde im Januar 1820 auf der ersten USPC in Washington D.C. die erste USP verabschiedet und im Dezember desselben Jahres veröffentlicht. Das Werk erschien in lateinischer und englischer Sprache und enthielt auf 272 Seiten die Monographien von 217 Arzneistoffen. Eine Aktualisierung fand zunächst alle zehn Jahre und findet seit 1940 alle fünf Jahre statt, während die USPC erst seit 1970 fünfjährlich abgehalten wird. Seit 1935 wird das Revisionskomitee in politischen und technischen Fragen von Expertengruppen beraten, so dass die Aktualität der Information gewährleistet ist und Fortschritte in der Analytik sofort berücksichtigt werden können. 1974 wurde das National Formulary (NF), bis dahin als separater Band von der American Pharmaceutical Association (APA) herausgegeben, in die USP aufgenommen. Es enthält Monographien pharmazeutischer Hilfsstoffe und seit der Ausgabe USP 24-NF 19 (2000) auch Monographien von Pflanzendrogen mit nicht belegter Wirkung. Pflanzliche Extrakte, deren Wirksamkeit von der FDA (Food and Drug Administration) bestätigt wurde, sind seitdem in der USP enthalten. 1992 erschien das amerikanische Arzneibuch erstmalig auch als DOS-Version (seit 1997 Windows) und 1994 dann außerdem auf CD-ROM. Im Internet findet man aktuelle Informationen auf der Homepage (http://www.usp.org). Seit 1995 wird die Entfernung umweltschädlicher Substanzen, wie Quecksilbersalze oder Chloroform, aus den Prüfungen der Monographien angestrebt und ist in vielen Bereichen durch die Einführung neuer Tests inzwischen erfolgt.

3.2 Rechtliche Bedeutung

1820 war die USP zunächst nur ein Sammelwerk von Medizinern ausgewählter Stoffe einschließlich der effizientesten Applikationsformen.

Bereits 1848 verwies der Drugs and Medicine Act auf die USP und verschiedene europäische Arzneibücher bei der Angabe von Standards für Gehalt, Reinheit und Qualität von Medikamenten. 1908 wurden die USP und das NF durch den Pure Food and Drugs Act zur offiziellen Quelle der eben genannten Standards bestimmt. Heute beziehen sich viele gesetzliche Regelungen für die medizinische Praxis auf das USP-NF, wobei die Standards meist für Identität, Gehalt, Qualität, Reinheit und für die Spezifizierung von Verpackung und Etikettierung herangezogen werden. In der Industrie müssen außerdem alle bei der Arzneimittelherstellung verwendeten Substanzen den Standards des USP-NF entsprechen. Die Bedeutung der Standards in der USP spiegelt sich auch in den Untertiteln der neuesten Auflage wieder: „USP – The Official Compendia of Standards – The Standard of Quality". Als besonders wichtiges Gesetz für die Anerkennung des amerikanischen Arzneibuchs als offizielles Kompendium ist hier der Federal Food, Drug and Cosmetic Act zu nennen.

1994 und 1997 wurde der Inhalt der USP nochmals erweitert, vor allem im Bereich der Nahrungsergänzungsmittel. Auch international spielt die amerikanische Pharmakopöe eine wichtige Rolle: Die spanische Ausgabe, die bereits 1908 erschien, gilt in Puerto Rico, auf den Philippinen, auf Kuba und in verschiedenen mittel- und südamerikanischen Staaten. 1994 erschien erstmals die asiatische Edition, die in Indien und anderen asiatischen Ländern verwendet wird.

3.3 Aufbau der USP

Die USP enthält inzwischen insgesamt etwa 4000 Monographien und 160 allgemeine Kapitel. Sie ist ein einbändiges Werk und besteht aus drei Teilen: USP, Nutritional Supplements (Nahrungsergänzungsmittel, z.B. Calcium with Vitamin D Tablets) und National Formulary (NF). Die eigentliche USP beginnt mit einem einleitenden Teil, in dem man unter anderem eine kurze Schilderung der Geschichte und ein Verzeichnis neu aufgenommener und gestrichener Monographien findet. Anschließend folgen allgemeine Hinweise zu den Monographien, z.B. Verpackung/Lagerung, Zusätze, Erläuterung bestimmter Arbeitsgänge, sowie ein Abkürzungsverzeichnis. Der Hauptteil enthält die Monographien der Arzneistoffe und auch – im Gegensatz zur Ph. Eur. – zahlreicher Zubereitungen (z.B. Acetaminophen Tablets). In den allgemeinen Kapiteln werden die Identitäts-, Reinheits- und Gehaltsbestimmungen detailliert erläutert und generelle Informationen zu verschiedenen Methoden gegeben. Sie enthalten außerdem eine Liste der USP Reference Standards mit jeweils genauen Anweisungen zu deren Handhabung. Es folgt ein Kapitel über Reagenzien und deren Herstellung und abschließend einige Tabellen (Eigenschaften von Arzneistoffen, Löslichkeiten, relative Atommassen, Dichtetabelle zur Ethanolgehaltsbestimmung, Viskositätstabelle u.a.). Der Abschnitt „Nutritional Supplements" besteht aus Monographien von Vitaminen und Mineralstoffen einschließlich Kombinationspräparaten und einem allgemeinen Teil über Prüfungen und Tests.

Das NF hat ein eigenes einleitendes Kapitel mit einem Vorwort und enthält ein Verzeichnis der Zulassungen und Änderungen. Es folgen nach Kategorien geordnete Hilfsstofftabellen, allgemeine Hinweise und schließlich die Monographien der Hilfsstoffe und Pflanzendrogen. Im Anhang findet man ein Inhaltsverzeichnis des gesamten Werkes.

3.4 Aufbau der Monographien

Der Titel einer Monographie in der USP stimmt nicht immer mit der in der Ph. Eur. benutzten Bezeichnung überein, z.b. findet man die Monographie von Paracetamol unter dem Titel Acetaminophen. Paracetamol ist der so genannte Internationale Freiname oder International Nonproprietary Name (INN) der Substanz, während Acetaminophen der in den USA gebräuchliche United States Adopted Name (USAN) ist; beide Namen sind von internationaler Bedeutung. Seit 1964 gibt die USPC das „USP Dictionary of USAN and International Drug Names" heraus, das 1988 zur rechtlichen Grundlage für feststehende Namen in den USA wurde. Meist sind USAN und INN identisch.

Sofern die Substanz chemisch einheitlich ist, folgt eine Strukturformel, eine Summenformel und das Molekulargewicht. Die Strukturformel ist im Allgemeinen mit der in dem Chemical Abstracts Service (CAS) der American Chemical Society verwendeten identisch (z.B. bezüglich der Orientierung von Ringsystemen) und berücksichtigt bei reinen Enantiomeren die Stereochemie. Die Monographien haben außerdem zwei Untertitel-Indexnamen, die vom CAS verwendet werden. Der erste Untertitel ist der aktuelle CAS-Name, in umgekehrter Form angegeben, und entspricht streng systematisch den Regeln der International Union of Pure and Applied Chemistry (IUPAC). Er lautet für Paracetamol, um bei dem obigen Beispiel zu bleiben, Acetamide, N-(4-hydroxyphenyl). Der zweite Untertitel bezeichnet den früher gebräuchlichen CAS-Namen, meist identisch oder sehr ähnlich dem IUPAC- und WHO-Namen. Der IUPAC-Name beinhaltet oft nicht oder nur teilweise systematische Bezeichnungen, wie unser Beispiel erkennen lässt: der zweite Untertitel lautet 4′-Hydroxyacetanilide, gefolgt von der CAS-Nummer [103-90-2]. Wenn es ein CAS-Synonym gibt, wird es mit einer zweiten CAS-Nummer als dritter Untertitel angegeben.

Der nun folgende Monographietext ist in seinem Aufbau dem der Ph. Eur. sehr ähnlich. Beginnend mit einer sich auf den Gehalt beziehenden Definition enthält die Monographie zunächst einen Hinweis für die Lagerung, dann verschiedene Identitäts- und Reinheitsprüfungen mit Angabe der entsprechenden Kapitel im allgemeinen Teil sowie eine Gehaltsbestimmung. In der USP fehlt eine Beschreibung der Eigenschaften (Aussehen, Löslichkeit in verschiedenen Lösungsmitteln), stattdessen verweist sie auf die Referenzsubstanz und gibt die Nummer an, unter der sie im allgemeinen Teil zu finden ist; in unserem Beispiel: USP Reference Standards <11> – USP Acetaminophen RS.

3.5 Inhaltliche Unterschiede zur Ph. Eur.

Während der Aufbau von Monographien in der USP und der Ph. Eur. weitgehend übereinstimmen, gibt es teilweise inhaltlich Unterschiede. Als Beispiel betrachten wir die Monographien von Ibuprofen. Der Titel in der Ph. Eur. lautet wie der Titel in der USP Ibuprofen, der USAN für diese Substanz ist also identisch mit dem INN. Es handelt sich in beiden Fällen um das Racemat, jedoch weichen bereits die Definitionen geringfügig voneinander ab. Die USP lässt an dieser Stelle eine größere Schwankung des Gehalts zu (97,0%–103,0%) als die Ph. Eur. (98,5%–101,0%) und bezieht sich auf die wasserfreie Substanz, während in der Ph. Eur. der Gehalt auf die getrocknete Substanz berechnet wird. Beide Monographien schreiben eine Lagerung in gut verschlossenen Behältern vor und verwenden für die Identitätsprüfung IR- und UV/Vis-Spektroskopie, wobei die USP bei der UV/Vis-Spektroskopie mit einer stärker verdünnten Lösung arbeitet. Zur dritten Identitätsprüfung zieht die USP das Flüssigchromatogramm heran, das im Rahmen der Gehaltsbestimmung erstellt wird: die relative Retentionszeit (bezogen auf den internen Standard) des Hauptpeaks der Testsubstanz muss der des USP-Standards (USP Ibuprofen RS) entsprechen. Die Ph. Eur. schreibt an dieser Stelle eine Prüfung mit Hilfe der Dünnschichtchromatographie (DC) gegen die Standardsubstanz Ibuprofen *CRS* vor und gibt als vierte Prüfung die Bestimmung der Schmelztemperatur an. Im Gegensatz zur USP müssen nach der Ph. Eur. nicht alle Prüfungen durchgeführt werden, sondern entweder Schmelzpunkt, UV/Vis-Spektroskopie und DC oder Schmelzpunkt und IR-Spektroskopie. Zur Überprüfung der Reinheit fordern beide Arzneibücher einen Test auf Schwermetalle sowie einen auf Sulfatasche. Anstatt des Trocknungsverlustes lässt die USP den Wassergehalt und organische Lösungsmittelrückstände ermitteln, und die Prüfung auf verwandte Substanzen der Ph. Eur. mit Flüssigchromatographie (LC) findet man ebenfalls in zwei Prüfungen wieder: Chromatographische Reinheit und Grenzkonzentration von 4-Isobutylacetophenon. Beide erfolgen auch mittels LC, es werden jedoch nicht die gleichen Substanzen zur Bestimmung der Auflösung zugesetzt. 4-Isobutylacetophenon (bzw. 1-(4-Isobutylphenyl)ethanon) wird in diesem Zusammenhang in der Ph. Eur. nicht explizit, sondern lediglich in einer Liste möglicher Verunreinigungen am Ende der Monographie erwähnt. Zwei weitere Prüfungen der Ph. Eur., die in der USP fehlen, sind Aussehen der Prüflösung und Optische Drehung. Der wichtigste Unterschied der Monographien ist jedoch die Durchführung der Gehaltsbestimmung: Die USP verwendet hier, wie bereits erwähnt, LC, während die Ph. Eur. eine alkalimetrische Titration in Methanol vorschreibt.

Bekanntlich geben Titrationen bei Reinstoffen bessere Präzision und Genauigkeit als (HP)LC. LC ist außerdem wesentlich kostenaufwändiger und bedarf mehr Übung des Analytikers. In der Industrie wird daher bei Arzneimitteln – also Gemischen – LC vorgezogen, bei Reinstoffen (Arznei- und Hilfsstoffen) Titrationen; siehe dazu die ausführliche Diskussion im Kapitel 6 (Gehaltsbestimmungsmethoden im Arzneibuch).

Ein weiterer sehr bedeutender Unterschied der beiden Pharmakopöen ist, dass die USP nicht nur eine Monographie über den Arzneistoff Ibuprofen enthält, sondern auch über verschiedene Zubereitungen: Ibuprofen Oral Suspension, Ibuprofen Tablets und Ibuprofen and Pseudoephedrine hydrochloride Tablets. Diese Monographien entsprechen in ihrem Aufbau und Inhalt weitgehend denen der Arzneistoffe, enthalten jedoch weniger Reinheitsprüfungen und stattdessen einige zusätzliche Tests. Ihre Definitionen beziehen sich auf den vom Hersteller angegebenen Gehalt der Darreichungsformen, und es finden sich manchmal Hinweise für die Etikettierung. Als Beispiel sei die Monographie „Ibuprofen Tablets" angeführt. Laut Definition sollen die Tabletten zwischen 90,0 % und 110,0 % der ausgezeichneten Menge an Ibuprofen enthalten, der Toleranzbereich ist also größer als beim reinen Arzneistoff. Der Hinweis zur Lagerung und der Referenzstandard entsprechen der Arzneistoffmonographie und werden ergänzt durch den Punkt „Auszeichnung". Er beinhaltet, dass ein Gelatine-Überzug der Tabletten auf dem Etikett vermerkt werden muss. Die Identität wird wieder mittels IR-Spektroskopie und LC geprüft; das UV/Vis-Spektrum entfällt. Des Weiteren wird eine Bestimmung der Tablettenzerfallszeit und der Gleichförmigkeit des Gehalts verlangt. Die Reinheitsprüfungen beschränken sich auf Wassergehalt und Grenzkonzentration von 4-Isobutylacetophenon, und der Gehalt wird wieder mittels einer LC analog der des Arzneistoffs ermittelt.

3.6 Allgemeiner Teil

Der Methodenteil der USP beginnt mit einem Inhaltsverzeichnis, in dem alle in ihm enthaltenen Kapitel mit ihrer jeweiligen Nummer aufgeführt sind. Wann immer in einer Monographie auf ein allgemeines Kapitel verwiesen wird, sind diese Nummern in Klammern angegeben (z.B. Water, *Method I* <921>: not more than 1,0 %). Am Anfang findet man einen Abschnitt über die USP-Referenzsubstanzen (Reference Standards, RS), die den CRS und BRS der Ph. Eur. entsprechen (s. Kap. 2.8) und hauptsächlich bei der Durchführung moderner chromatographischer und spektroskopischer Methoden als Vergleichsstandards notwendig sind. Sie zeichnen sich vor allem durch hohe Reinheit, kritisch überprüfte charakteristische Eigenschaften und Eignung für den vorgesehenen Zweck aus und sind nicht für den medizinischen Gebrauch bestimmt. Nach einigen allgemeinen Hinweisen für die analytische Arbeit mit Standards folgt eine Liste aller in den Monographien der USP verwendeten Referenzsubstanzen (RS), meist ergänzt durch kurze Anwendungsvorschriften (beispielsweise soll Paracetamol RS vor dem Gebrauch 18 h über Silicagel getrocknet werden).

Wie in der Ph. Eur. befasst sich auch der allgemeine Teil der USP hauptsächlich mit der Erläuterung von Prüfungen und Tests. Als Beispiel sollen uns die Kapitel über den pH-Wert dienen. Die Ph. Eur. führt zwei verschiedene Verfahren an: die potentiometrische und die Indikatormethode. In der USP wird die Potentiometrie ausführlich besprochen und die Indikatormethode nur am Ende des Kapitels erwähnt mit dem Zusatz, dass sie für eine ungefähre Abschätzung des pH-Werts brauchbar sei. Beide Arzneibücher beschreiben das elektrochemische Verfahren recht genau mit Erläuterung des theoretischen Hintergrunds, Aufbau und Einstellung der Geräte und Herstellung der Referenz-Pufferlösungen. Nur die USP erklärt den Zweck der Anwendung einer empirischen pH-Skala und geht außerdem kurz auf den Gebrauch der Apparatur im nicht wässrigen Medium ein. Verschiedene Pufferlösungen werden in beiden Fällen in einer Tabelle mit den pH-Werten in Abhängigkeit von der Temperatur aufgelistet, wobei die

Zusammensetzung und Konzentration der Lösungen weitgehend übereinstimmt. In der Ph. Eur. werden mehr Puffer aufgeführt, und es ist jeweils zusätzlich eine allgemeine Formel angegeben, mit der sich der pH-Wert für nicht in der Tabelle enthaltene Temperaturen berechnen lässt. Die USP gibt Anweisungen für die Aufbewahrung der Lösungen und begrenzt die Haltbarkeit auf drei Monate. Die Einstellung der Messgeräte wird etwas unterschiedlich durchgeführt. Die Ph. Eur. verwendet drei Standardlösungen und schreibt als primären Referenzpuffer Kaliumhydrogenphthalat-Pufferlösung vor, während die USP nur zwei Standardlösungen gebraucht und deren Wahl offen lässt. Das Verfahren selbst ist jedoch sehr ähnlich bezüglich der Durchführung und der angegebenen Grenzwerte. Für die genaue Handhabung der Messgeräte verweisen beide Arzneibücher auf die Angaben des Herstellers.

Insgesamt sind die Erklärungen in der USP ausführlicher als in der Ph. Eur., die sich auf das Nötigste beschränkt. Die amerikanische Pharmakopöe enthält außerdem ein Kapitel über die Validierung von Arzneibuchmethoden, das im Wesentlichen den international geltenden ICH-Richtlinien entspricht (ICH, International Conference on Harmonisation of Technical Requirements for Registration of Pharmaceuticals for Human Use). Die GMP-Richtlinien (Good Manufacturing Practices) der FDA sind ebenso wie zwei weitere allgemeine Kapitel seit der USP 24 aus Platzgründen nicht mehr enthalten, da sie ohnehin im Internet unter der Adresse www.fda.gov jederzeit und kostenlos zur Verfügung stehen. Das Kapitel „Good Manufacturing Practices for Bulk Pharmaceutical Excipients" (GMP-Richtlinien für die Verarbeitung großer Mengen pharmazeutischer Hilfsstoffe) ist jedoch erhalten geblieben und kombiniert die GMP-Richtlinien mit den internationalen Anforderungen an das Qualitätsmanagement der International Organization for Standardization (ISO).

In Europa werden die GMP-Richtlinien als EU-Leitfaden veröffentlicht und waren nie Bestandteil des Arzneibuches.

3.7   Internationale Harmonisierung

Es gibt zwei Organisationen, die sich mit der internationalen Harmonisierung von Arzneibüchern befassen: die Pharmacopeial Discussion Group (PDG), bestehend aus Vertretern der USP, der Ph. Eur. und der Japanischen Pharmacopöe (JP), und die bereits erwähnte ICH. Die Harmonisierung der wichtigsten Hilfsstoffmonographien ist bereits erfolgt, außerdem wird eine Angleichung der Arzneistoffmonographien und des Methodenteils angestrebt. Eine Harmonisierung der Standards ist unter anderem aufgrund politischer Unterschiede oft sehr schwierig und geht deshalb nur sehr langsam vonstatten.

3.8 Pharmacopoeial Forum

Das Pharmacopoeial Forum (PF) ist das Pendant der USP zur Pharmeuropa der Ph. Eur. und erscheint alle zwei Monate. Hier werden Vorschläge des Revisionskomittees für Monographieänderungen und Textentwürfe für neue Monographien veröffentlicht, die so von der Fachwelt kommentiert werden können. Außerdem enthält das PF eine aktuelle Liste der USP-Referenzstandards, die ab dem Zeitpunkt des Erscheinens offiziell gültig ist.

3.9 Supplements

Als Ergänzung zur jeweils aktuell gültigen Auflage der USP-NF erscheinen, wie auch für die Ph. Eur., in bestimmten Abständen so genannte Supplements, welche die aus dem PF akzeptierten Neuerungen bzw. Änderungen enthalten und somit offiziell gültig werden lassen. Zu Beginn eines solchen Heftes findet man eine Übersicht über die bisher erschienenen Supplements einschließlich der Angabe, in welcher Ausgabe des PF die vorläufige Veröffentlichung erfolgte. Des Weiteren enthält es ein Inhaltsverzeichnis, das vom Aufbau her mit dem der USP-NF identisch ist und daher die Zuordnung der jeweiligen Ergänzungen zu den entsprechenden Kapiteln einfach macht.

Darüber hinaus findet man am Ende eines jeden Supplements einen kumulativen Index, der sich auf das Hauptwerk und alle bisher dazu erschienenen Ergänzungshefte bezieht.

4 Andere Arzneibücher

4.1 Deutsches Arzneibuch

Der Weg zum DAB und vom DAB zur Ph. Eur. wurde im Kapitel über das Europäische Arzneibuch (s. Kap. 2) schon geschildert. Aufbau und Inhalt des verbliebenen DAB ähneln dem Europäischen Arzneibuch sehr. Die Gliederungen der allgemeinen Teile sind nahezu identisch. Was im entsprechenden Kapitel über den Aufbau der Ph. Eur. gesagt wurde, hat demnach auch für das DAB Gültigkeit. Die Bekanntmachung und damit die Inkraftsetzung des DAB erfolgt ebenfalls durch das Bundesministerium für Gesundheit im Bundesanzeiger. Diese Bekanntmachung beschränkt sich lediglich auf die Nennung der Überschriften der geänderten Texte und Monographien. Die Texte werden von der Deutschen Arzneibuch-Kommission bzw. deren Ausschüssen und Arbeitsgruppen erstellt. Die Kommission hat ihren Sitz beim Bundesinstitut für Arzneimittel und Medizinprodukte in Bonn. Der Umfang des DAB hat sich 2004 (DAB 2004) im Zuge der Integration in die Ph. Eur. drastisch auf einen halb gefüllten Ordner verringert. Bei den Monographien handelt es sich überwiegend um Arzneipflanzen; denn in Europa sind es seit jeher die Germanen, die der heilenden Kraft heißer wässriger Pflanzenaufgüsse vertrauen. In anderen europäischen Ländern werden Phytopharmaka sehr viel weniger verwendet; zum Beispiel in England sucht man in einem Supermarkt lange nach Kräutertees, die oft sicherheitshalber die Aufschrift „caffeine-free" tragen, damit der Brite sie nicht mit seinem eigentlichen „tea" verwechselt. Chemisch definierte Arzneistoffe sind fast vollkommen aus dem DAB verschwunden. Auch der methodische Teil ist auf ein Minimum reduziert worden. Am Anfang eines Kapitels wird jeweils auf die Gültigkeit der Ph. Eur. Vorschriften verwiesen. Anschließend werden einige Sondervorschriften vorgestellt. Meist sind tatsächlich nur ein oder zwei zusätzliche Methoden genannt. Das Kapitel „Methoden der Pharmakognosie" enthält etliche zusätzliche Prüfungen im Vergleich zur Ph. Eur.

Insgesamt hat das DAB als Normenwerk an Bedeutung verloren. Alle wichtigen Teile sind der Ph. Eur. übertragen worden. Vor dem Hintergrund dieser Entwicklung ist die Frage, ob es ein eigenständiges DAB noch lange in dieser Form geben wird. Viele Monographien und Methoden von nationaler Bedeutung sind im DAC zu finden – siehe den folgenden Abschnitt.

4.2   Deutscher Arzneimittel-Codex

Der Deutsche Arzneimittel-Codex[1] (DAC) versteht sich als Ergänzungsbuch zum Arzneibuch für die Prüfung von Stoffen, die im Europäischen Arzneibuch (Ph. Eur.) oder im Deutschen Arzneibuch (DAB) nicht beschrieben sind.

4.2.1   Geschichtliches

Ergänzungsbände zum amtlichen Arzneibuch gibt es schon lange. Ein erster Ergänzungsband war von der Pharmacopoe-Kommission des Deutschen Apothekervereins bearbeitet und 1891 unter dem Titel „Arzneimittel, welche in dem Arzneibuch für das Deutsche Reich, 3. Ausgabe Pharmacopoea germanica III, nicht enthalten sind" veröffentlicht worden. Mit der fünften Ausgabe 1926 hieß er „Ergänzungsbuch zum Deutschen Arzneibuch". Vor dem Zweiten Weltkrieg wurden die analytischen Arbeiten für die Ergänzungsbücher hauptsächlich vom wissenschaftlichen Laboratorium der Großhandlung Hageda vorgenommen. Der letzte Vorgänger des DAC war das 1941 erschienene sechste Ergänzungsbuch.[2] Nach dem Krieg plante die Bundesvereinigung Deutscher Apothekerverbände – ABDA – eine siebte Ausgabe. Das neue Ergänzungsbuch sollte dem Standard moderner Arzneibücher entsprechen. Aber erst 1967 beschloss die ABDA definitiv die Herausgabe eines Ergänzungsbuches als Hilfe für die Apothekenpraxis, das dann als Deutscher Arzneimittel-Codex (DAC) in erster Ausgabe 1972 erschien.

4.2.2   Heutiger Stand[3] und Neues Rezept-Formularium

Die Monographien werden von der Kommission Deutscher Arzneimittel-Codex, einem Gremium mit 18 Wissenschaftlern aus allen Bereichen der Pharmazie, in enger Kooperation mit einem eigenen Laboratorium erarbeitet. Leiter des Prüflaboratoriums ist heute (2006) Dr. Karsten Albert, Eschborn; Leiter des wissenschaftlichen Sekretariats Prof. Dr. Gerhard Scriba, Jena. Der Verordnungsgeber hat die Funktion des DAC als Ergänzungsbuch zum Arzneibuch anerkannt und schreibt den Codex in § 5 der Apothekenbetriebsordnung als Pflichtliteratur für jede Apotheke vor.

Im Jahre 2005 enthielt der DAC 273 Monographien für Arzneistoffe, Hilfsstoffe, pflanzliche Drogen und Zubereitungen. Die Vorschriften sind nach den Vorgaben des amtlichen Arzneibuches aufgebaut und verwenden soweit möglich die analytischen Methoden und Reagenzien des Europäischen Arzneibuchs. Es

---

1   Hoffmann, H., Albert, K. (1998) Vom EB 6 zur ICH – Der Weg des DAC zu einem modernen Eränzungsbuch zum Arzneibuch. In: Krasemann, R., Pieck, J. (Hrsg.), Kompetenz und Verantwortung. Festschrift für Herbert Gebler. Govi-Verlag, Eschborn. 67–81
2   Deutsches Arzneibuch: Ergänzungsbuch (1953). Arzneimittel, die im Deutschen Arzneibuch 6. Ausgabe nicht enthalten sind. Nachdruck d. 6. Ausg. Deutscher Apotheker Verlag, Stuttgart
3   Albert, K. (2003) DAC 2003 ist erschienen. Pharm Ztg 148: 3602

wird darauf geachtet, dass zumindest der Identitätsnachweis in jedem normal ausgerüsteten Apothekenlaboratorium durchgeführt werden kann. Besonders Monographien für die Arzneimittelherstellung werden im DAC bearbeitet und von solchen für die Prüfung von Arzneimitteln und pharmazeutischen Ausgangsstoffen abgegrenzt.

Der DAC ist inzwischen zu einem Standardwerk geworden, dessen Monographien vom Bundesinstitut für Arzneimittel und Medizinprodukte auch für die Zulassung von Fertigarzneimitteln herangezogen werden.

Der DAC wird zusammen mit dem Neuen Rezeptur-Formularium (NRF) herausgebracht. Wie Fertigarzneimittel müssen auch die in der Apotheke rezepturmäßig hergestellten Arzneimittel die erforderliche pharmazeutische Qualität haben sowie wirksam und unbedenklich sein. 1983 gab die ABDA die Stammlieferung des NRF heraus. Die Loseblattsammlung ist seither im Jahresabstand aktualisiert und ergänzt worden. Seit 1986 werden die Rezepturvorschriften in einer eigens hiermit betrauten Arbeitsgruppe experimentell und redaktionell erarbeitet. Neben wenigen Zubereitungen aus den in weiten Teilen obsoleten Deutschen Rezeptformeln (DRF; erschienen 1950) sind für das NRF zahlreiche Vorschriften der in der DDR amtlichen Formelsammlung, den Standardrezepturen 1990 (SR), adaptiert worden. Heute enthält das NRF etwa 250 Monographien für Rezepturen in den unterschiedlichsten Arzneiformen und für ein breites Spektrum von Anwendungsgebieten. Vorrang haben Zubereitungen, für die ein berechtigter Bedarf belegt ist, die aber nicht als Fertigarzneimittel erhältlich sind. Zudem werden detaillierte Empfehlungen gegeben, die bei der Qualitätssicherung der Arzneimittelherstellung in der Apotheke beachtet werden sollen. Solche Angaben sind in dem Maße wichtiger geworden, wie konkrete Informationen zur Herstellung von Rezepturarzneimitteln in den aktuellen Ausgaben der Arzneibücher nicht mehr zu finden sind. Unter http://www.dac-nrf.de findet sich als Ergänzung zum NRF eine Datenbank herstellungstechnischer Informationen. Diese Rezepturhinweise werden kontinuierlich aktualisiert und thematisch ergänzt.

4.3 Britisches Arzneibuch

Im Unterschied zu Deutschland erscheinen im United Kingdom (UK) das nationale und europäische Arzneibuch nicht separat, sondern die Texte der Ph. Eur. sind in die British Pharmacopoeia[4] (BP) integriert und mit zusätzlichen Angaben ergänzt, die der British Pharmacopoeia Commission für den Gebrauch im UK nötig schienen – ein Weg, der in Deutschland mit dem DAB 1997 aufgegeben wurde. Erfreulicherweise lassen sich die Briten auch beim Arzneibuch nicht völlig in die europäische Vereinheitlichungs- und Normierungszwangsjacke stecken. In Einzelfällen wurde als Titel nicht der INN – wie in der Ph. Eur. –, sondern der British Approved Name (BAN) gewählt, z.B. Suprarenin statt Adrenalin. Weitere Besonderheiten der BP sind:

---

4 http://www.pharmacopoeia.org.uk/

- Tierarzneimittel sind in einem eigenen Band zusammengefasst, der British Pharmacopoeia (Veterinary).
- Auch Zubereitungen (Formulated Preparation) sind monographiert.
- IR-Referenzspektren werden in einem Anhang abgebildet.
- Berühmtes Beispiel für eine nationale Monographie der BP: Diamorphin-HCl (Diacetylmorphin-HCl = Heroin-HCl), das im UK sehr selten statt Morphin-HCl als sehr starkes Analgetikum eingesetzt wird.

Die BP erscheint normalerweise jährlich als Buch (2004: fünf Bände) und als CD.

4.4   Dame Agatha's Poisonous Pharmacopoeia

England ist bekanntlich das Land der Kriminalfälle und -romane. Gift spielt in dieser Branche eine über das verträgliche Maß hinausgehende Rolle. Agatha Christie hat in 41 ihrer über 80 Krimis Gift einsetzen lassen. Als Krankenschwester war sie mit Pharmaka und anderen Giften wohl vertraut. Gleich in ihrem ersten Krimi – The Mysterious Affair at Styles (1920; dt.: Das fehlende Glied in der Kette) – wurde Strychnin verabreicht, und zwar auf eine sehr raffinierte Weise, die ein gutes chemisches und galenisches Wissen voraussetzt oder erzeugt; mehr sei hier nicht verraten. Verschiedene Pharmazeuten haben sich die Mühe gemacht, alle ihre Krimis zu lesen und die verwendeten Gifte aufzulisten.[5] Eine dieser Listen wurde unter dem Titel Dame Agatha's Poisonous Pharmacopoeia veröffentlicht und kann vielleicht als Ergänzungsbuch zur BP angesehen werden. Erbschaftswässerchen (Arsenik) kommt darin oft vor, auch erfundene und exotische Gifte (s. Abb. 4.1). Das sächsische Apothekenmuseum Leipzig zeigte sogar 2003 eine Ausstellung mit dem Titel „Arzneimittel in todsicherer Dosis. Die Pharmazeutin Agatha Christie", wozu es ein schönes kleines Heftchen gab.[6] In diesem Zusammenhang sei auch auf den sehr spannenden Stereochemie-Krimi The Documents in the Case (1930; dt.: Die Akte Harrison) von Dorothy Sayers hingewiesen, einer ungleich begabteren Autorin als Agatha Christie. Der genannte Krimi basiert völlig auf der Stereochemie von Muscarin; mehr wird auch dazu nicht verraten, nur dass die Lösung leider von der Stereochemie her doch nicht ganz richtig ist.

---

5   (a) Gwilt, P.G., Gwilt, J.R. (1978) Dame Agatha's poisonous pharmacopoeia. A chronological list of Agatha Christie stories which involved poison. Pharm J 221: 572–573. (b) K[ünzler], U. (1999) Aus der Giftküche der Agatha Christie. Dtsch Apoth Ztg 139: 71–72
6   Brödner, A., Künzler, U., Seufert, S. (2003) Arzneimittel in todsicherer Dosis: die Pharmazeutin Agatha Christie. Sächsisches Apothekenmuseum, Leipzig

Dame Agatha's poisonous pharmacopoeia

By PETER R. GWILT, PhD, and JOHN R. GWILT, PhD

A chronological list of Agatha Christie stories which involved poison

Title	Poison	Route of administration
The mysterious affair at Styles	Strychnine	Oral
The secret adversary	Chloral hydrate	Oral
Murder on the links	Morphine[1]	Intravenous
Poirot investigates		
The chocolate box[3]	Trinitrin[2]	Oral
The murder of Roger Ackroyd	Barbitone[2]	Oral
The big four	Prussic acid	Inhaled
	Cholera infection	
	Gelsemium	Intravenous
The seven dials mystery	Chloral hydrate	Oral
	Morphine hydrochloride	Oral
Partners in crime		
The house of lurking deaths[3]	Ricin	Oral
The mysterious Mr. Quin		
The coming of Mr. Quin[3]	Strychnine	Oral
The face of Helen[3]	Poisonous gas[5]	Inhaled
Peril at End house	Cocaine[1]	Oral
The thirteen problems		
The Tuesday night club[3]	Arsenic	Oral
The thumb mark of St.Peter[3]	Atropine	Oral
The blue geranium[3]	Potassium cyanide	Inhaled
The herb of death[3]	Digitalin	Oral
Lord Edgware dies	Barbitone	Oral
The house of death		
The strange case of St.Arthur Carmichael[3]	Prussic acid	Oral
Why didn't they ask Evans	Morphia[1]	Oral
Parker Pyne investigates		
Death on the Nile[3]	Strychnine	Oral
Three act tragedy	Nicotine	Oral
Death in the clouds	Venom from Boomslang snake	Intravenous
	Prussic acid	Oral
Murder in Mesopotamia	Concentrated hydrochloric acid	Oral
	Coal gas[5]	Inhaled
Cards on the table	Hexabarbitone	Intravenous
Dumb witness	Phosphorous	Oral
Murder in the news		
Triangle at Rhodes[3]	Form of Strophanthin[5]	Oral
Appointment with death	Digitoxin	Intravenous
Murder is easy	Arsenic	Oral
	Oxalic acid	Oral
	(Septicaemia)	
Ten little niggers	Potassium cyanide	Oral
	Chloral hydrate	Oral
	Chloral hydrate	Oral
	and Potassium cyanide	Intravenous
The regatta mystery and other stories		
How does your garden grow[3]	Strychnine	Oral
Yellow Iris[3]	Potassium cyanide	Oral
Problem at sea[3]	Digitalin	Oral
Sad cypress	Morphine	Oral
One, two, buckle my shoe	Procaine and adrenaline	Intravenous
...	Sodium	Oral
...	...	...
...	...	...

Abb. 4.1 Ausschnitt aus der Liste von Agatha Christie in ihren Kriminalromanen eingesetzter Gifte (aus Pharm J 221: 572–573; 1978)

4.5   Japanisches Arzneibuch

Die Pharmacopoea Japonica[7] (Japanese Pharmacopoeia, JP) erscheint alle fünf Jahre – oder öfter, wenn fachlich nötig – in revidierter Ausgabe auf Japanisch und Englisch. Derzeit (2004) ist die 14. Auflage in Kraft und soll im April 2006 von der 15. abgelöst werden. Sie wird vom japanischen Gesundheits- und Wohlfahrtsministerium herausgegeben und vom Committee of Japanese Pharmacopeia erstellt. Im allgemeinen Aufbau ähnelt sie der Ph. Eur. und USP. Die drei großen Pharmakopöen – Ph. Eur., USP und JP – streben eine Harmonisierung ihrer Texte und Anforderungen an, sind aber damit bisher nicht weit gekommen. Als Gliederungsbesonderheit weist die JP einen Teil I auf mit allgemeinen Vorschriften und Methoden sowie Monographien von Arzneistoffen und einen Teil II, in dem Crude Drugs genannte Drogen wie z.B. Oyster Shell (Austernschalen) und Panax Rhizome (Ginsengwurzel) sowie Zubereitungen monographiert sind. Die 15. Auflage wird Biopharmazeutika in einem eigenen Teil zusammenfassen. Als Unterschied zur Ph. Eur. sei noch genannt, dass die JP IR- und UV/Vis-Referenzspektren in Anhängen abbildet.

4.6   Internationale Pharmakopöe und die Selection of Essential Drugs

Die Internationale Pharmakopöe (International Pharmacopoeia, PhI) wird von der World Health Organization (WHO) in Zusammenarbeit mit Spezialisten aus der Industrie und anderen Einrichtungen herausgegeben. Die erste Edition erschien in zwei Bänden 1951 und 1955, gefolgt von einem Nachtrag 1959 in englischer, französischer und spanischer Sprache. Eine deutsche und eine japanische Übersetzung wurden ebenfalls veröffentlicht. 1967 brachte die WHO die zweite Edition heraus, wieder mit einem Nachtrag 1971 und diesmal zusätzlich in russischer Sprache. Die aktuelle Ausgabe der PhI ist die dritte Edition, von der es bis jetzt insgesamt vier Bände gibt. Der erste Band (1979) befasst sich ausschließlich mit der Beschreibung allgemeiner analytischer Methoden, die zur Qualitätskontrolle von Arzneistoffen geeignet sind. Als Anhang findet man außerdem, wie auch in den anderen Teilen der dritten Edition, eine Auflistung von Reagenzien, Test- und Maßlösungen. Im zweiten Band (1981) sind die Monographien von 126 Arzneistoffen aus der WHO Model List of Essential Drugs enthalten und eine Ergänzung des allgemeinen Teils des ersten Bandes. Monographien, die bereits in früheren Editionen erschienen sind, wurden einer gründlichen Revision unterzogen. Den dritten Band (1988) kann man als eine Fortsetzung des zweiten betrachten, da er die Monographien der 157 übrigen Arzneistoffe der oben erwähnten Liste beinhaltet. Er enthält zusätzlich ein Kapitel mit Korrekturen und Ergänzungen der vorangegangenen Bände, wie es

---

7   http://moldb.nihs.go.jp/jp/index.html und http://jpdb.nihs.go.jp/jp14e

auch dem vierten Band beigefügt wurde. Im Unterschied zum Nachtrag der Ph. Eur. sind diese Kapitel nicht kumulierend, sondern ergänzen sich, genauso wie der allgemeine Teil und die Monographien. Der vierte Band (1994) enthält erstmals neben Arzneistoffmonographien auch Monographien von Darreichungsformen und Hilfsstoffen. Als Folge davon ist der Methodenteil um einige Prüfungen und Tests erweitert worden und gibt daneben Informationen zur Herstellung, Lagerung und Auszeichnung verschiedener Arzneiformen. Die Vorbereitungen für die Herausgabe des fünften Bandes sind nahezu abgeschlossen. Er wird die Liste der Monographien wirksamer pharmazeutischer Substanzen praktisch vervollständigen und zusätzlich einige wichtige allgemeine Tests vorstellen und erläutern. Da sie die gebräuchlichste Applikationsform für die meisten Arzneistoffe sind, wurden zahlreiche Monographien von Tabletten in den fünften Band aufgenommen. Ein spezieller Abschnitt wird sich mit neuen Malaria-Medikamenten und ihren verbreiteten Zubereitungen befassen. Hier lässt sich erkennen, dass Arzneimitteln, die Bestandteil von WHO-Gesundheitsprogrammen sind, in der PhI eine besondere Aufmerksamkeit zuteil wird. Oft sind diese Substanzen in anderen Pharmakopöen nicht enthalten, da z.B. Malaria in den Ursprungsländern der wichtigsten Arzneibücher (Ph. Eur., USP, JP) keine große Rolle spielt. Das Internationale Arzneibuch ist in erster Linie für Entwicklungsländer entwickelt worden, um ihnen ein Arzneibuch an die Hand zu geben und eine Sicherung der Qualität von Arzneimitteln zu gewährleisten. Folglich war man bemüht, in den Monographien möglichst einfache Prüfungen zu etablieren, die weder teure Geräte noch speziell ausgebildetes Personal erfordern. In vielen Fällen sind die Vorschriften flexibel, d.h. sie lassen die Wahl zwischen einer klassischen und einer instrumentellen Analysenmethode, um so den internationalen Gebrauch der PhI zu erleichtern. Es ist allerdings nicht immer möglich, auf technisch aufwändige Verfahren wie z.B. HPLC zu verzichten, wenn man einen gewissen Qualitätsstandard erhalten will. Manchmal können Prüfungen von Arzneiformen auch entfallen, wenn durch Validierungsstudien und In-Prozess-Kontrollen während der Herstellung die geforderte Qualität bereits gewährleistet wird. Generell ist die Produktion von Arzneimitteln nach GMP-Richtlinien eine zwingende Vorraussetzung für deren Qualität, deshalb ist eine regelmäßige Kontrolle der Produktionsanlagen durch die Regierung der Herstellungsländer unerlässlich. Im Gegensatz zu anderen Arzneibüchern hat die PhI keinen rechtsverbindlichen Charakter, ist aber ein Angebot an Staaten, die sich kein eigenes Arzneibuch leisten können oder wollen und auch nicht dem Geltungsgebiet von USP oder Ph. Eur. beitreten wollen. Die PhI ist rechtsverbindlich in Staaten, die sie offiziell als Standard anerkennen. Dabei besteht auch die Möglichkeit, nur Teile der Pharmakopöe als juristische Grundlage zu übernehmen. Internationale chemische Referenzsubstanzen und IR-Vergleichsspektren, die für einige Prüfungen in den Monographien notwendig sind, werden von der WHO erstellt und bereitgehalten und können über sie bezogen werden. Ähnlich wie das EDQM in Straßburg unterhält die WHO in Schweden dafür ein Labor.

Die WHO ist eine Sonderorganisation der UNO mit Sitz in Genf. Sie wurde 1947 in New York gegründet. Ihr gehören mehr als 150 Mitgliedsstaaten an. Die für Pharmazeuten wichtigsten Ziele der WHO umfassen die Förderung der internationalen Zusammenarbeit auf den Gebieten Gesundheitsschutz, Seuchen- und Suchtbekämpfung, Arzneimittelherstellung und -qualitätskontrolle und biologische Standardisierung. Die WHO hat ursprünglich die Ausarbeitung der GMP-Richtlinien geleistet. Sie vergibt die Internationalen Freinamen (INN, International Nonproprietary Name). Als Hilfestellung bei der Sicherstellung der Grundversorgung der gesamten Weltbevölkerung mit den wichtigsten Arzneistoffen gibt die WHO auch eine Modellliste (Selection of essential drugs) heraus. In ihr sind die für am wichtigsten gehaltenen Arzneistoffe aufgeführt. Die 13. Model List vom April 2003 führt 312 Stoffe auf.[8] Die Liste ist Bestandteil strategischer Bemühungen der WHO, qualitätsgesicherte grundlegende Arzneimittel und Behandlungen jedermann zugänglich zu machen (Essential Drugs and Medicines Policy).[9]

4.7   The Extra Pharmacopoeia (Martindale)

Bei der „Extra Pharmacopoeia" handelt es sich nicht um ein echtes Arzneibuch. Amtliche Arzneibücher geben keine Auskunft über klinische und pharmakologische Aspekte. Deshalb erschien der Martindale ursprünglich (1883) unter dem in der Überschrift genannten Titel. Aktuell heißt er „Martindale: The Complete Drug Reference" und ist als Buch, CD oder online erhältlich. Er enthält

- 5300 drug monographs,
- 70000 proprietary preparations,
- 6000 manufacturers,
- 600 disease treatment reviews,
- 200 herbal medicine monographs,
- 5000 herbal preparations.

Zu jedem Arzneistoff sind die folgenden Informationen zusammengestellt:

- Generic drugs names including U.S., British, and international approved names,
- Synonyms/chemical names,
- Molecular formula/molecular weight, CAS registry numbers,
- Pharmacopoeias,
- Physical characteristics,
- Adverse effects and their treatment,
- Precautions, including contraindications,
- Interactions,

---

8   http://www.who.int/medicines/organization/par/edl/eml.shtml
9   http://www.who.int/medicines/rationale.shtml

- Pharmacokinetics,
- Uses and Administration, including pharmacology and dosage,
- Preparations and brand names.

Der Martindale ist nach medizinischer Anwendung gegliedert, d.h. er ist eher ein ausführliches Lehrbuch der Pharmakologie als ein Arzneibuch. Zusammengestellt wird er heute von Thomson-Micromedex, einem Anbieter großer Datenbanken für Medizin und Pharmazie (www.micromedex.com), und der Pharmaceutical Press, London.

4.8 Homöopathisches Arzneibuch

Das Homöopathische Arzneibuch (HAB) ist ein Teil des Arzneibuchs nach § 55 AMG. Es enthält nur Regeln, die im Europäischen Arzneibuch (Ph. Eur.) nicht enthalten sind, weil Regeln des Europäischen Arzneibuchs nationale Regeln ersetzen. Es enthält fast 600 Monographien mit Analysenmethoden und Herstellungsverfahren, homöopathische und anthroposophische Herstellungsmethoden, Methoden der Spagyrik und die Herstellung von Organpräparaten. Die Analysenmethoden basieren auf denen des Europäischen Arzneibuchs (Ph. Eur.) und denen des Deutschen Arzneibuchs (DAB).

Die Monographien sind einheitlich strukturiert; es werden soweit möglich aufgeführt:

- Herkunft,
- Beschreibung,
- Eigenschaften,
- Prüfung auf Identität,
- Prüfung auf Reinheit und
- Gehaltsbestimmung.

Die zugehörigen Darreichungsformen sind Bestandteil der Monographien und beschrieben mit:

- Herstellung,
- Eigenschaften,
- Prüfung auf Identität,
- Prüfung auf Reinheit,
- Gehaltsbestimmung und
- Lagerung.

Derzeit ist das HAB 2005 in Kraft.

5 Identitäts- und Gruppenreaktionen des Europäischen Arzneibuchs

Die schnelle Identifizierung von Arzneistoffen ist in folgenden Situationen erforderlich: Identitätsprüfung von Rezeptursubstanzen in der Apotheke; Wareneingangskontrolle in der pharmazeutischen Industrie; Prüfung unter einfachsten Bedingungen (Universitäts-Studentenlabor; Arzneimittelkontrolle in armen Staaten; Drogenverkauf in der Straßenszene). Methodisch geeignet sind: Farbreaktionen, Dünnschichtchromatographie sowie Bestimmung einfacher physikalisch-chemischer Eigenschaften wie Schmelzpunkt und Löslichkeit. Der German Pharma Health Fund e.V. (GPHF; www.gphf.org) ist eine Initiative der forschenden Arzneimittelhersteller in Deutschland. Als gemeinnütziger Verein fördert er Modellprojekte zur Verbesserung der Gesundheitsversorgung in Entwicklungsländern. Seine Projekte konzentrieren sich auf die Qualitätskontrolle und -sicherung der Arzneimittelversorgung sowie auf eine Verbesserung der Basisgesundheitsversorgung. Dafür hat er u.a. ein Mini-Lab zusammengestellt, das es erlaubt, mittels einfacher Farbreaktionen und Dünnschichtchromatographie Arzneimittel zu prüfen.

Die Ph. Eur. versucht, für die meisten Wirkstoffe einfache Farbreaktionen anzugeben. Es sind Gruppenreaktionen, die nicht auf einen einzelnen Stoff, sondern auf eine funktionelle Gruppe ansprechen.[1-4]

1   Weiterführende Literatur: (a) Göber, B., Surmann, P. (2005) Arzneimittelkontrolle. Wissenschaftliche Verlagsgesellschaft, Stuttgart, Kap. 6 (b) Eger, K., Troschütz, R., Roth, H.J. (2005) Arzneistoffanalyse. 5. Aufl., Deutscher Apotheker Verlag. Stuttgart (c) Roth, H.J., Blaschke, G. (1989) Pharmazeutische Analytik. 3. Aufl., Deutscher Apotheker Verlag, Stuttgart (d) Zur zunehmenden Problematik von Arzneimittelfälschungen: Schweim, H.G. (2005) Arzneimittelfälschungen global und in Deutschland. Dtsch Apoth Ztg 145: 4390–4397; Holzgrabe, U., Deubner, R., Novatchev, N., Wienen, F. (2003) Verunreinigungen von Arzneistoffen. Dtsch Apoth Ztg 143: 3221–3228

2   Instrumentell-analytische Methoden werden höchstens kurz erwähnt, um den Rahmen dieses Büchleins nicht zu sprengen, da es schon Lehrbücher für Pharmazeuten zu diesen Verfahren gibt: (a) Rücker, G., Neugebauer, M., Willems, G.G. (2001) Instrumentelle pharmazeutische Analytik. 3. Aufl., Wissenschaftliche Verlagsgesellschaft. Stuttgart (b) Dominik, A., Steinhilber, D. (2002) Instrumentelle Analytik für Pharmazeuten. 2. Aufl., Deutscher Apotheker Verlag, Stuttgart

3   Übersichten zu Farbreaktionen von Arzneistoffen und verwandten Molekülen: (a) Dingjan, H.A., Dreyer-van der Glas, S.M., Tjan, G.T. (1980) Colour tests for the identification of alkaloids (and related compounds). Pharm Weekbl 115: 445–467 (b) Masoud, A.N. (1975) Systematic identification of drugs of abuse. I. Spot tests. J Pharm Sci 64: 841–844

4   Übersichten zum dünnschichtchromatographischen Nachweis von Arzneistoffen und verwandten Molekülen: (a) Masoud, A.N. (1976) Systematic identification of drugs of abuse. II. TLC. J Pharm Sci 65: 1585–1589 (b) Stahl, E. (1967) Dünnschichtchromatographie: ein Laboratoriumshandbuch. Springer-Verlag, Berlin (c) Pachaly, P. (2002) DC-Atlas. Dünnschicht-Chromatographie in der Apotheke. Wissenschaftliche Verlagsgesellschaft, Stuttgart

Im Folgenden sind einige wichtige einfache Identitäts-, Gruppen- und Grenzprüfungsreaktionen der Ph. Eur. aufgeführt und kurz erklärt. Prinzipiell müssen nasschemische Identitätsnachweise der Ph. Eur. weder sehr empfindlich noch sehr spezifisch sein, weil es sich in der Regel bei den zu untersuchenden Substanzen um Reinstoffe handelt und nicht um den Versuch, ein Teilchen in Spuren nachzuweisen. Nur bei Grenzprüfungen ist hohe Empfindlichkeit gefordert.

5.1   Farbstoffe

Einleitend sei die Konstitution wichtiger Farbstoff-Typen gezeigt, die in der pharmazeutischen Analytik zum Einsatz kommen oder entstehen.

5.1.1   Polymethinfarbstoffe

Die allgemeine Formel und die drei verschiedenen Typen sind in Abbildung 5.1 gezeigt.

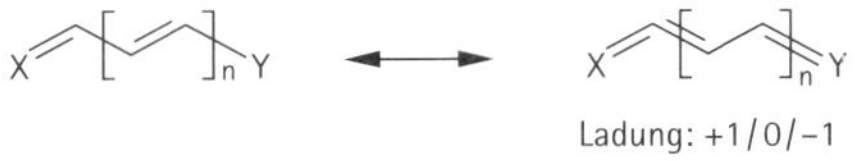

Abb. 5.1 Allgemeine Formel der Polymethinfarbstoffe

Typ 1: X = Y = N: **Cyanine** mit vinylogem Amidinium-Ion und einer formalen Netto-Ladung von +1:

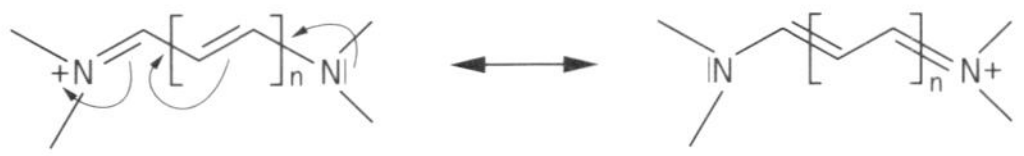

Typ 2: Mit X = Y = O: **Oxonole** mit vinylogem Carboxylat-Anion und einer formalen Netto-Ladung von -1:

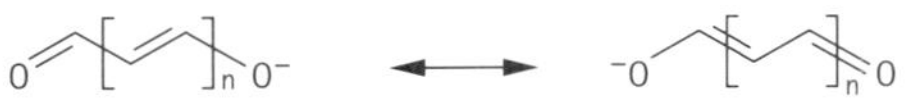

oder vinyloge Acetacidium-Ionen mit einer formalen Ladung von +1:

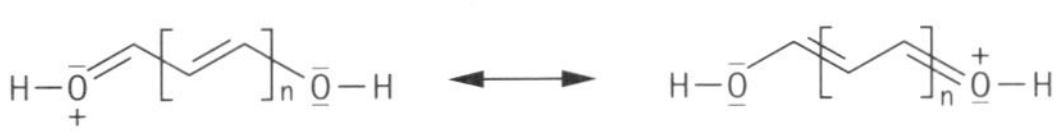

Typ 3: X = O und Y = N: **Merocyanine** mit vinyloger Säureamid-Gruppe und einer formalen Netto-Ladung von 0:

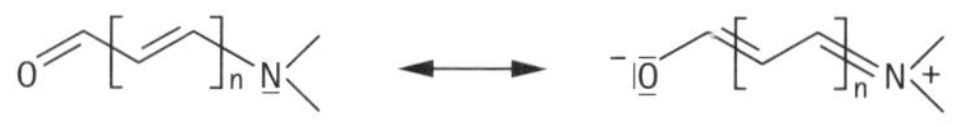

5.1.2 Triphenylmethanfarbstoffe

Die allgemeine Formel, Grenzformeln und der Zusammenhang von Mesomerie und Farbigkeit sind in Abbildung 5.2 gezeigt.

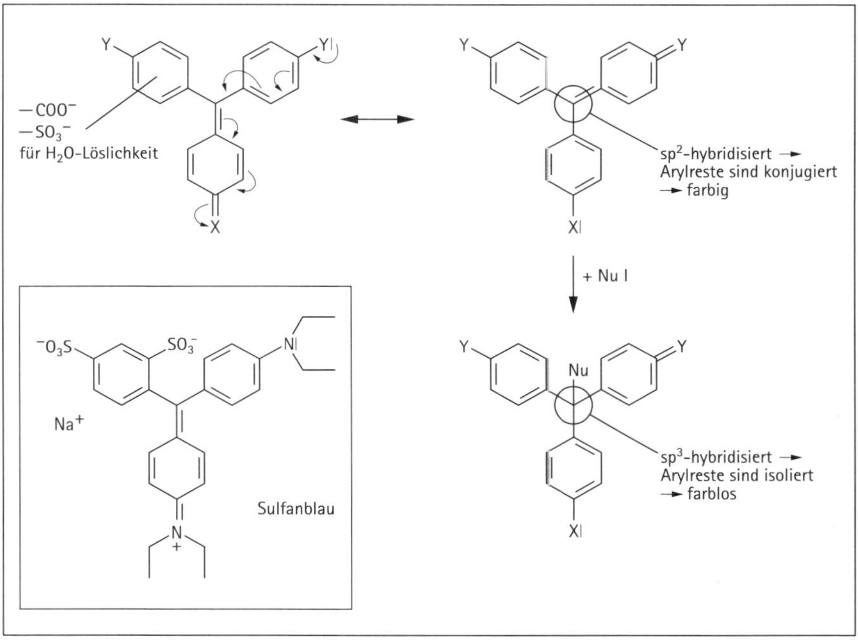

Abb. 5.2 Triphenylmethanfarbstoffe; Beispiel Sulfanblau, ein Cyanin

Beispiele:

1. X = Y = N: **Cyanine**, z.B. Kristallviolett (= Gentianaviolett), Malachitgrün, Fuchsin, Sulfan(il)blau. Sie werden als Säure-Base-Indikatoren angewandt, in Füllfederhaltertinten (z.B. Wasserblau A), Gentianaviolett für die Gram-Färbung, als Antimykotikum sowie zum violetten Einfärben der Apothekenrezeptur (☺ – wer schon einmal eine Gentianaviolett-haltige Rezeptur hergestellt hat, weiß, was gemeint ist).

Sulfanblau (Disulfanblau, Abb. 5.2) ist Bestandteil des Indikators bei der Titration von Natriumdodecylsulfat. Es wurde früher für Vitalfärbungen verwendet, um bei komplizierten Knochenbrüchen die nicht mehr vitalen Splitter finden und herausoperieren zu können. Die blaue Körperfärbung lässt im Verlauf weniger Tage nach, wobei ein ähnliches Farbspiel wie bei einem blauen Fleck durchlaufen wird, aber eben am ganzen Körper. Wegen eventueller Leberschädigung wird Sulfanblau nicht mehr in dieser Weise eingesetzt.

2. X = Y = O: **Oxonole**, z.B. Phenolphthalein (Abb. 5.3). Mit SO_3^- statt COO^- kommt man von den Phthaleinen zu den Sulfophthaleinen. Das dem Phenolphthalein entsprechende Sulfophthalein heißt Phenolrot.

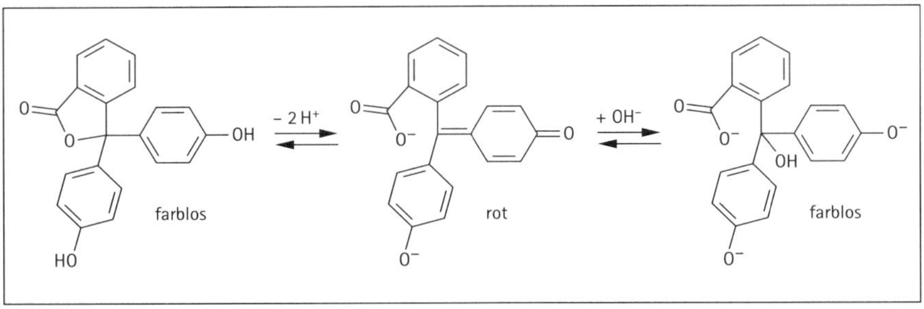

Abb. 5.3 Phenolphthalein, ein Oxonol

5.2   Identifizierung von Halogeniden

5.2.1   Bromid

Bromid kann durch Fällung im Salpetersauren als AgBr nachgewiesen werden; AgBr ist in 17 % NH_3 schwer löslich.

Das Arzneibuch lässt Bromid auch über Oxidation zu elementarem Brom nachweisen:

$$2\,Br^- + PbO_2 + 2\,H^+ \rightarrow PbO + H_2O + Br_2$$

Das entstandene Br_2 ist leicht flüchtig und oxidiert fuchsinschweflige Säure (Schiffs Reagenz), die auf einen Papierstreifen aufgezogen über die Lösung gehalten wird (Abb. 5.4). Schiffs Reagenz entsteht durch nukleophile Addition des S-Atoms von Sulfit an das zentrale C-Atom von Fuchsin. Der Naturstoff Fuchsin ist eine Mischung aus Rosanilinium- und Pararosanilinium-HCl. Letzteres trägt eine Methylgruppe mehr. Farbverursachend ist die Abspaltung des Sulfit-Restes durch Oxidation zu Sulfat, weil dadurch das zentrale C-Atom wieder sp^2-hybridisiert ist und die Arylreste in Konjugation bringt. Wenn genug Brom vorhanden ist, werden die aktivierten Positionen der Arylreste außerdem elektrophil bromiert, max. zum Pentabromrosaniliniumsalz.

Schiffs Reagenz reagiert also nicht spezifisch mit Brom, sondern allgemein mit Oxidationsmitteln. Jedes Molekül, das den Sulfit-Rest oxidativ abspaltet, verursacht die Farbbildung.

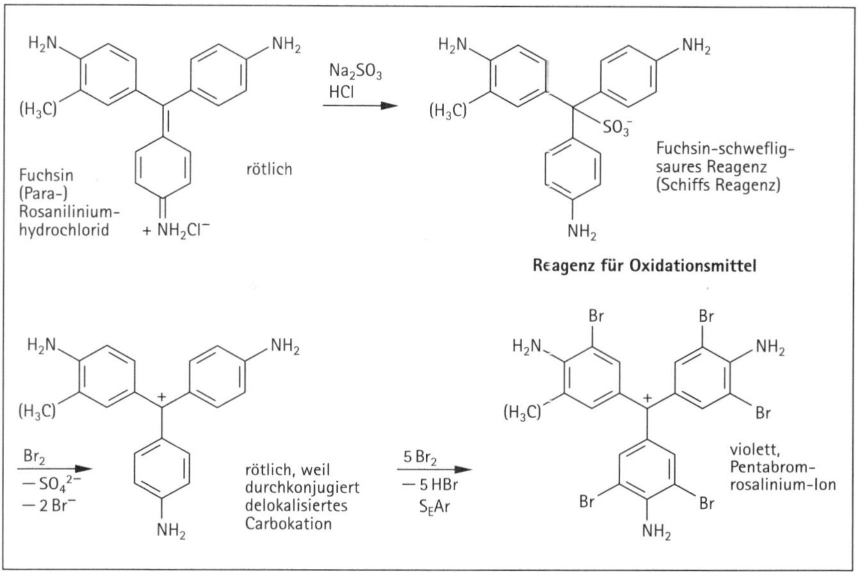

Abb. 5.4 Herstellung von Schiffs Reagenz und dessen Reaktion mit Brom

5.2.2 Chlorid

Chlorid kann durch Fällung im Salpetersauren als AgCl nachgewiesen werden; AgCl ist in 7 % NH_3 löslich.

Das Arzneibuch lässt Chlorid auch über Chromylchlorid nachweisen. Bei diesem Arzneibuchnachweis wird Chlorid aus der Analyse in Form des leicht flüchtigen, tetraedrischen Dichlorids der Chrom(VI)säure, Chromylchlorid, abgetrennt. Chromylchlorid ist konstitutionell dem Sulfurylchlorid (SO_2Cl_2) analog gebaut. Es entsteht durch nukleophile Verdrängung zweier O-Substituenten in Chromat als H_2O im Sauren durch Chlorid-Ionen (**keine** Redoxreaktion; Abb. 5.5). Genau wie beim Bromidnachweis über Br_2 (s.o.) wird Chromylchlorid aus der Lösung vertrieben und in Kontakt mit einem Papierstreifen gebracht, der mit einem Reagenz auf Oxidationsmittel getränkt ist. In diesem Fall ist es ein etwas spezifischerer Nachweis: Diphenylcarbazid wird von Chromylchlorid zu Diphenylcarbazon oxidiert, welches mit ebenfalls entstandenen Chrom(III)-Ionen einen Komplex unbekannter Konstitution eingeht (Abb. 5.5). Chromylchlorid ist ein tetraedrisches, ungeladenes Molekül, flüssig und leicht flüchtig.

5.3 Aufschlussmethoden

Aufschlussmethoden waren früher ein häufiger Teil der Elementaranalyse, um Elemente der qualitativen oder quantitativen Analyse zugänglich zu machen. Sie haben aber durch die Einführung spektroskopischer Verfahren an Bedeutung

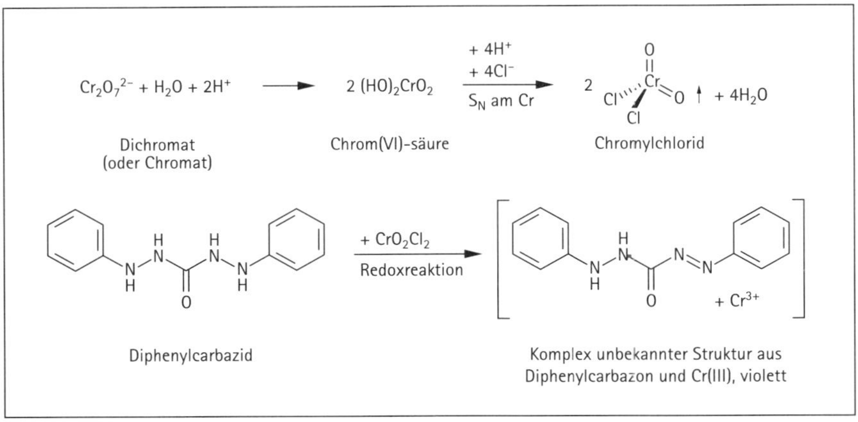

Abb. 5.5 Nachweis von Chlorid über Chromylchlorid

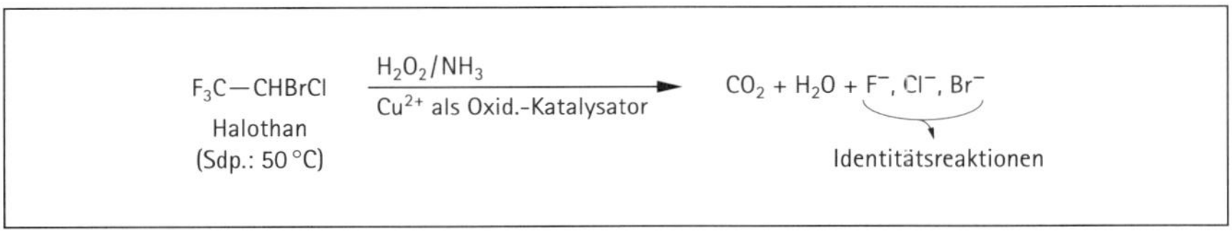

Abb. 5.6 Oxidativer Aufschluss von Halothan

verloren. Zu den häufigsten Aufschlussmethoden gehören das Lassaigne-Verfahren, bei dem der Aufschluss reduktiv mit flüssigem Natrium erfolgt, und der Schöniger-Aufschluss als oxidative Methode durch vollständige Verbrennung in O_2-Atmosphäre am Platinmetall-Katalysator. Als Beispiel sei der oxidative Aufschluss organisch gebundenen Halogens im Inhalationsnarkotikum Halothan genannt (Abb. 5.6).

Einfacher und sicherer lässt sich, wenn die entsprechende Ausrüstung vorhanden ist, Halothan natürlich mittels Infrarot-Spektroskopie identifizieren. Wichtiger sind die in der Ph.-Eur.-Monographie auch vorgeschriebene Bestimmung des Siedebereiches (ob keine schwer flüchtigen, eventuell lange im Patienten verweilenden Verunreinigungen enthalten sind), und die Prüfung auf im Halothan gelöster Reste an elementarem Brom und Chlor aus der Synthese: Mit Iodid-Stärke-Lösung darf keine Blaufärbung auftreten.

5.4 Nachweis primärer aromatischer Amine

Primäre aromatische Amine reagieren mit der elektrophilen Nitrosylgruppe (X-NO im Formelschema) zu Diazohydroxiden. Das Nitrosyl-Teilchen ist frei nicht beständig, sondern wird in situ aus Nitrit und Säure über Salpetrige Säure erzeugt

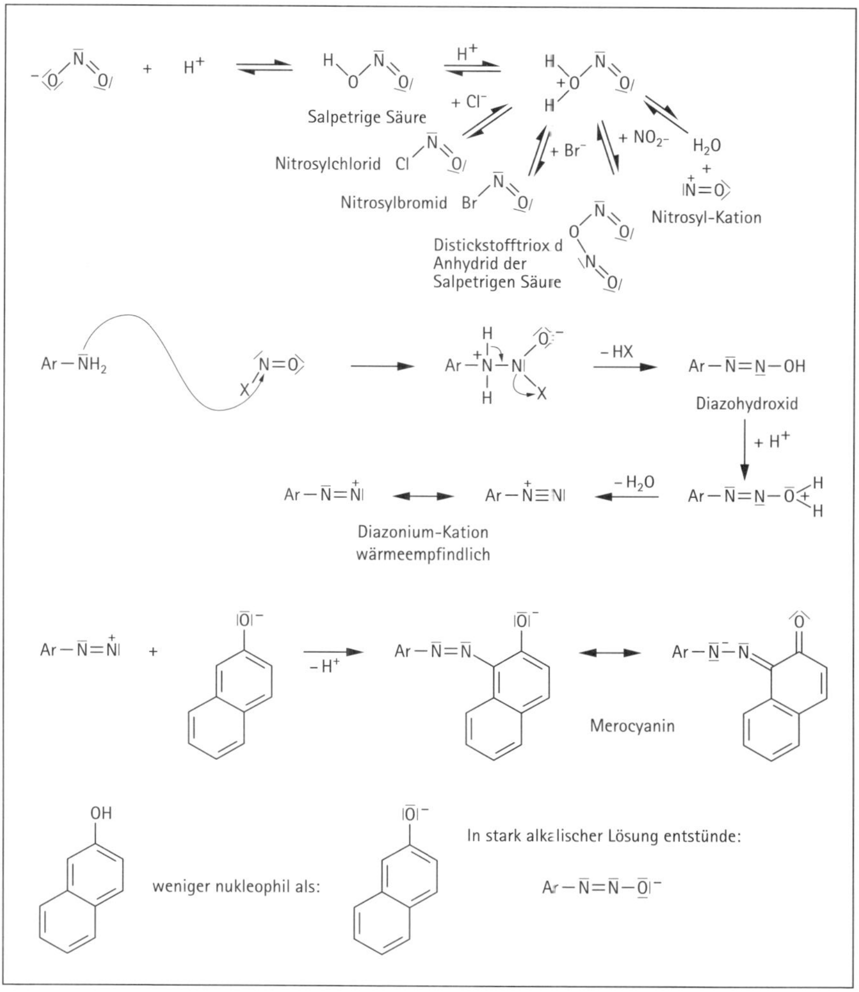

Abb. 5.7 Formelschema zum Nachweis primärer aromatischer Amine

(Abb. 5.7). Je nach Konzentration und Vorliegen anderer Ionen ist das sehr stark elektrophile NO^+-Ion an OH^- ($\rightarrow$ Salpetrige Säure), Halogenid-Ionen ($\rightarrow$ Nitrosylchlorid und -bromid), Nitrit ($\rightarrow$ Distickstofftrioxid) oder Wasser ($\rightarrow$ protonierte salpetrige Säure) gebunden. Nur in sehr stark saurer Lösung und Anwesenheit nur sehr schwach nukleophiler Anionen liegt es frei vor. Das Diazohydroxid wird im Sauren protoniert und dehydratisiert zum Diazonium-Kation.

Diazonium-Kationen sind elektrophil und können beispielsweise mit elektronenreichen Aromaten umgesetzt werden. Dabei kommt es zur elektrophilen Substitution am Aromaten (S_EAr), in Abb. 5.7 für die Reaktion mit β-Naphthol in alkalischer Lösung formuliert. In alkalischer Lösung liegt β-Naphthol in der stärker nukleophilen Phenolat-Form vor; dabei ist zu beachten, dass das Naphtholat hier als C-Nukleophil reagiert. Wäre die Lösung zu alkalisch, würde Hydroxid mit Diazonium zu Ar-N=N-O⁻ reagieren, und der Farbstoff vom Merocyanin-Typ entstünde nicht.

In saurer Lösung sind Phenole wie β-Naphthol zu wenig nukleophil, und man verwendet besser aromatische Amine. Das Arzneibuch bevorzugt *N*-(1-Naphthyl)ethylendiamin (Bratton-Marshall-Reagenz[5,6,7]; Abb. 5.8), weil es folgende Vorteile aufweist: es ist leicht darstellbar, gut löslich, reagiert auch bei pH 1–2 rasch, kleine pH-Unterschiede haben geringen Einfluss auf Absorptionsmaximum und -intensität des entstehenden Azofarbstoffes. Letzteres ist besonders bei quantitativer kolorimetrischer Bestimmung primärer aromatischer Amine über den Azofarbstoff von Bedeutung.

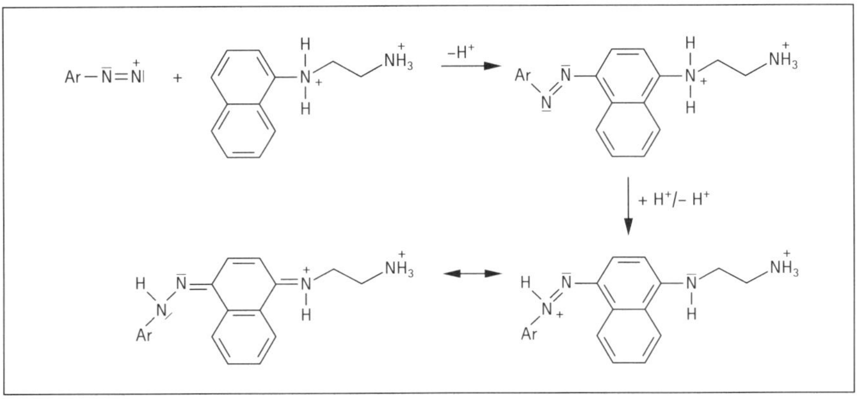

Abb. 5.8 Reaktion von Bratton-Marshall-Reagenz mit Diazonium-Kation

5.5   Quantitative Bestimmung von primären aromatischen Aminen

Die vorstehend beschriebenen Nachweise lassen sich auch für quantitative Bestimmungen verwenden, z.B. mit den folgenden beiden Varianten:

1. Photometrische (kolorimetrische) Bestimmung der entstandenen Menge an Azofarbstoff.

---

5   Bratton, A.C., Marshall, E.K. Jr., Babbitt, D., Hendrickson, A.R. (1939) A new coupling component for sulfanilamide determination. J Biol Chem 128: 537–550

6   Glazko, A.J. (1987) Early adventures in drug metabolism: 1. Role of the Bratton-Marshall reagent. Ther Drug Monit 9: 53–60

7   Ebel, S., Schuetz, H. (1977) Thin-layer chromatographic detection of important drugs based on the primary aromatic amino groups as key fragments. Dtsch Apoth Ztg 117: 1605–1609

2. Diazotitration: Reaktion nur bis zum Diazoniumsalz. Dabei wird das primäre aromatische Amin in verdünnter Salzsäure gelöst, Kaliumbromid im Überschuss zugesetzt und mit 0,1 M Natriumnitrit-Maßlösung titriert. Die Endpunktanzeige erfolgt biamperometrisch unter Verwendung von z.B. zwei Pt-Elektroden. Stromfluss findet nur statt, wenn an Anode und Kathode Reaktionen stattfinden können. Das ist bei der angelegten Spannung von ca. 3 Volt hier nur nach dem Äquivalenzpunkt der Fall, wie in Tabelle 5.1 aufgelistet.

Tab. 5.1 Diazotitration: Reaktionen an den Elektroden

Vor dem Äquivalenzpunkt	Reaktion an der Kathode	Reaktion an der Anode
Teilchen in Lösung: $Ar-NH_2$, Br^-, Cl^-, H_3O^+ $Ar-N_2^+$	--------	$2\,Br^- \rightarrow Br_2$
Nach dem Äquivalenzpunkt	Reaktion an der Kathode	Reaktion an der Anode
Teilchen in Lösung: $Ar-N_2^+$, Br^-, Cl^-, H_3O^+ HNO_2, NO_2^-	$HNO_2 \rightarrow NO$	$2\,Br^- \rightarrow Br_2$ $HNO_2 \rightarrow HNO_3$

Alternativ können Farbindikatoren zur Endpunktbestimmung herangezogen werden, z.B. Ferroine. Bei Ferroinen als Redoxindikatoren nutzt man den raschen, einfachen, reversiblen Wertigkeitswechsel von Fe(II) und Fe(III). Für die Aquokomplexe ist der damit einhergehende Farbwechsel zu unauffällig (gelblich → rötlich); deshalb verwendet man andere Eisenionenkomplexe mit intensiverem Farbwechsel, z.B. Ferrocyphen (Abb. 5.9). Abbildung 5.10 zeigt Beispiele von Arzneistoffen, die direkt oder nach Hydrolyse eine primäre aromatische Aminogruppe tragen.

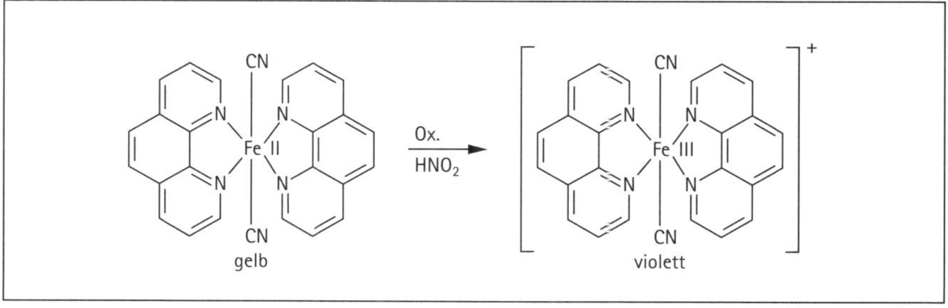

Abb. 5.9 Ferrocyphen, ein Redoxindikator

Sulfonamide, z.B. Sulfamethoxazol

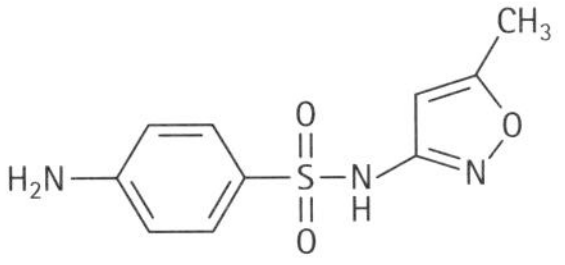

Lokalanästhetika, z.B. Procain

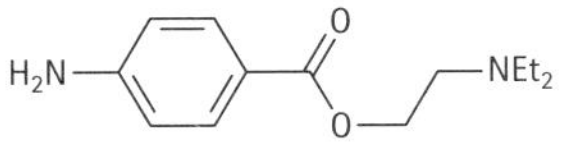

„Versteckte" primäre aromatische Amine
Lidocain (Lokalanästhetikum)

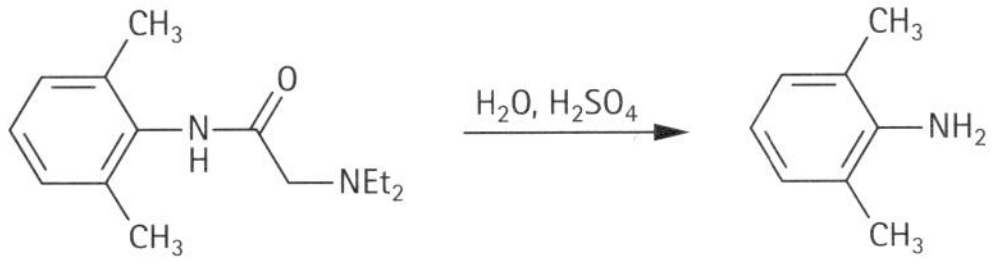

Benzodiazepine (Tranquillantien), wenn am Amid-Stickstoff unsubstituiert

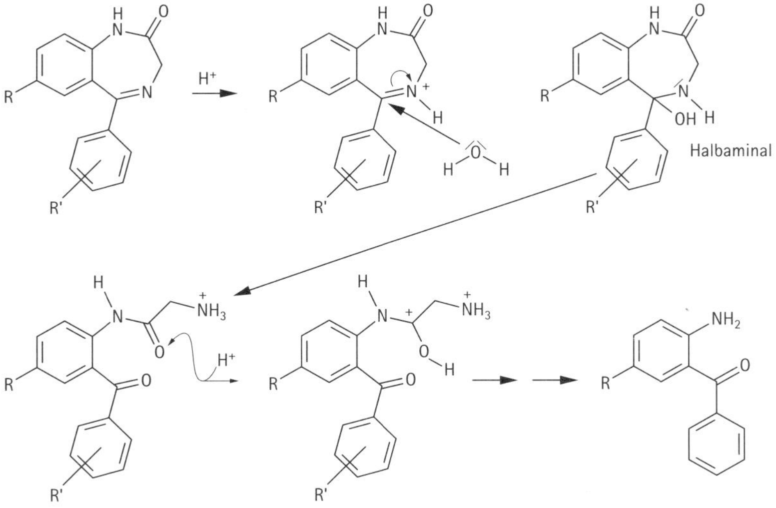

Halbaminal

Diazepam – am Amid-N methyliert – dagegen gibt nach Amidhydrolyse mit Nitrosierungsreagenz ein Nitrosamin.

Abb. 5.10 Beispiele für Arzneistoffe mit primärer aromatischer Aminfunktion

5.6   Nachweis saurer („aktiver") Methylengruppen

Etliche Arzneistoffe enthalten „aktive" Methylengruppen. Gemeint sind CH_2-Gruppen, die durch benachbarte elektronenziehende Funktionen so sauer sind, dass sie mit Basen eine gewisse Gleichgewichtskonzentration des entsprechenden Carbanions, meist Enolates, bilden. Diese Carbanionen sind weiche Nukleophile (Pearson-Einteilung der Nukleo- und Elektrophile; s. Lehrbücher der organischen Chemie). Mit Oligonitroaromaten reagieren sie zu farbigen Meisenheimer- oder Zimmermann-Verbindungen. Je nach nachgewiesener Substanz oder verwendetem Nitroaromaten werden die Reaktionen und Produkte nach ihren Entdeckern auch anders bezeichnet, was hier aber nicht im Einzelnen aufgeführt werden muss. Eine Übersicht gibt Kovar.[8]

Die Reaktion verläuft in den folgenden Schritten (Abb. 5.11):

(1) Bildung des Enolates.
(2) Nukleophile Addition an z.b. Dinitrobenzol führt zur Meisenheimer-Verbindung.
(3) Oxidation durch überschüssige Oligonitroverbindung (Janovsky-Bedingungen) und/oder durch Sauerstoff.
(4) Wenn die entstandene Carbonylverbindung ein α-Proton aufweist, wird sie rasch zur Zimmermann-Verbindung deprotoniert, denn sie ist wegen des elektronenziehenden Nitroaromaten saurer als die methylenaktive Ausgangsverbindung.

Auch die in Abbildung 5.12 gezeigten Nitroaromaten sind verwendbar. Die Pfeile zeigen die Angriffsstellen des Enolates an.

Durch die beschriebene Farbreaktion mit Oligonitroverbindung kann man u.a. die im Folgenden genannten Arzneistoffe als CH-acide Verbindungen identifizieren oder kolorimetrisch quantitativ bestimmen.

Als CH-acide Verbindungen nachweisbare Arzneistoffe

Zu den CH-aciden Verbindungen gehören die Arzneistoffe Haloperidol (Neuroleptikum), Diazepam (Tranquillans) und Hydrocodon (Antitussivum), siehe Abbildung 5.13.

Cardenolide (z.B. Digitoxin), die als vinyloge methylenaktive Verbindungen aufzufassen sind, zählen auch zu den CH-aciden Verbindungen. Die Ph. Eur. lässt zur Identifizierung mit Dinitrobenzol, zur kolorimetrischen Gehaltsbestimmung mit Natriumpikrat umsetzen (s. Abb. 5.14). Es entstehen die Meisenheimer-Verbindungen.[9]

8   Kovar, K.A. (1972) Meisenheimer-Komplexe – Grundlagen vieler pharmazeutischer Farbreaktionen. Pharm Unserer Zeit 1: 16–20

9   Kovar, K.A., Francas, G., Seidel, R. (1977) Zum Mechanismus der Reaktionen nach Raymond, Kedde und Baljet. Arch Pharm (Weinheim, Germany) 310: 40–47

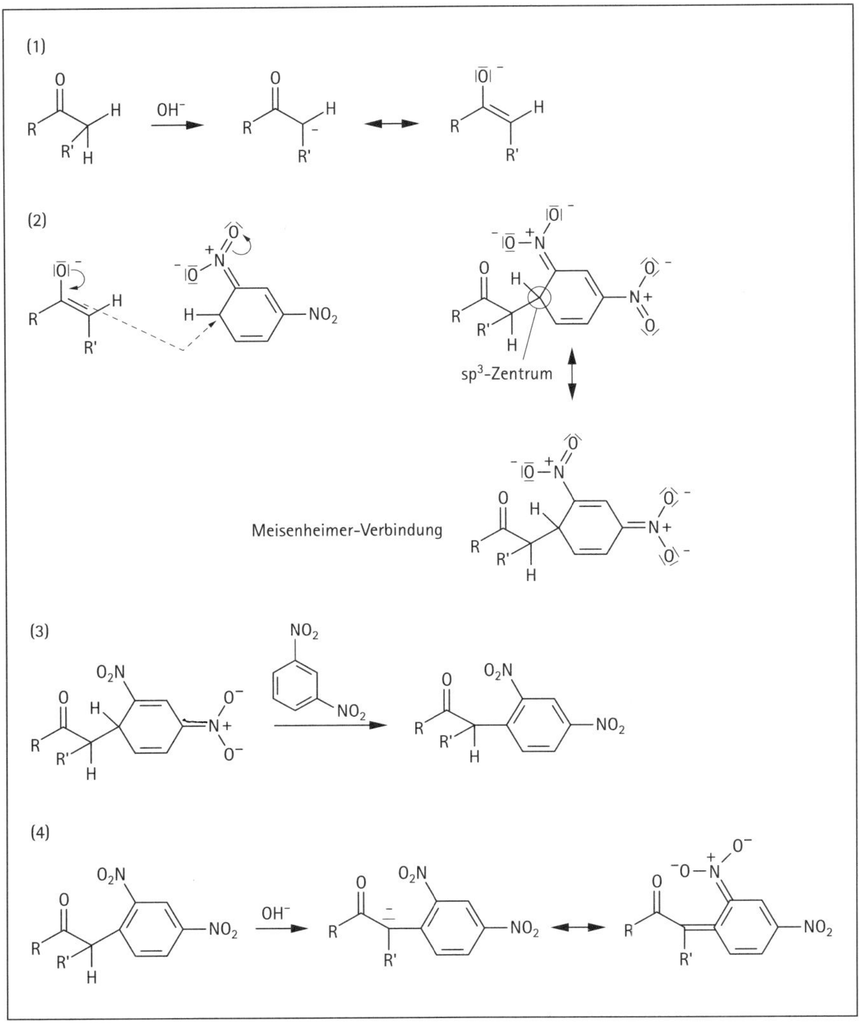

Abb. 5.11 Reaktionsfolge beim Nachweis saurer Methylengruppen

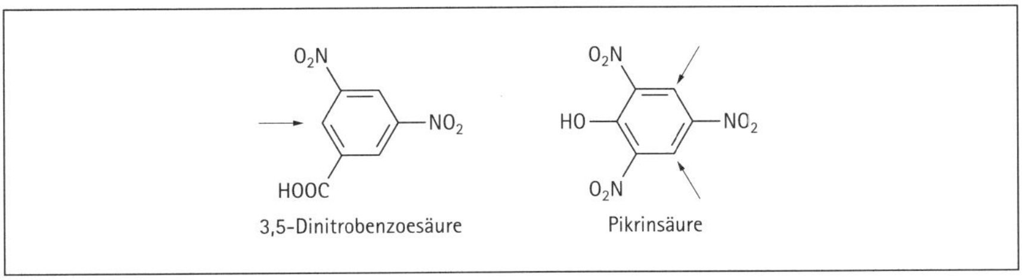

Abb. 5.12 Weitere verwendbare Nitroaromaten; elektrophilste Atome mit Pfeil markiert

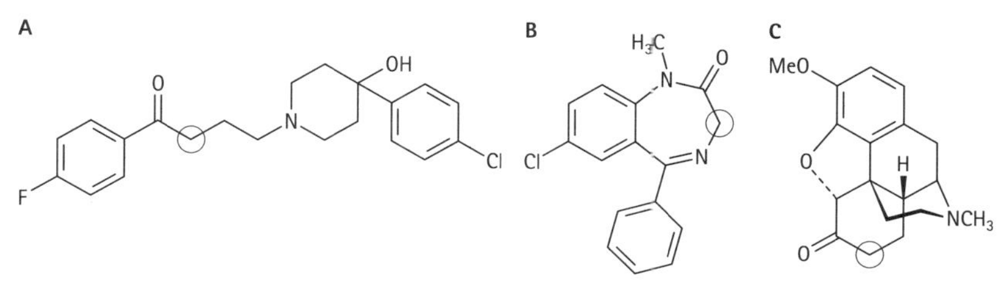

Abb. 5.13 Haloperidol (A), Diazepam (B) und Hydrocodon (C) und ihre CH-aciden Gruppen

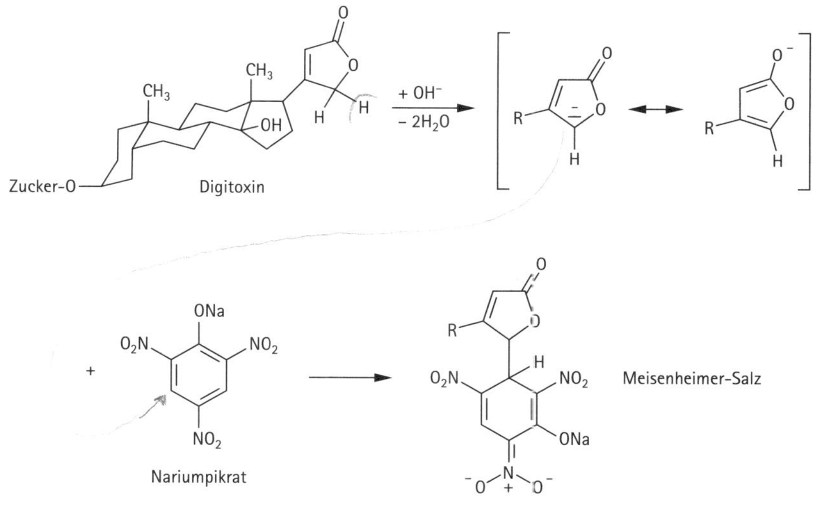

Abb. 5.14 Umsetzung von Digitoxin mit Natriumpikrat

Lidocain (Lokalanästhetikum) stellt einen Sonderfall dar insofern, als die Meisenheimer-Verbindung durch Nitrierung aus dem nachzuweisenden Teilchen hergestellt wird und nicht durch Additionsreaktion mit einem Nitroaromaten (s. Abb. 5.15).

Tropasäureester (Vitali-Morin-Reaktion[10]), z.B. Atropin, Scopolamin (Anticholinergika), zeigen eine ähnliche Reaktion wie die oben beschriebene des

---

10 Kovar, K.A. (1970) Specificity of the Vitali-Morin reaction of the German Pharmacopeia, 7th Edition. 1. Compounds with activated methylene or methyne groups attached to aromatic moieties. Dtsch Apoth Ztg 110: 1509–1512

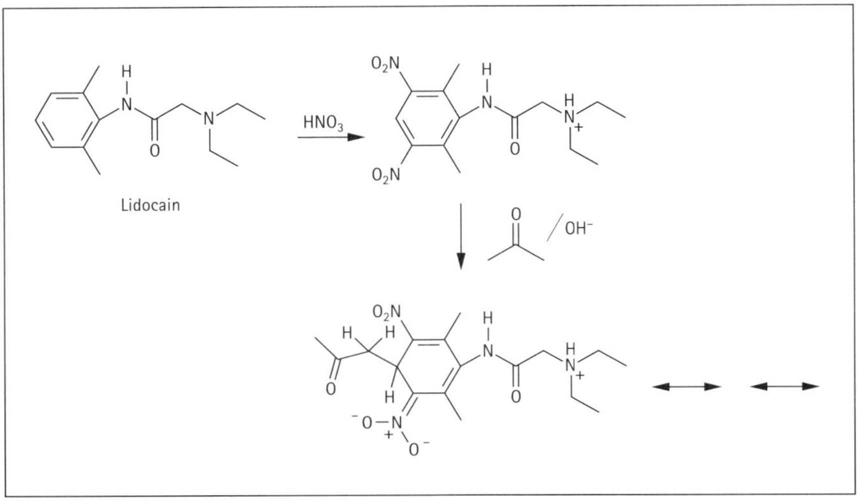

Abb. 5.15 Umsetzung des Lidocains durch Nitrierung zur Meisenheimer-Verbindung

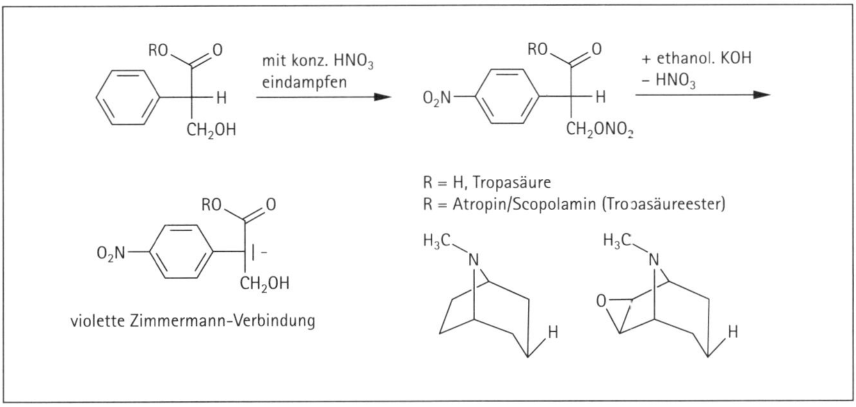

Abb. 5.16 Reaktion der Tropasäureester nach Nitrierung zur Zimmermann-Verbindung

Lidocains. Wie beim Lidocain-Nachweis entsteht der Farbstoff – hier eine Zimmermann-Verbindung – durch Nitrierung aus dem Tropasäureester. Tropasäure selbst gibt die Reaktion nicht.

5.7 Zwikker–Reaktion, Identifizierung von Barbituraten

Barbiturate leiten sich von der Barbitursäure ab, die von Adolf von Baeyer 1863 erstmals synthetisiert wurde. Bei der Namensgebung ließ er sich von dem Vornamen seiner Jugendfreundin inspirieren. Adolf und Barbara konnten zum Glück nicht wissen, dass sie Grundkörper von Schlafmitteln werden würde. Wegen

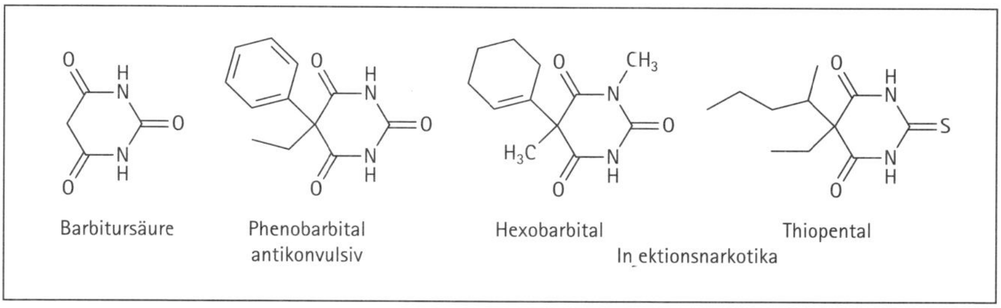

Abb. 5.17 Barbitursäure und Barbiturate

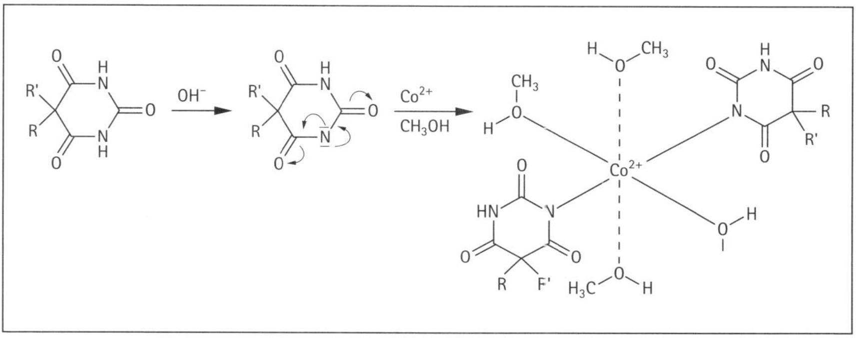

Abb. 5.18 Farbiger Cobalt(II)–Komplex der Zwikker–Reaktion

der Suizidmöglichkeit sind Barbiturate aber seit Einführung der Benzodiazepine kaum noch als Schlafmittel und Sedativa in Gebrauch. Verwendet werden sie noch als Antiepileptika und Injektions-(Kurzzeit-)Narkotika (Beispiele s. Abb. 5.17).

Bei der Zwikker-Reaktion[11,12] weist man N-unsubstituierte Barbiturate als farbige Cobalt(II)-Komplexe nach, Absorptionsmaximum 560–570 µm je nach Bedingungen. Das Reagenz besteht aus einer Base, z.B. Hydroxid, und Co(II)nitrat in z.B. Methanol (Ph.-Eur.-Variante). Zwei Barbiturat-Moleküle lagern sich über die deprotonierte Imid-Funktion an die Cobalt(II)-Ionen an; die vier übrigen Koordinationsstellen werden von Sauerstoff-Atomen des Methanols besetzt (Abb. 5.18).

Der Nachweis ist nicht sehr spezifisch. Andere NH-azide Arzneistoffe ergeben ihn ebenfalls, z.B. Hydantoine, Purine und Sulfonylharnstoffe.

---

11 Zwikker, J.J.L. (1931) Detection and separation of barbitals in toxicological investigation. Pharm Weekbl 68: 975–983

12 Awe, W., Winkler, W. (1955) The reaction of Zwikker. Arzneim Forsch 5: 578–584

5.8   Nachweis von Carbonsäure-Derivaten als Hydroxamsäuren

Die Carboxylfunktion in Carbonsäure-Derivaten hat sehr unterschiedliche Reaktivität gegenüber Nukleophilen (Abb. 5.19).

Am reaktivsten sind Carbonsäurechloride, -anhydride und -ester. Letztere kommen im Arzneischatz oft vor, meist als Prodrug, da im Körper, vor allem im Serum, viele unspezifische Esterasen existieren. Wenn eine Carbonsäure zwar gut wirksam, aber schlecht resorbierbar ist, appliziert man oft einen Ester.

Ester lassen sich mit dem Nukleophil Hydroxylamin zu einer Hydroxamsäure umsetzen; dabei wird das in reiner Form sehr instabile Hydroxylamin in situ mit Base aus seinem Hydrochlorid erzeugt. Hydroxamsäuren geben rote Komplexe mit Eisen(III)-Ionen; das Eisen(III)-on ist verzerrt-oktaedrisch mit sechs Sauerstoff-Atomen aus drei Hydroxamsäure-Anionen koordiniert (Abb. 5.20).

Carbonsäuren reagieren mit Aminen wie Hydroxylamin nur zu entsprechenden Salzen. Will man aus einer Carbonsäure eine Hydroxamsäure herstellen, muss man sie vorher aktivieren. Das kann z.B. mit dem in der Peptidsynthese oft verwendeten Reagenz Dicyclohexylcarbodiimid (DCC; Abb. 5.21) geschehen

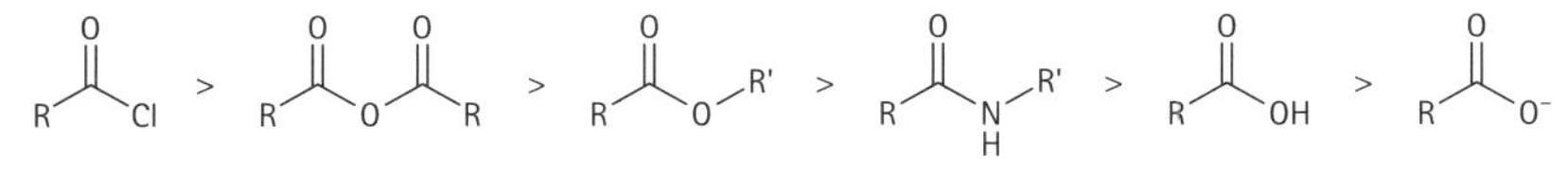

Abb. 5.19 Reaktivitätsreihe von Carbonsäure-Derivaten gegenüber Nukleophilen

eine Hydroxamsäure

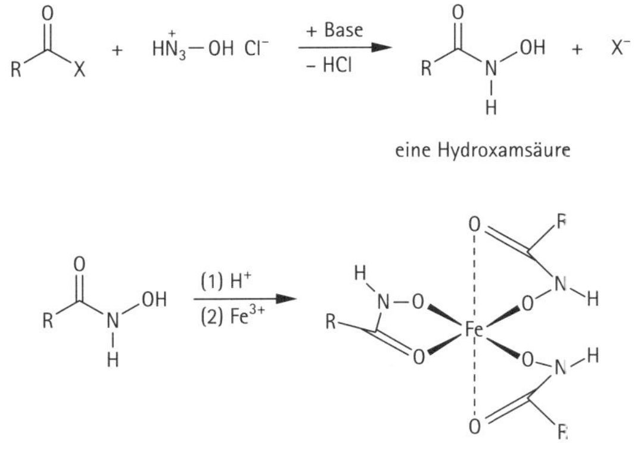

Abb. 5.20 Nachweis von Carbonsäure-Derivaten als Fe(III)-Hydroxamsäure-Komplex

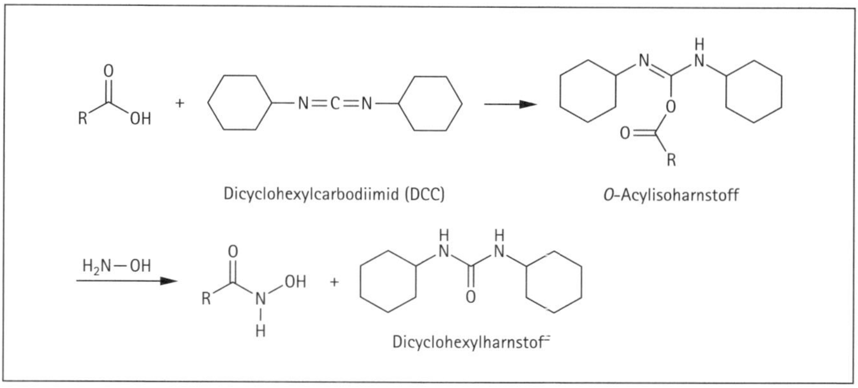

Abb. 5.21 Reaktion von Carbonsäuren zu Hydroxamsäuren mittels Dicyclohexylcarbodi-imid (DCC)

oder auch durch Überführung der Carbonsäure ins ungleich reaktivere Säure-chlorid mittels Thionylchlorid, Oxalylchlorid oder Acetylchlorid.

5.9   Nachweis aliphatischer Hydroxycarbonsäuren

Hydroxycarbonsäuren werden pharmazeutisch verwendet als feste oder flüssige Säuren von geringerer Stärke als Mineralsäuren, als Reagenzien und als Gegenionen kationischer Arzneistoffe. Die folgenden Säuren sind besonders erwähnenswert.

5.9.1   Milchsäure, Lactate

Handelsüblich ist das Racemat, das auch in Sauermilchprodukten, Früchten und Tomaten vorkommt. L-(+)-Milchsäure wird auch als Fleischmilchsäure bezeichnet, da sie in Blut und Muskeln vorkommt, in Letzteren unter anaeroben Bedingungen entsteht und die als Muskelkater bekannten Schmerzen mitverursacht. D-(−)-Milchsäure (Abb. 5.22) entsteht bei der Fermentation von Glucose durch Joghurtbazillen, z.B. *Lactobacillus bulgaricus*. In gewissen Diät- und Naturkreisen ist die (−)-Milchsäure in Verruf gekommen, eben weil sie nicht die „natürliche" Fleischmilchsäure ist. Einige Joghurtproduzenten haben darauf reagiert (oder das Gerücht in Umlauf gebracht?) und verwenden Kulturen zum Sauerlegen der Milch, z.B. *Lactobacillus acidophilus*, die (+)-Milchsäure produzieren. Bedenkt man, dass das Racemat – wie erwähnt – auch in der Natur vorkommt, ist die Sorge vor der links drehenden Milchsäure nicht gerechtfertigt. Sie wird unter Katalyse einer Racemase im menschlichen Körper in (+)-Milchsäure umgewandelt.

In reiner Form ist Milchsäure zähflüssig, ätzend und enthält als Hydroxycarbonsäure Ester mit sich selbst, die Estolide, mit n = 1–3 (Abb. 5.22). In synthetischen Polylactiden ist n sehr groß. Polylactide sind bioabbaubare Polymere und werden deshalb als resorbierbares chirurgisches Nahtmaterial verwendet.

Zum Nachweis durch Farbreaktion werden die Milchsäuren zu Brenztraubensäure oxidiert. Als α-Ketocarbonsäure decarboxyliert diese in der Wärme rasch, und der entstandene Acetaldehyd wird mit Nitroprussid-Natrium nachgewiesen. Dieser Nachweis geht auf Simon und Awe zurück und entspricht der Legal'schen Probe.[13] Mit sekundären Aminen entsteht ein blauer, mit Ammoniak ein grüner Farbstoff; der Chemismus ist bei Citronensäure (s.u.) beschrieben.

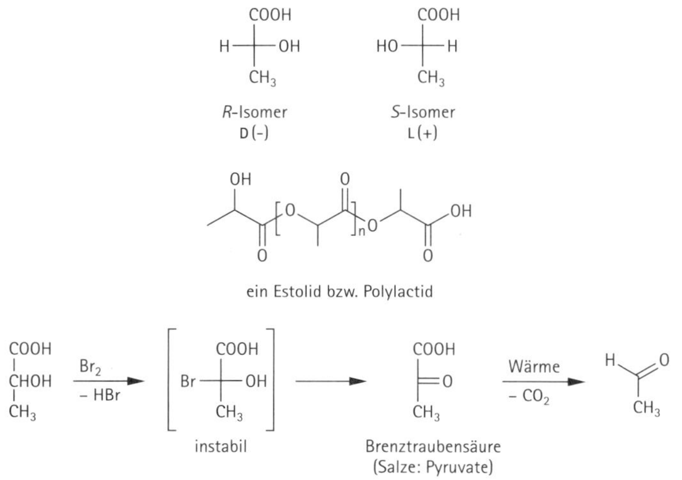

Abb. 5.22 Milchsäuren, Polymere und Abbau zu Acetaldehyd

5.9.2 Citronensäure, Citrate

In der Ph. Eur. hat Citronensäure eine eigene Monographie und wird außerdem im Reagenzienteil behandelt. Die Substanz hat drei saure Protonen mit pK_S-Werten von ungefähr 3, 5 und 6, ist farblos, kristallin und schmilzt unter Zersetzung. Citronensäure ist im Gegensatz zu Milchsäure achiral. Sie ist ein guter Komplexbildner für Metall-Kationen. Daher ist vor allem bei der Verwendung von Citronensäure für Parenteralia eine Prüfung auf Schwermetalle wichtig.

Zum Nachweis dient wie bei Milchsäure die Legal'sche Probe (Abb. 5.23).[14] Diese Farbreaktion fällt generell mit nukleophilen Anionen positiv aus; denn

---

13 Wiegrebe, W., Vilbig, M. (1981) Struktur und Entstehung des farbigen Simon-Awe-Komplexes. Z Naturforsch 36b: 1297–1304
14 Legal, E. (1883) Jahresb Fortschritte d Chemie 1648

sie besteht in der Anlagerung eines Nukleophils an das Pentacyanonitrosylferrat(II)-Anion (Nitroprussid-Anion) und Ausbildung eines intensiv farbigen Komplexes.[15] Das Nukleophil kann Sulfid sein oder – bei der Legal'schen Probe – ein Carbanion. Das Carbanion entsteht aus einer aktivierten Methyl(en)gruppe durch Deprotonierung mit Ammoniak. Im Falle von Milchsäure und Lactaten ist das Carbanion das Enolat von Acetaldehyd; bei Citronensäure und Citraten das Enolat von Aceton. Citronensäure wird durch Oxidation mit C-C-Bindungsspaltung unter Decarboxylierung zu Acetondicarbonsäure. Diese β-Ketocarbonsäure wiederum wird unter thermischer doppelter Decarboxylierung in Aceton überführt.

Die Anlagerungsverbindung aus dem Enolat, das nach Anlagerung ein weiteres Proton abgibt, und dem Pentacyanonitrosylferrat ist nicht ganz einfach als Lewis-Valenzformel zu zeichnen (Abb. 5.23). Wie bei jedem Ion oder Komplex hat es in der Realität in Lösung eine Gesamtladung von höchstens ± 1. Jede höhere echte Ladung wird durch das Lösungsmittel, Ionenpaarbildung, (De-) Protonierung oder Charge-transfer verringert. Das ist mit Mößbauer-Spektroskopie belegt,[16] lässt sich aber in einer Formelzeichnung nicht darstellen. Beim Formelzeichnen auf dem Papier muss man mit formalen Ladungen arbeiten. Formal hat Pentacyanonitrosylferrat eine Nettoladung von –2. Anlagerung eines Carbanions, das dann noch ein Proton verliert, ergibt eine Formalladung von – 4. An welche Atome formuliert man die Ladungen? Aus physikalischen Gründen würden sie sich abstoßen und an der Peripherie des verzerrt oktaedrischen Komplexes anzusiedeln sein, also auf den N-Atomen der Cyanid-Liganden und auf dem Enolat-Ligand. Um die Reaktion in ihrem Verlauf zu verstehen, ist im folgenden Formelschema (Abb. 5.23) die Gesamtladung des Komplexes außen an die Klammer geschrieben und ist **davon unabhängig** eine positive und eine negative Ladung an den entsprechenden N- und O-Atomen im reagierenden Teil des Komplexes formuliert. Wie man sieht, ist der entstandene Komplex eine mesomeriestabilisierte Anlagerungsverbindung, und zwar ein Oximat (Oxim-Anion)[17] und isoelektronisch mit dem Acetylaceton-Anion (darunter formuliert). Der Komplex dürfte sich rasch mindestens zum Teil unter Verlust von NO umlagern, wie für das Reaktionsprodukt mit anderen Carbanionen gezeigt wurde.[18] Jedenfalls lassen sich bei alkalischer Hydrolyse und bei Verwendung von Hydroxid als Base Isonitrosoketone (z.B. $HO-N=CHCOCH_3$) isolieren[17,19], d.h. die

15 McCleverty, J.A. (1979) Reactions of nitric oxide coordinated to transition metals. Chem Rev 79: 53–82

16 Imming, P. (1984) Mößbauer-Spektroskopie. Dtsch Apoth Ztg 124: 2176–2178

17 Roth, H.J., Surborg, K.H. (1968) Zum Mechanismus und zur Spezifität der Legalschen Probe. Arch Pharm (Weinheim, Germany) 301: 686–695

18 Butler, A.R., Calsy, A.M., Glidewell, C. (1988) The pentacyanonitrosylferrate(2-) ion. IV. Reactions with the carbanions of 2,4-pentane-dione and 3-methyl-2,4-pentane-dione. J Organometallic Chem 341: 439–446

19 Swineheart, J.H., Schmidt, W.G. (1967) Reaction of pentacyanonitrosylferrate(II) with bases. Inorg Chem 6: 232–237

Carbonylverbindung muss mit dem NO im Komplex reagiert haben. Im Falle der Reaktion mit Acetaldehyd und Piperidin wurden die formulierten Natrium- und Cäsium-Salze isoliert.[13]

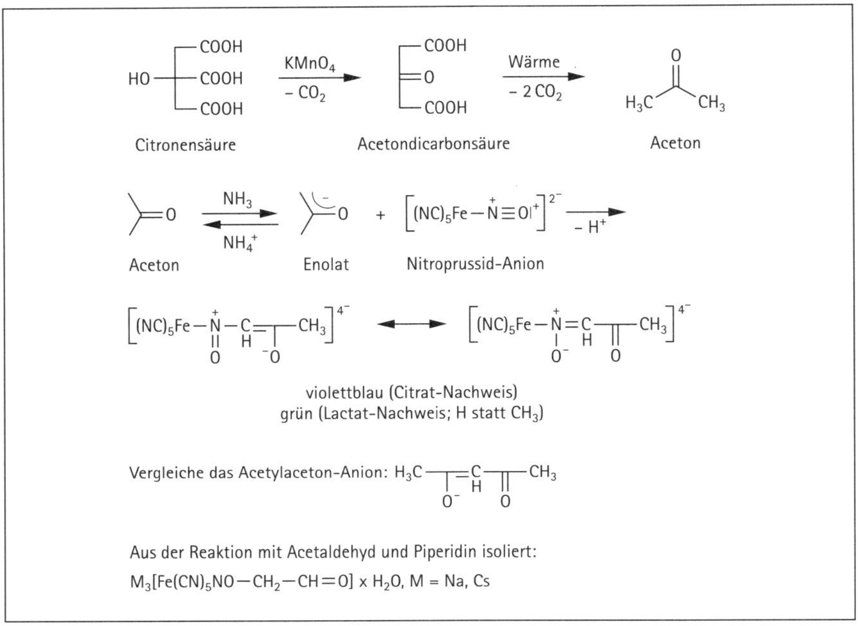

Abb. 5.23 Citronensäure, Nachweisreaktion (Legal'sche Probe), Mechanismus der Nachweisreaktion

5.9.3 Weinsäure, Tartrate

L-(+)-Weinsäure kommt sehr verbreitet in der Natur vor, D-(−)- und meso-Weinsäure nur in sehr wenigen Pflanzenarten. Das Racemat aus beiden heißt Traubensäure und war namensgebend für alle Racemate (racemosus, traubig). Die physikalischen Eigenschaften sind ähnlich wie die der Citronensäure, also kristallin, farblos, pK_S-Werte ca. 3 und 4. Wegen ihrer Chiralität ist L-Weinsäure oft Gegenion chiraler kationischer Arzneistoffe, da sie zur Racemattrennung durch fraktionierte Kristallisation diastereomerer Salze eingesetzt wird und das dabei entstehende Salz gleich verwendet wird. Nachweisen lassen sich Weinsäure und ihre Salze durch die Farbreaktion nach Fenton.[20] Fenton-Reagenz ist ein Gemisch aus Wasserstoffperoxid und Eisen(II)-Salzen. Aus Weinsäure ent-

---

20 Philippi, I., Auterhoff, H. (1976) Zur Kenntnis der Tartratnachweise des Europäischen Arzneibuches. Dtsch Apoth Ztg 116: 205–206

steht durch Oxidation Dihydroxyfumarsäure, die einen violetten Komplex unbekannter Konstitution mit Eisen-Ionen bildet (Abb. 5.24).

Die Fenton-Reaktion beansprucht darüber hinaus insofern Interesse, als sie auch in vivo abläuft, nämlich überall dort, wo Wasserstoffperoxid und Eisen-Ionen in Kontakt kommen.[21] Dabei bilden sich Hydroxid-Radikale, die für Oxidationsreaktionen verantwortlich gemacht werden, die zu Zellschädigung führen.

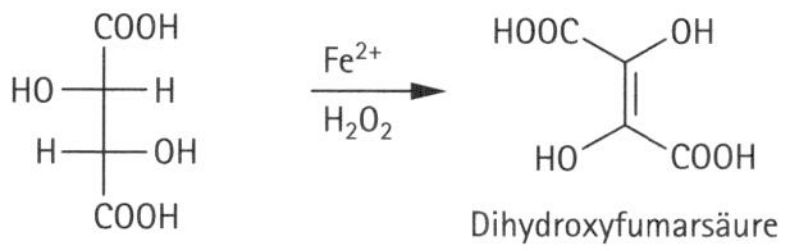

Abb. 5.24 Weinsäure, Nachweisreaktion

5.10   Nachweis von Xanthinen

Der Grundkörper der Xanthine ist das unsubstituiert in der Natur bisher nicht gefundene Purin, von dem es zwei Tautomere gibt (Abb. 5.25). Hypoxanthin und Xanthin (Abb. 5.25) sind formal oxidierte Purine und zwei der vielen gelben organischen Moleküle, die deshalb „...xanth..." im Namen führen, abgeleitet von dem griechischen Wort für gelb. Weitere Oxidation führt zu Harnsäure, dem Stoffwechseland- und Ausscheidungsprodukt der Purinbasen Adenin und Guanin, Baustoffen der Nukleinsäuren. Harnsäure kristallisiert gut, besonders im schwach Sauren, leider auch in Niere, ableitenden Harnwegen und Gelenken, was zwickt, reizt und zu Nierensteinen bzw. Entzündungen führt.

Vom Xanthin leiten sich die *N*-Methylxanthine ab (Abb. 5.26). Sie werden nicht zu Harnsäure verstoffwechselt.

Alle sind als schwache Basen mit pK_B-Werten in der Größenordnung von Wasser (also 14) im wasserfreien Medium mit Perchlorsäure titrierbar und werden zuerst am nicht protonierten bzw. nicht methylierten Stickstoffatom des Imidazolrings protoniert, da auf diese Weise die positive Ladung am besten delokalisiert ist.[22] Theophyllin ist außerdem N-H-acide genug für argentoacidimetrische Titrationen (s. Kap. 6). Theobromin (3,7-Dimethylxanthin) hat keine pharmazeutische Relevanz.

Zum qualitativen Nachweis dient die Murexid-Reaktion. Es gibt sie in den Arzneibüchern in verschiedenen Varianten, und es gibt auch viele Spekulationen über den Reaktionsverlauf dieser Oxidation. Da sich wohl nur ca. 1 % eines

21 Burkitt, M.J. (2003) Chemical, biological and medical controversies surrounding the Fenton reaction. Progress in Reaction Kinetics and Mechanism 28: 75–103

22 Benoit, R. L., Fréchette, M. (1985) Protonation of hypoxanthine, guanine, xanthine, and caffeine. Can J Chem 63: 3053–3056.

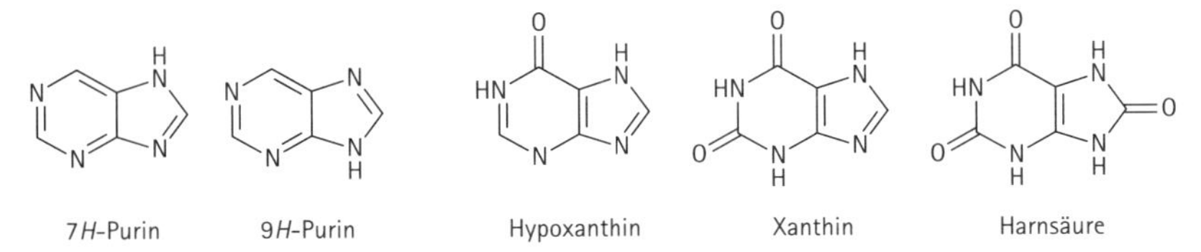

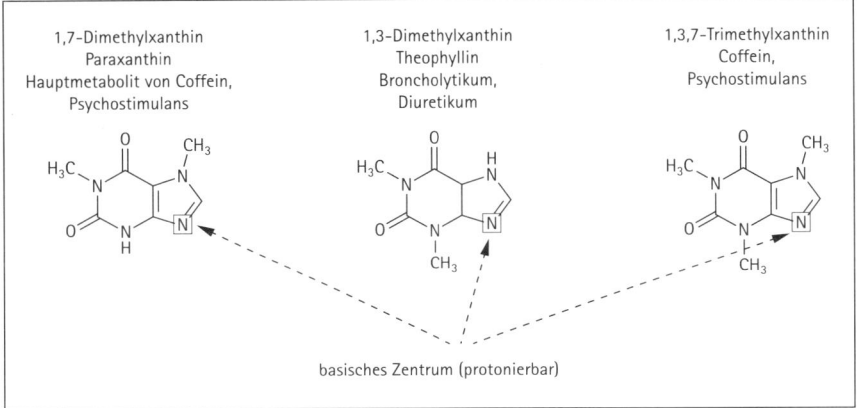

Abb. 5.25 Purin-Tautomere, Xanthine, Methylxanthine

Abb. 5.26 Methylxanthine

Xanthins in den für die Reaktion entscheidenden Farbstoff umwandelt, ist es eher müßig, Vermutungen über die möglichen Wege und Nebenwege zu den purpurfarbenen Murexoinen anzustellen. In der Ph.-Eur.-Variante verwendet man salzsaures, verdünntes Wasserstoffperoxid, und es bildet sich ein Farbstoff vom Azaoxonol-Typ[23,24] (Abb. 5.27).

Die Murexidreaktion ist nicht spezifisch für Methylxanthine, sondern es reagieren auch Barbiturate und Thiouracile (Thyreostatika).

Die Murexid-Reaktion erhielt ihren Namen von *Murex*, einer Purpurschnecken-Gattung, da der entstehende Farbstoff dem Schneckenpurpur von der Farbe her (nicht strukturell!) ähnelt. Schneckenpurpur ist 6,6'-Dibromindigo (Abb. 5.28), also das Dibromderivat des für Blue Jeans verwendeten Indigo. Purpur war wegen seines Farbtons und der schwierigen Gewinnung der wertvollste

---

23 Koyama, M., Kozuka, H. (1990) Murexide reaction of caffeine with hydrogen peroxide and hydrochloric acid. J Heterocyclic Chem 27: 667–671

24 Koyama, M., Kozuka, H., Takada, A. (1991) Study on the murexide reaction. J Heterocyclic Chem 28: 801–804

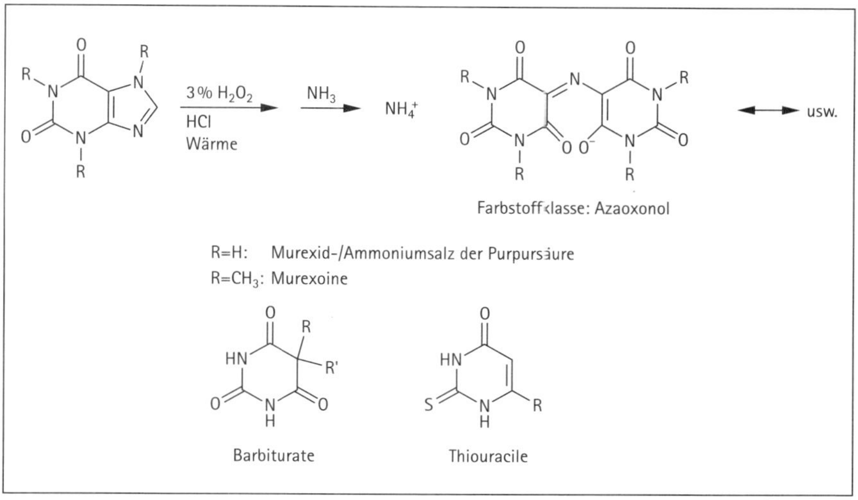

Abb. 5.27 Oxidation von Xanthinen zu Murexid bzw. Murexoinen. Andere Arzneistoffgruppen, die diese Reaktion eingehen, sind Barbiturate und Thiouracile.

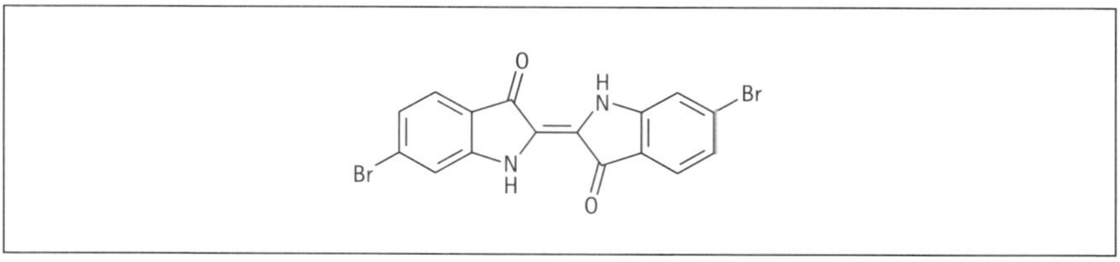

Abb. 5.28 6,6'-Dibromindigo

Farbstoff der Antike.[25] Für die Gewinnung 10 g reinen natürlichen Purpurs würden ca. 80 000 Schnecken benötigt. Es ist eigentlich ein durch Belichten und Sauerstoffoxidation entstehendes Zersetzungsprodukt bestimmter Inhaltsstoffe eines Sekrets von *Murex*- und anderen Meeresschneckenarten.

---

25 Zentgraf, M., Imming, P., Imhof, I. (2000) Purpur – die Farbe der Kaiser. Pharm Ztg 145: 1263–1266

5.11   Grenzprüfungen

5.11.1   Allgemeines

Grenzprüfungen dienen der Kontrolle des Anteils an Verunreinigungen, die in gewissem Maße vertretbar und unvermeidbar sind. Je nach Verwendung und Anforderung an die Substanz liegen die Grenzen bei verschiedenen Werten. Die Festlegung eines Grenzwertes kann immer nur eine Schätzung sein, aus den folgenden Gründen:

- Man kann mindestens bei Menschen nicht experimentell untersuchen, ab welcher Menge ein Stoff chronisch gesundheitsschädigend ist.
- Man kann nicht wissen, wie oft und wie viel von einem Arzneimittel zugeführt wird, um daraus zu berechnen, wie viel Verunreinigung entsprechend aufgenommen würde.
- Man kann nicht wissen, aus welchen anderen Quellen, z.B. Lebensmitteln, und in welcher Menge die Verunreinigung ebenfalls zugeführt wird.

Aus diesen Gründen folgen die Mengen, die man für vermutlich chronisch ungesunde Stoffe festlegt, den analytisch erreichbaren Nachweis- oder Bestimmungsgrenzen; d.h. so wenig wie möglich entspricht so wenig wie nachweisbar. Das führt oft zu grotesken Diskussionen um Grenzwerte für Stoffe, die wir uns seit Jahrtausenden in kleiner Menge zuführen, ohne dass etwas aufgefallen war. Aber nach Gabe einer größeren Menge dieses Stoffes an Versuchstiere hat man Schädigungen festgestellt, die ohne weitere toxikologische Bewertung in minimale Grenzwertanforderungen umgemünzt werden, teilweise aus politischen Gründen. Auch die Wahl der Einheit kann in der Öffentlichkeit Panik oder Desinteresse auslösen – 1000 Picogramm klingt gefährlich, 0,001 Milligramm vernachlässigbar, dabei ist es gleich wenig.

Gerade am Beispiel der Schwermetalle (s. Kap. 5.11.4) kann man sich gut vor Augen führen, dass ein Stoff in geringer, aber nicht zu geringer Menge benötigt wird (Spurenelement), höhere Zufuhr aber schädlich ist, also ein schmaler Korridor gesundheitsverträglicher Zufuhr existiert. Unter dem Titel „Toxicology rethinks its central belief" führten einige Toxikologen im Jahr 2003 aus,[26] dass für viele Toxine nicht eine lineare Dosis-Toxizitäts-Beziehung gefunden wird, sondern eine Hysterese beobachtet wird, bei der eine sehr kleine Dosis gesundheitsfördernd ist. Als Beispiel wählten sie das Spurenelement Selen, das in höheren Dosen karzinogen ist.

Sicherlich ist es sinnvoll, auch ein Restrisiko durch einen niedrigen Grenzwert zu minimieren, wenn der niedrige Grenzwert mit vertretbarem Aufwand garantiert werden kann. Man ist vor Überraschungen nicht sicher; so hat man vor

---

26 Calabrese, E. A., Baldwin, L. A. (2003) Toxicology rethinks its central belief. Nature 421: 691–692

kurzem entdeckt, dass Cadmium-Ionen estrogene Wirkung haben, und zwar bei Zufuhr von Mengen, die in der Größenordnung des von der WHO empfohlenen Grenzwertes liegen.[27]

5.11.2 Methanol

Methanol ist ein gutes Beispiel für die Irrationalität mancher Grenzwertdiskussionen. Vernünftigerweise führt die Ph. Eur. inzwischen keine Grenzprüfung mehr für diesen Alkohol. Bis vor kurzem sollten ethanolische Tinkturen auf Methanol geprüft werden. In Obstbranntweinen ist es aber in Konzentrationen von bis zu fast 2 % enthalten.[28] Das macht diese Erzeugnisse nicht gesundheitsschädlicher als sie bei unsachgemäßem Gebrauch durch den erwünschten und deklarierten Gehalt an Ethanol schon sind, zeigt aber, dass Grenzwerte grenzwertig sind. Chronische Methanolzufuhr schädigt in der Tat irreversibel den Sehnerv. Seine Oxidation im Zuge der Biotransformation ist langsamer als die von Ethanol, was zur Kumulation von Ameisensäure und damit zur Acidose (pH in Blut und Interzellularflüssigkeit < 7) führen kann:

Die Therapie einer akuten Methanolvergiftung wird manch Interessierten aufhorchen lassen und ist eine der einprägsamsten Therapien, die man im Pharmaziestudium lernt: man stellt über mehrere Stunden oder gar Tage einen Blutalkoholspiegel von ca. 1‰ ein. Alkoholdehydrogenase (ADH) hat nämlich höhere Affinität zu Ethanol als zu Methanol, somit verhindert man die Giftung zu Formaldehyd und Ameisensäure. Da man sich das Methanol am ehesten über Spirituosen antun kann, ist das Therapeutikum also normalerweise gleich dabei oder muss aus gängigen Quellen bezogen werden, wie im folgenden Beispiel geschehen:

„Die Wirtin einer Stehkneipe in München verschenkte an ihre Stammkunden einen Obstler aus Rumänien, der zu viel Methanol enthielt. Zwei Gäste klagten am nächsten Tag über Doppelbilder und mussten hämodialysiert werden. Sieben Gäste bekamen lediglich eine Alkoholzufuhr als Antidot verordnet. Als billigste und schnellst verfügbare Form des Antidots erweist sich hier Münchner Bier. In der Ausatemluft sollen etwa 0,8 Promille messbar sein." (Dtsch Apoth Ztg 122: 1959–1963; 1982)

Quantitativ wird Methanol am besten gaschromatographisch bestimmt. Kolorimetrisch kann man es nach Oxidation zu Formaldehyd mit Schiffs Reagenz nachweisen. In beiden Fällen verwendete man bei Tinkturen wegen der Anreicherung am besten das Destillat der Ethanol-Gehaltsbestimmung.

27 Götz, R. (2004) Cadmium ist ein Metalloestrogen. Pharm. Unserer Zeit 33: 83
28 Römpp Lexika (www.roempp.com), Stichwort „Methanol".

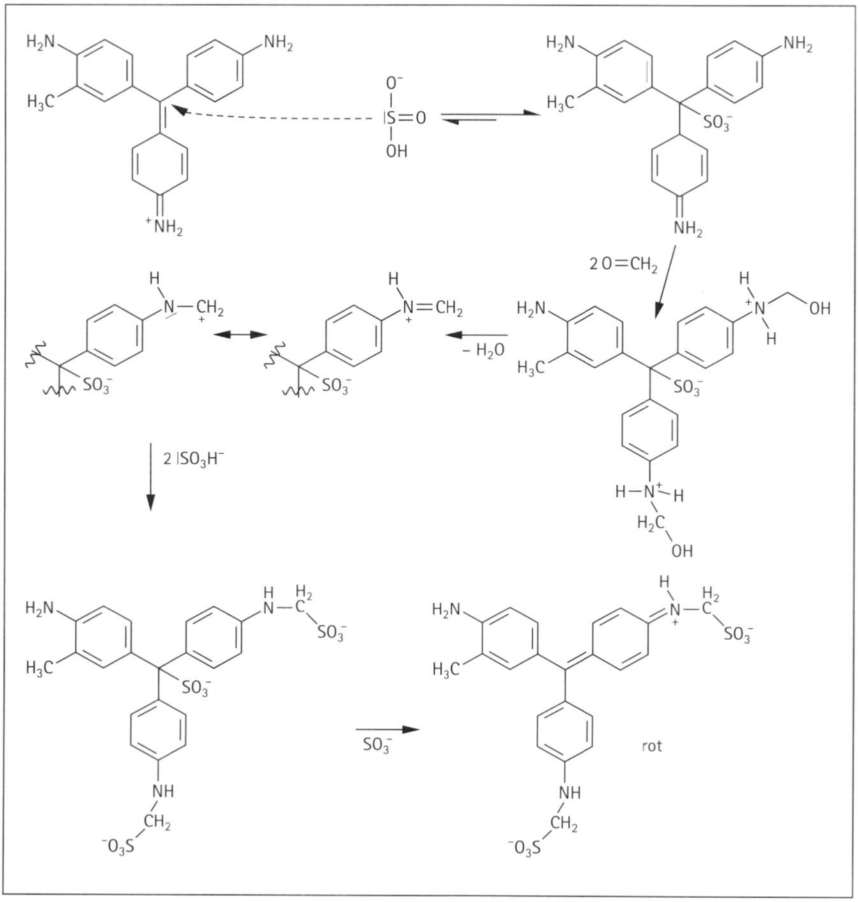

Abb. 5.29 Nachweis von Formaldehyd mit Schiffs Reagenz

Kolorimetrische Bestimmung des Methanols

1. Oxidation:
   $$5 \, H_3C\text{-}OH + 2 \, MnO_4^- + 6 \, H^+ \rightarrow 5 \, CH_2O + 2 \, Mn^{2+} + 8 \, H_2O$$
2. Entfärbung des Überschusses MnO_4^- mit Oxalsäure:
   $$5 \, C_2O_4^{2-} + 2 \, MnO_4^- + 16 \, H^+ \rightarrow 10 \, CO_2 + 2 \, Mn^{2+} + 8 \, H_2O$$
3. Umsetzung mit Schiffs-Reagenz (Abb. 5.29), zu diesem Reagenz s. Kap. 5.2.1. Unter den verwendeten Bedingungen (pH < 0,7) reagiert nur Formaldehyd, nicht aber Acetaldehyd, der durch Permanganat aus Ethanol gebildet worden sein könnte.

5.11.3 Formaldehyd

Methanal (Formaldehyd) wird pharmazeutisch zur Inaktivierung von Toxinen, Bakterien und Viren zwecks Impfstoff-Herstellung verwendet (s. Kap. 10.3 über Tetanus-Adsorbat-Impfstoff). Laut der übergreifenden Ph.-Eur.-Monographie „Impfstoffe für Menschen" dürfen in Impfstoffen max. 0,02 % freier (also nicht an Protein gebundener) Formaldehyd enthalten sein.

Formaldehyd kann man auf verschiedene Weise bestimmen. Der Nachweis mit Schiffs Reagenz wurde gerade bei der Grenzprüfung auf Methanol beschrieben. Der Nachweis als Dihydropyridin (Abb. 5.30) ist von weiterem Interesse, da Dihydropyridine als Antihypertonika in den Arzneischatz eingegangen sind. Das erste war Nifedipin (s. Formelschema), das nach Erzählungen von Bayer-Mitarbeitern zuerst auffiel, als eine Laborantin eine kleine Geschmacksprobe davon nahm, wie sie es bei Entwicklungssubstanzen immer tat, und ohnmächtig wurde – wie sich herausstellte durch Kreislaufkollaps, denn Nifedipin senkt den Blutdruck rasch und stark.

Ein weiterer Arzneibuch-Nachweis für Formaldehyd nutzt dessen hohe Elektrophilie durch Reaktion und Verbrückung mit zwei Aromaten zu Chromotropsäure (Abb. 5.31).

5.11.4 Schwermetalle

Schwermetalle in einer Substanz können aus Synthesegrundstoffen (besonders Schwefelsäure – Bleikammerverfahren! – s. Kap. 5.11.5), aus Lösungsmitteln (besonders Wasser) oder aus Metallbehältern stammen, in denen der Stoff oder Ausgangsstoffe umgesetzt oder aufbewahrt werden.

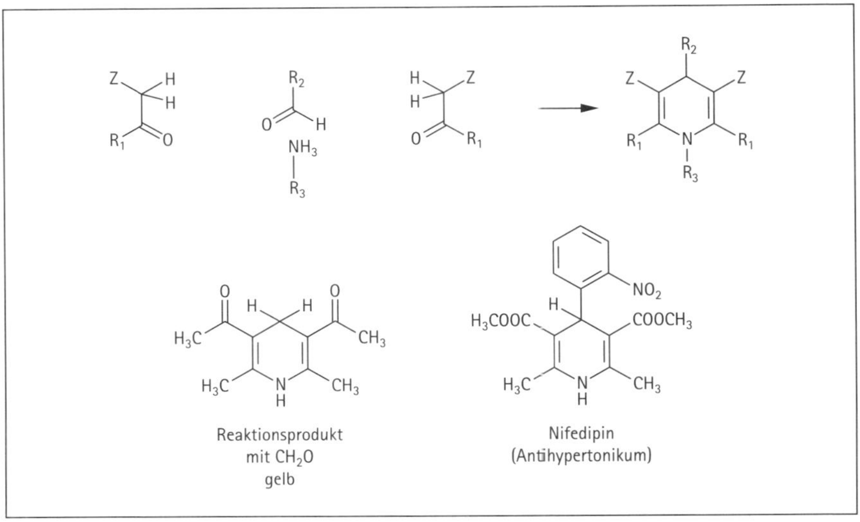

Abb. 5.30 Reaktionsschema der Dihydropyridinsynthese nach Hantzsch

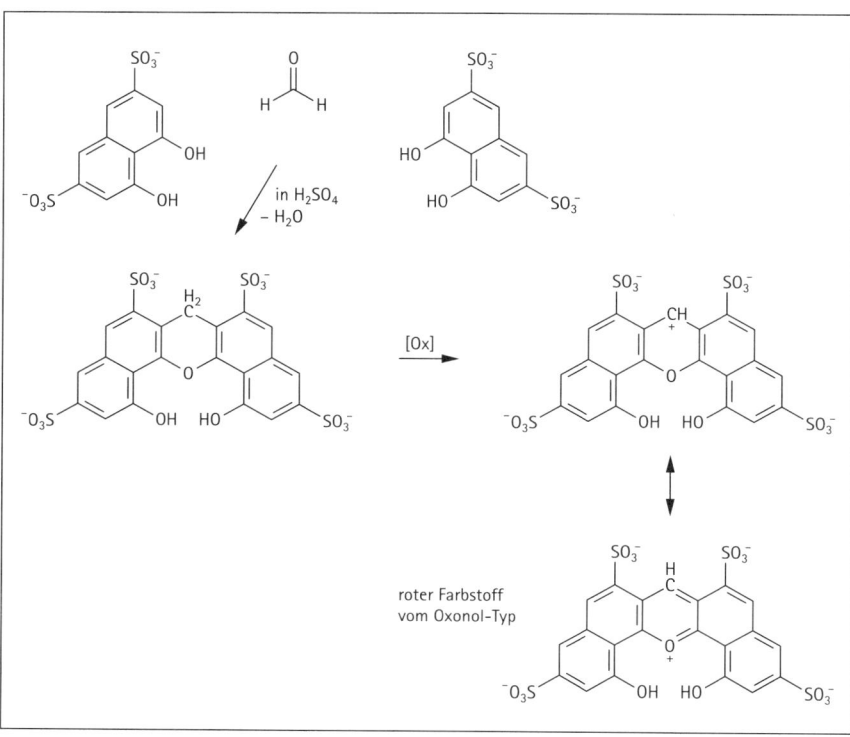

Abb. 5.31 Nachweis von Formaldehyd mit Chromotropsäure

Abgesehen davon, dass viele Schwermetall-Ionen ab einer gewissen Menge chronisch oder akut toxisch sind, ist diese Grenzprüfung eine gute allgemeine Qualitätskontrolle und erfasst als Sulfide Blei-, Silber-, Quecksilber-, Kupfer- und Cobalt-Ionen. Nicht erfasst werden Eisen-, Nickel-, Arsen-, Cadmium- und Selen-Ionen. Diese müssen ggf. gesondert nachgewiesen werden.

Für die Schwermetall-Grenzprüfung gibt es in der Ph. Eur. die in Tabelle. 5.2 aufgelisteten Methoden. Welche angewendet werden soll, ist jeweils in der Monographie angegeben. Das Reaktionsprinzip ist immer dasselbe: Fällung der Sulfide in gepufferter wässriger Lösung. Die Sulfid-Ionen werden in situ aus Thioacetamid freigesetzt. Da die Verwendung von Thioacetamid in Japan wegen seiner Toxizität verboten ist, lässt die JP Natriumsulfid verwenden, das freilich nicht weniger toxisch ist. Der Reaktionsverlauf ist in Abbildung. 5.32 zusammengefasst.

Die Verwendung des Gemisches aus Wasser und einem mit Wasser mischbaren organischen Lösungsmittel (Methode **B**) ist bei schlecht wasserlöslichen Substanzen erforderlich.

Bei Methode **C**, **D**, **F**, und **G** wird die Untersuchungssubstanz zuerst verascht oder oxidativ abgebaut. Die Schwermetalle liegen dann „frei" vor und können

Tab. 5.2 Methoden der Ph. Eur. zur Schwermetallbestimmung

Methode	Reagenz	Solvens	Veraschung/ Oxidation	Nachweis- genze	Bemerkungen
A	Thioacetamid/ Acetatpuffer	Wasser	------	10 ppm	Wenn Ergebnis schlecht zu beurteilen → durch Membran filtrieren, Flecke auf Filter verglei- chen
B	– " –	Wasser + organisches Lösungsmittel	------	10 ppm	– " –
C	– " –	Wasser	$MgSO_4$	10 ppm	– " – Needs monitor preparation for control
D	– " –	Wasser	MgO	10 ppm	Needs monitor preparation for control
E	– " –	Wasser	------	0,5–5 ppm	
F (USP, Methode II)	– " –	Schwefelsäure + Salpetersäure	H_2O_2, Erhitzen	10 ppm	Needs monitor preparation for control Zeitaufwändig (1,5 Tage/Test) und anspruchs- voll
G	– " –	Schwefelsäure + Salpetersäure + H_2O_2	H_2O_2, im Druckgefäß im Mikro- wellenofen erhitzen	10 ppm	Needs monitor preparation for control. Bevorzugte Methode der Ph. Eur., wenn A oder B nicht gehen

in ihrer Gesamtheit erfasst werden. Der Zusatz von Magnesiumsalzen sorgt für bessere Reproduzierbarkeit durch Adsorption der eventuell vorhandenen Spuren von Schwermetallsalzen, da Spritz- und Sublimationsverluste auftreten können. Weil es früher Magnesiumoxid (Methode **D**) nicht in p.a.-Qualität gab, wurde die Magnesiumsulfat-Methode (**C**) aufgenommen. Mittlerweile ist reines Magnesiumoxid erhältlich, so dass Methode **C** wegfallen könnte, da sie wegen möglicher Spritzverluste schlechter reproduzierbar ist. Veraschung oder Zersetzung ist bei Substanzen erforderlich, die Schwermetall-Ionen binden oder komplexie-

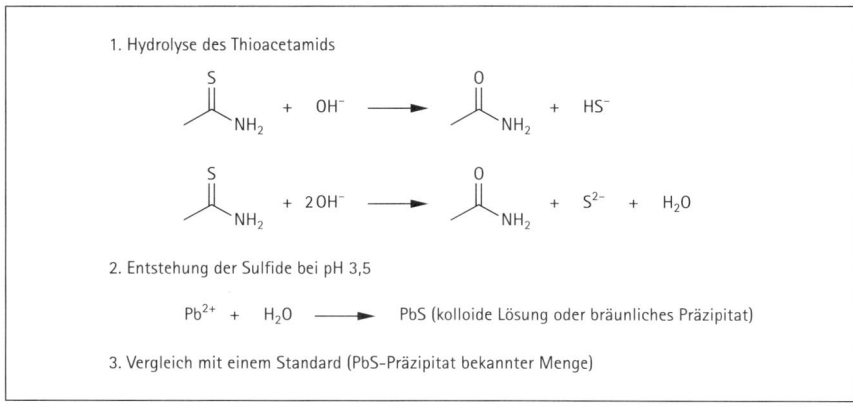

1. Hydrolyse des Thioacetamids

2. Entstehung der Sulfide bei pH 3,5

$$Pb^{2+} + H_2O \longrightarrow PbS \text{ (kolloide Lösung oder bräunliches Präzipitat)}$$

3. Vergleich mit einem Standard (PbS-Präzipitat bekannter Menge)

Abb. 5.32 Fällung von Schwermetallsulfiden am Beispiel des Blei-Ions

ren, z.B. Citronensäure und Zucker. Da gerade Zucker bei Infusionstherapie oder parenteraler Ernährung in größerer Menge verabreicht werden, ist bei ihnen eine Prüfung auf Schwermetalle nötig und sinnvoll; s. Tabelle 5.3 mit Diskussion.

Bei Methode **E** wird die Lösung durch einen kleinen Membranfilter passiert und die Fleckgröße und Farbtiefe beurteilt. Auf diese Weise erreicht man eine Anreicherung des Sulfid-Präzipitats, und die Nachweisgrenze ist um etwa Faktor 10 kleiner. Das wird z.B. bei Lokalanästhetika vorgeschrieben. Allerdings ist die Methode in der praktischen Durchführung ungenau, so dass man kleinste Mengen Schwermetalle besser per Atomabsorptionsspektroskopie (AAS) quantitativ bestimmt. AAS ist im Methodenteil der Ph. Eur. beschrieben, soll aber hier nicht erklärt werden (s. Lehrbücher der Instrumentellen Analytik).

Monitor preparations sind Lösungen, denen man außer der Untersuchungssubstanz dieselbe Menge Blei-Standardlösung zugesetzt hat, wie in der Referenzlösung – der positiven Blindprobe – enthalten ist. Es muss dasselbe Ergebnis wie bei Untersuchung der Referenzlösung resultieren. So wird ausgeschlossen, dass die Untersuchungssubstanz und die gesamte Probenmatrix Stoffe einschleppt, die Schwermetall-Ionen binden und damit ein falsch positives – Schwermetalle unter Limit – Ergebnis zeigten.

Wie sind Grenzwerte für Schwermetalle festgelegt worden? Schwermetalle allgemein werden als Blei behandelt. Für Blei (engl. lead, sprich [led]) wurde eine vorläufige tolerierbare wöchentliche Aufnahme (Provisional Tolerable Weekly Intake, PTWI) (über Lebensmittel) festgelegt. PTWI-Werte werden durch ein Komitee festgelegt, das unter der Federführung der Vereinten Nationen steht, das JECFA (Joint Expert Committee on Food Additives of the Food and Agriculture Organization and the World Health Organization). Der Wert für Blei wurde in einer Evaluation der toxikologischen Daten im Jahre 1999 zu 25 µg/kg Körpergewicht und Woche bestätigt. Für einen Erwachsenen von 70 kg ergibt das eine tägliche tolerierbare Maximalaufnahme von 250 µg.

Wie viel davon kann aus Arzneimitteln stammen? Tabelle 5.3 geht davon aus, dass 20 % der Schwermetall-Ionen (= 50 µg) aus Arzneimitteln stammen. Wenn das Arzneimittel mit 1 g pro Tag dosiert wird (also z.b. gelegentliche Einnahme einer Tablette), darf es dann bis zu 50 ppm Blei enthalten? Das wird für Arznei- und Hilfsstoffe mit den Standardmethoden der Grenzprüfung (also **A**, **B** und **G**) problemlos ermittelt. Wenn das Arzneimittel mit 100 g pro Tag dosiert wird, ist man beim Grenzwert 0,5 ppm, der nur noch mittels instrumenteller Methoden wie AAS sicher bestimmt werden kann. Schwermetallzufuhr ist also wichtig zu begrenzen bei Zufuhr großer Mengen von Arzneimitteln und Zubereitungen wie bei Infusionslösungen, parenteraler Ernährung und Dialyselösungen.

Tab. 5.3 Abschätzung sinnvoller Limits für Schwermetallgehalte in Arzneimitteln

Tägliche Dosis	Max. Tagesdosis Schwermetalle	⇨ Limit
100 g (Zucker/Wasser)	50 µg	0,5 ppm
10 g Hilfsstoff	50 µg	2,5 ppm
1 g	50 µg	50 ppm
0,1 g	50 µg	50 ppm
0,01 g	50 µg	500 ppm

5.11.5 Arsen

Noch vor wenigen Jahren wollte man diese Grenzprüfung ganz aus der Ph. Eur. streichen. Seitdem ist aber vermehrt Schwefelsäure auf den internationalen Markt gekommen, die mittels Bleikammerverfahren hergestellt wird. Blei enthält immer auch Arsen, und bei fast jedem Medikament sind die Wirk- oder Hilfsstoffe im Laufe ihrer Produktion mit Schwefelsäure in Berührung gekommen. Da Arsenverbindungen eindeutig toxisch sind, ist es sinnvoll, bei Verdachtsstoffen gezielt auf Arsen zu prüfen; denn bei der Grenzprüfung auf Schwermetalle wird es nicht mit gefällt.

Die Ph. Eur. verwendet zwei klassische Arsen-Spurennachweise. Methode A (s. Abb. 5.33) basiert auf der In-situ-Bildung des leicht flüchtigen Arsenwasserstoffs durch Reduktion aus den eventuell vorhandenen As-Verbindungen. AsH_3 bildet braune Mischverbindungen mit Quecksilber(II)bromid, in denen HgX Wasserstoff ersetzt bis hin zum As-Hg-Amalgam As_2Hg_3. Die Nachweisgrenze liegt bei etwa 0,2 µg As absolut.

Bei Methode B (Abb. 5.34) werden ebenfalls As-Verbindungen reduziert, aber mit Hypophosphoriger Säure und nur bis zum elementaren Arsen, das ausfällt. Es folgt ein Trübungsvergleich mit einem Standard. Die Methode ist einfacher durchzuführen, hat aber geringere Empfindlichkeit.

Arsen hat in der Pharmazie eine große Rolle gespielt; denn das erste Chemotherapeutikum war das von Paul Ehrlich 1909/1910 entwickelte Arsphenamin

$$Zn \;+\; 2\,H^+ \quad\xrightarrow{\;Sn(II)\ (katal.)\;}\quad Zn^{2+} \;+\; H_2\!\uparrow$$

$$As(V) \quad\xrightarrow[-\,I_2]{+\,HI}\quad As(X) \;+\; n\,H_2 \quad\xrightarrow{\;Sn(II)\ (katal.)\;}\quad AsH_3\!\uparrow \;+\; 3\,H^+ \quad (X) = (III)\ oder\ (0)$$

AsH$_3$ durch Pb(II)acetat-Papier passieren, um eventuell gebildetes H$_2$S oder PH$_3$ zu binden (sonst falsch positiv).
Auf mit HgBr$_2$ getränktem Papier:

$$AsH_3 \;+\; HgBr_2 \quad\xrightarrow{-\,HBr}\quad AsH_2(HgBr) \quad\xrightarrow{-\,HBr}\quad\longrightarrow\quad As_2Hg_3$$

Abb. 5.33 Spurennachweis für Arsen als Amalgam

1. $\;As(V) \quad\xrightarrow[-\,I_2]{+\,HI}\quad As(X) \quad\xrightarrow{+\,HCl}\quad AsCl_3$

2. $\;2\,AsCl_3 \;+\; 3\,H_3PO_2 \;+\; 3\,H_2O \quad\longrightarrow\quad 2\,As\!\downarrow \;+\; 3\,H_3PO_3 \;+\; 6\,HCl$

Abb. 5.34 Spurennachweis für Arsen als elementares Arsen

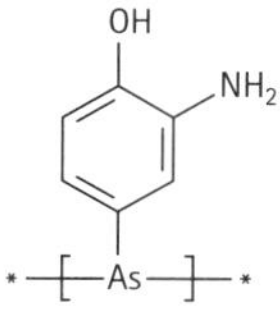

Arsphenamin

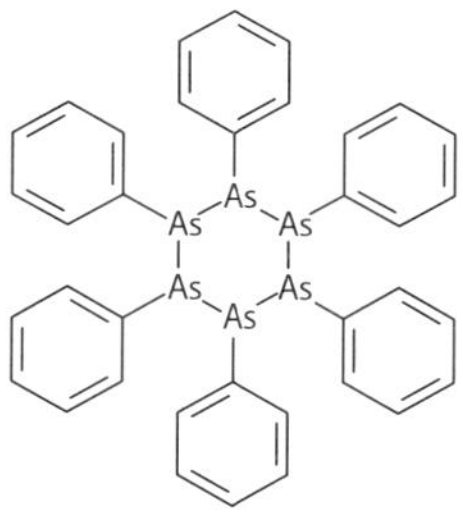

Hexaphenylcyclohexaarsan

Abb. 5.35 Arsphenamin (Salvarsan®) und Hexaphenylcyclohexaarsan

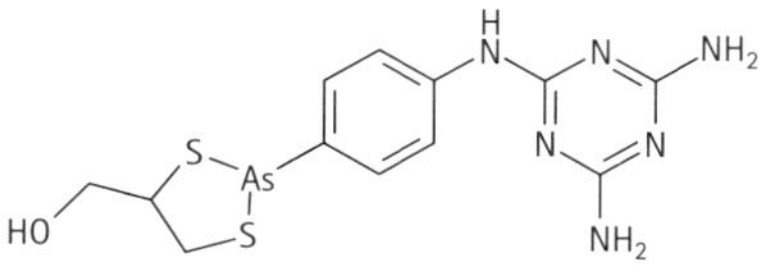

Melarsoprol

Abb. 5.36 Melarsoprol

(Salvarsan®; gegen Syphilis, Abb. 5.35 und Abb. 5.37).[29] Der 200-DM-Schein (Abb. 5.38) zeigte Paul Ehrlich und die Kristallstruktur von Hexaphenylcyclohexaarsan[30], eine pharmazeutisch nicht verwendbare, aber ästhetisch-symmetrische As-Verbindung. Arsphenamin selbst liegt im festen Zustand polymer vor, und es gibt (bisher?) keine Röntgenstruktur davon.

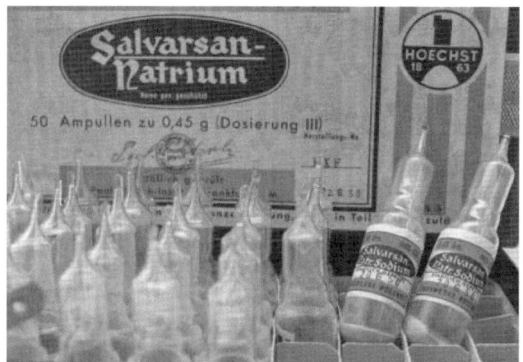

Abb. 5.37 Salvarsan-Natrium®-Ampullen der Fa. Hoechst

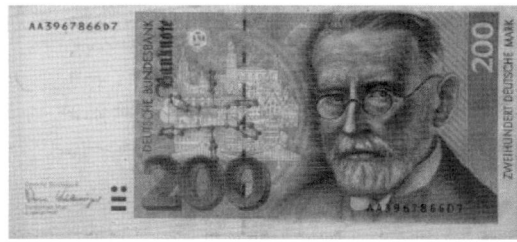

Abb. 5.38 200-DM-Schein: Paul Ehrlich mit Kristallstruktur des (pharmazeutisch nicht verwendbaren) Hexaphenylcyclohexaarsans

Das ZNS-gängige Melarsoprol (s. Abb. 5.36) wird noch heute gegen Trypanosomen eingesetzt. In den 1970er Jahren fanden chinesische Mediziner, dass Arsentrioxid-haltige Mixturen bei bestimmten Leukämie-Formen zur Remission führten. Seit 2002 ist Arsentrioxid (As_2O_3, Trisenox®) auch in Deutschland zur Secondline-Therapie der rezidivierenden oder refraktären akuten Promyelozyten-Leukämie auf dem Markt.[31]

---

29 Friedrich, C. (2004) Paul Ehrlich – von der Immunologie bis zu Salvarsan. Pharm Ztg 149: 808–812

30 Rheingold, A.L., Sullivan, P.J. (1983) Crystal and molecular structure of hexaphenylcyclohexaarsine, c-$(AsPh)_6$. Organometallics 2: 327–331

31 Bertsche, Th., Schulz, M. (2003) Arsentrioxid zur Leukämiebehandlung. Pharm Ztg 148: 3289–3294

5.12 Übungsaufgaben

1.

Warum wird bei Glycerol eine Reinheitsprüfung auf Halogenverbindungen durchgeführt?
In 12 ml Referenzlösung für diese Grenzprüfung (Vorgehen s.u.) sind 7 ml einer Chloridlösung (5 ppm) enthalten. Wie hoch ist die molare Konzentration an Allylchlorid, die hiermit (100proz. Stoffumsatz angenommen) erfasst wird? Wie stellen Sie eine Chloridlösung 5 ppm aus Natriumchlorid her (mit Mengenangaben)? Wo im Arzneibuch finden Sie die Anweisung dafür? (A_{rCl} 35.5; A_{rNa} 23.0; $M_{rAllylchlorid}$ 76.5)
Ph. Eur., Glycerol: Halogenated compounds. To 10 ml of solution S add 1 ml of dilute sodium hydroxide solution R, 5 ml of water R and 50 mg of halogen-free nickel-aluminium alloy R. Heat on a water-bath for 10 min, allow to cool and filter. Rinse the flask and the filter with water R until 25 ml of filtrate is obtained. To 5 ml of the filtrate add 4 ml of alcohol R, 2.5 ml of water R, 0.5 ml of nitric acid R and 0.05 ml of silver nitrate solution R2 and mix. Allow to stand for 2 min. Any opalescence in the solution is not more intense than that in a standard prepared at the same time by mixing 7.0 ml of chloride standard solution (5 ppm Cl) R, 4 ml of alcohol R, 0.5 ml of water R, 0.5 ml of nitric acid R and 0.05 ml of silver nitrate solution R2 (35 ppm).

2.

Chloroquin (Chlorochin) ist das am häufigsten angewandte Malaria-Prophylaxemittel. Die Ph. Eur. monographiert u.a. sein Phosphat. Dessen Identität wird – wie folgt beschrieben – IR-spektroskopisch nachgewiesen. Formulieren Sie die Reaktionsgleichungen und erklären Sie in einem Satz die Vorgänge bei der Vorbereitung von Chloroquin-Phosphat (Salz mit Phosphorsäure – als Edukt der Reaktionsgleichungen formulieren!) für die Aufnahme des Spektrums. Warum wird nicht einfach ein KBr-Pressling angefertigt?
Ph. Eur. Record the spectra using a solution prepared as follows: dissolve 0.1 g of the substance to be examined in 10 ml of water R, add 2 ml of dilute sodium hydroxide solution R and shake with two quantities, each of 20 ml, of chloroform R; combine the chloroform layers, wash with water R, dry over anhydrous sodium sulphate R, evaporate to dryness and dissolve the residue in 2 ml of chloroform R.

3.

a. Nennen Sie drei einfache Tests, mit denen man in einer normal ausgestatteten öffentlichen Apotheke innerhalb etwa einer Viertelstunde unterscheiden kann, ob ein Gefäß Salbutamol oder sein Sulfat enthält.
b. Bei Salbutamolsulfat ist eine Bestimmung der Sulfatasche vorgesehen; laut Monographie darf sie höchstens 0,1 % sein, bestimmt mit 1,0 g Substanz. Wie viel Milligramm von was wären das also? Salbutamol: $C_{13}H_{21}NO_3$, M_r 239,3, Salbutamolsulfat: $C_{26}H_{44}N_2O_{10}S$, M_r 576,7, Natriumsulfat: M_r 142,04.

4.

Die Monographie von Coffein-Monohydrat hat seit Suppl. 4.1 die folgende Fassung.
a. Es ist u.a. die Identitätsprüfung B vorgesehen. Was muss mit der Substanz vor Durchführung des Tests geschehen sein, damit er so aussagefähig ist?
b. Die Gehaltsbestimmung wird wie folgend beschrieben durchgeführt. Diskutieren Sie ausführlich, aber gegliedert und übersichtlich, was passieren könnte, wenn man die Substanz nicht trocknet.
c. Berechnen Sie den Wassergehalt in Prozent. M_r $C_8H_{12}N_4O_3$ 212,3; M_r $C_8H_{10}N_4O_2$ 194,2.
B. Examine by infrared absorption spectrophotometry (2.2.24; Meth. Kap. in der Ph. Eur.), comparing with the spectrum obtained with caffeine CRS.
ASSAY. Dissolve 0.170 g, previously dried at 100–105 °C, with heating in 5 ml of anhydrous acetic acid R. Allow to cool, add 10 ml of acetic anhydride R and 20 ml of toluene R. Titrate with 0.1 M perchloric acid, determining the end-point potentiometrically (2.2.20; Meth. Kap. in der Ph. Eur.).

5.

Methadon ist ein sehr stark wirksames Analgetikum. Es wird als Racemat oder in Form des links drehenden, stärker wirksamen, aber auch toxischeren Enantiomeren eingesetzt. Wie kann man innerhalb etwa einer Viertelstunde ohne Messung der optischen Aktivität und ohne Verwendung von Chromatographie mit den Gerätschaften, die eine normal ausgestattete öffentliche Apotheke haben muss, racemisches Methadon von Levomethadon unterscheiden?

6.

Formulieren Sie die Reaktionsgleichung(en) der Identitätsprüfung D des Neuroleptikums Haloperidol.
D. Dissolve about 10 mg in 5 ml of ethanol R. Add 0.5 ml of dinitrobenzene solution R and 0.5 ml of 2 M alcoholic potassium hydroxide solution R. A violet colour is produced and becomes brownish-red after 20 min.

7.

Welches Ergebnis gibt die Reinheitsprüfung „Optical rotation" der Ph. Eur. bei dem Antimykotikum Fenticonazolnitrat, wenn der Stoff innerhalb der Ph.-Eur.-Spezifikation liegt? Optical rotation (2.2.7; Meth. Kap. in der Ph. Eur.). Dissolve 0.10 g in methanol R and dilute to 10.0 ml with the same solvent. The angle of optical rotation is?

and enantiomer

8.

a. *Acetylsalicylsäure wird im Blut durch Hydrolyse zerstört. Formulieren Sie diese Reaktion.*

b. *Welchen pH-Wert hat Blut?*

c. *Nennen Sie zwei IR-Banden mit ungefährer Angabe der Wellenzahlen, an denen man Acetylsalicylsäure und das Hydrolyseprodukt mit der höheren Molekülmasse unterscheiden kann.*

9.

Sulfacetamid-Na ($C_8H_9N_2NaO_3S \cdot H_2O$, M_r 254,2) ist ein antibakterielles Sulfonamid.

a. *Die Ph. Eur. sieht als Identitätsprüfung u.a. die Prüfungen C und D vor (s.u.). Geben Sie für C die Formel des Niederschlags an, dessen Schmelzpunkt bestimmt wird, und für D die Reaktionsgleichung(en).*

b. *Die Reinheitsprüfung sieht u.a. eine Prüfung auf verwandte Subtanzen vor (s.u.). Berechnen Sie XX und YY.*

c. *Wie viel Prozent Wasser findet man bei Substanz 100%iger Reinheit?*

C. Dissolve 1 g in 10 ml of water R, add 6 ml of dilute acetic acid R and filter. The precipitate, washed with a small quantity of water R and dried at 100 °C to 105 °C for 4 h, melts (2.2.14; Meth. Kap. in der Ph. Eur.) at 181 °C to 185 °C.

D. Dissolve 0.1 g of the precipitate obtained in identification test C in 5 ml of alcohol R. Add 0.2 ml of sulphuric acid R and heat. The odour of ethyl acetate is perceptible.

Related substances. Examine by thin-layer chromatography (2.2.27; Meth. Kap. in der Ph. Eur.), using silica gel HF_{254} R as the coating substance. Test solution. Dissolve 1.5 g of the substance to be examined in water R and dilute to 15 ml with the same solvent. Reference solution (a). Dissolve 5 mg of sulphanilamide R in water R and dilute to 10 ml with the same solvent. Reference solution (b). Dilute 5 ml of reference solution (a) to 10 ml with water R. Reference solution (c). Dissolve 5 mg of sulphanilamide R in 10 ml of the test solution. Apply separately to the plate 5 µl of each solution. Develop over a path of 15 cm using a mixture of 10 volumes of concentrated ammonia R, 25 volumes of ethanol R, 25 volumes of water R and 50 volumes of butanol R. Allow the plate to dry in air and spray with dimethylaminobenzaldehyde solution R2. Any spot in the chromatogram obtained with the test solution, apart from the principal spot, is not more intense than the spot in the chromatogram obtained with reference solution (a) (XX per cent), and not more than one such spot is more intense than the spot in the chromatogram obtained with reference solution (b) (YY per cent). The test is not valid unless the chromatogram obtained with reference solution (c) shows two clearly separated spots.

Water (2.5.12; Meth. Kap. in der Ph. Eur.). 6.0 per cent to 8.0 per cent, determined on 0.200 g by the semi-micro determination of water.

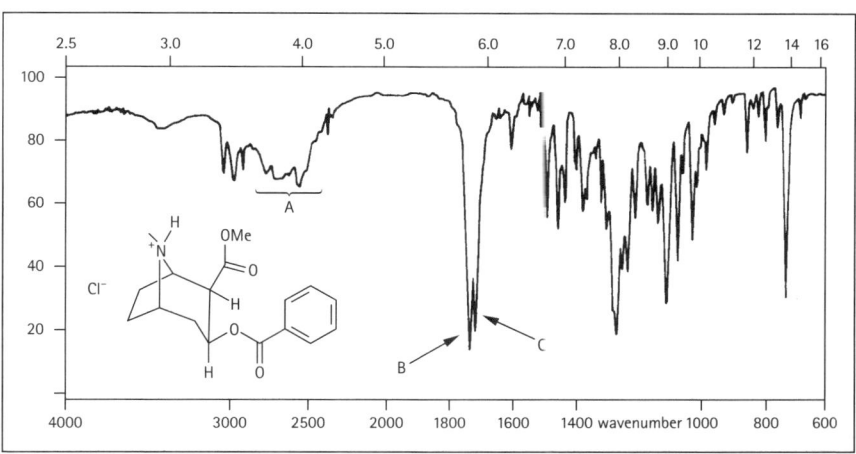

10.

Ordnen Sie die markierten Bereiche A, B und C des ¹R-Spektrums von Cocainhydrochlorid den entsprechenden funktionellen Gruppen zu und geben Sie jeweils an, um welchen Schwingungstyp es sich handelt. Welche physikalische Größe ist mit welcher Einheit als obere Abszisse aufgetragen?

11.

Was versteht man unter TOC und wie kann man ihn bestimmen? Berechnen Sie, wie viel Prozent Kohlenstoff Ethanol enthält, und wie viel ppb Ethanol als Verunreinigung beispielsweise von Wasser einen TOC von 10 ppb ergeben würden.

12.

Die Formel von Doxycyclinhyclat, wie in der Ph Eur. abgedruckt, ist nachfolgend angegeben.
a. Was ist ein Hyclat?
b. Wie viel Prozent Doxycyclin sind theoretisch enthalten ($(C_{22}H_{25}ClN_2O_8) \cdot 1/2$ $C_2H_6O \cdot 1/2\ H_2O;\ M_r\ 512,9$?
c. Die Identifizierung erfolgt u.a. mittels DC, wobei die Kieselgelplatte vorher mit EDTA-Lösung eingesprüht wird. Formulieren Sie EDTA. Welchem Zweck könnte diese Vorbehandlung der Kieselgelschicht dienen? Hinweis: EDTA bindet eine bestimmte Art Verunreinigung, die auch im Kieselgel vorliegen könnte, und die auch mit Tetracyclinen Verbindungen eingeht. Welche funktionellen Gruppen des Doxycyclins sind an den letztgenannten Verbindungen primär beteiligt?

HCl, $^1/_2$ C_2H_6O, $^1/_2$ H_2O

13.

Furosemid ist eine Carbonsäure und kann daher als Hydroxamsäure identifiziert werden. Formulieren Sie die Reaktionsgleichungen der Synthese der entsprechenden Hydroxamsäure und die folgende Farbreaktion.

14.

Die Abbildung (aus Dtsch Apoth Ztg 135: 2680–2693 (1995)) zeigt dünnschicht-chromatographische Trennungen der Xanthine Theophyllin, Coffein und Theobromin. Links wurde Kieselgel 60 F_{254} verwendet, rechts RP-18-Kieselgel. Als Fließmittelge-mische dienten 1-Butanol/Chloroform/Aceton/Ammoniak bzw. Methanol/Wasser. Welches Fließmittelgemisch gehört zu welchem Sorbens (A bzw. B)? Welche Bande entspricht in A bzw. B dem Coffein? Begründen Sie Ihre Zuordnungen! Erklären Sie die Abkürzungen 60 und F_{254}, und was sie beinhalten.

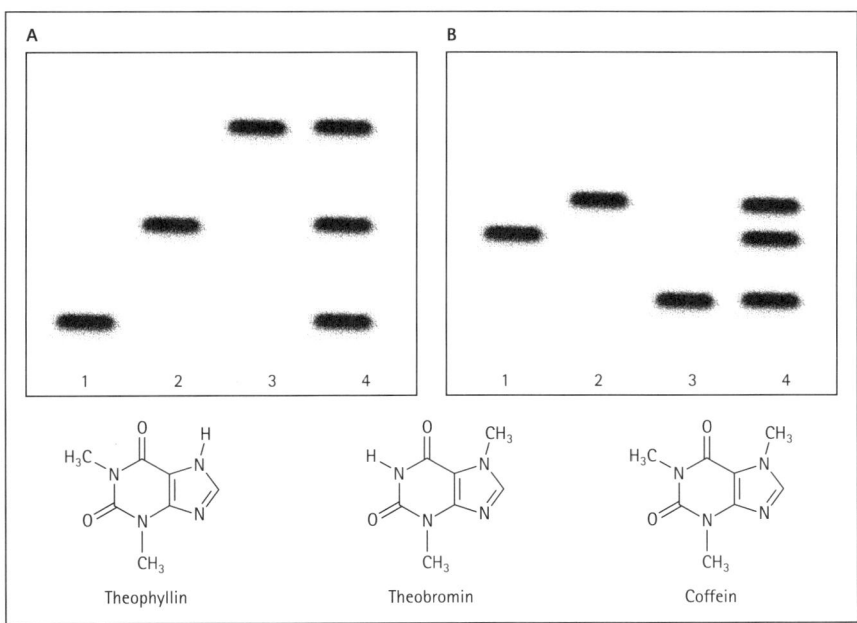

15.

Folgend sind die IR-Spektren von Paracetamol und Acetylsalicylsäure abgebildet.
a. Welches Spektrum gehört zu welcher Substanz? Begründen Sie Ihre Entscheidung!

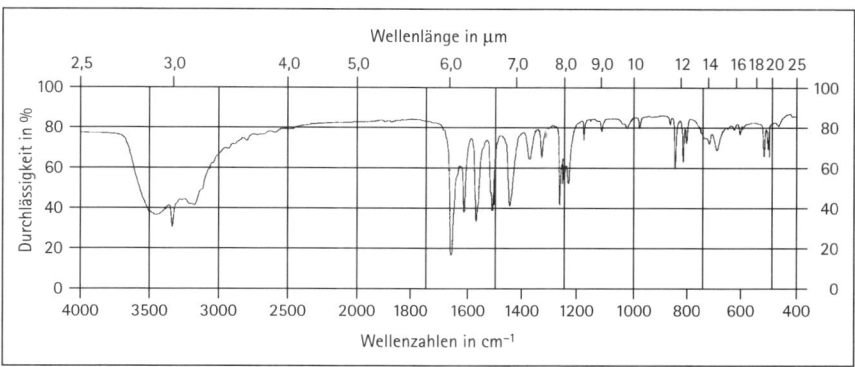

b. Wie könnte man die beiden Substanzen unter Verwendung nur der beiden Reagenzien Wasser und Eisen(III)chlorid unterscheiden (Vorgehen; Gleichungen; Beobachtung)?

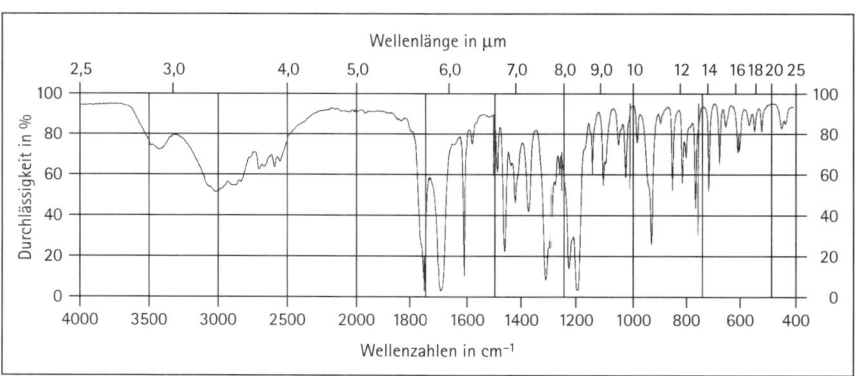

16.

Coffein und Theophyllin sind Xanthine. Theophyllin wird oft als Antiasthmatikum eingesetzt, hat aber geringe therapeutische Breite. Es kommt also darauf an, die beiden Stoffe nicht zu verwechseln. Folgend sind ihre IR-Spektren abgebildet.
a. Welches Spektrum gehört zu welcher Substanz? Begründen Sie Ihre Entscheidung!
b. Ordnen Sie die Banden zwischen 1600 und 1800 cm^{-1} zu. Welcher Schwingungstyp verursacht sie?

c. *Eines der beiden gibt mit Silbernitrat in ammoniakalischer Lösung einen Nieder-schlag. Welches? Gleichung(en)!*

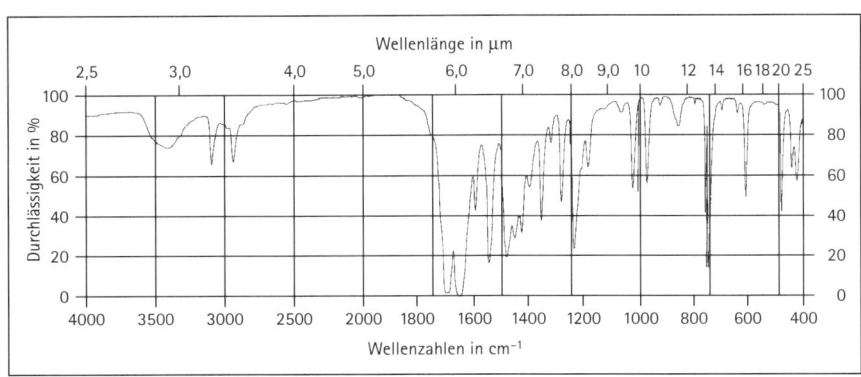

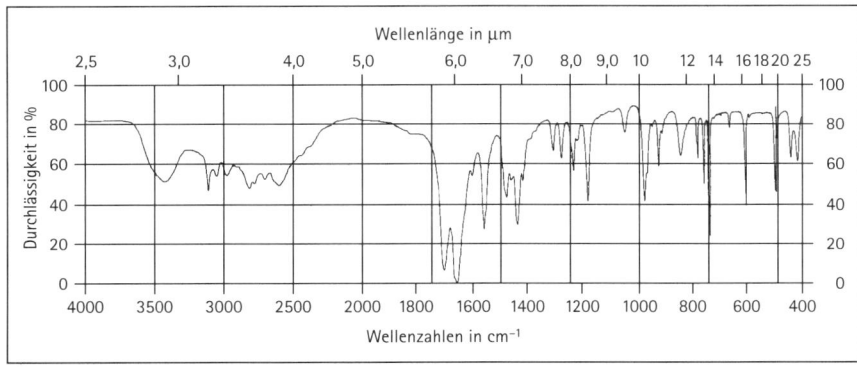

17.

Beschreiben und formulieren (Reaktionsgleichungen) Sie eine Farbreaktion zur Identifizierung von Naloxon-Base (links) neben Morphin-Base (rechts), beides Opi-oid-Rezeptorliganden.

18.

Die Monographie „Amylum Maydis" lässt eine Sulfatasche von 0,6 % zu. Was ist der deutsche Name von Amylum Maydis? Was sind die 0,6 %? Was ist chemisch aus dem Rest im Wesentlichen geworden?

19.

Formulieren Sie die Reaktionsgleichungen der folgenden Identitätsprüfungen von Lidocain. Bei b. tritt im ersten Schritt Nitrierung von Lidocain in Position 3 und 5 ein, im zweiten Schritt Bildung eines Meisenheimer-Komplexes.
a.   Dissolve 0.20 g in a mixture of 0.5 ml of dilute hydrochloric acid R and 10 ml of water R with warming and add 10 ml of picric acid solution R. The precipitate, washed with water R and dried, melts (2.2.14; Meth. Kap. in der Ph. Eur.) at about 230 °C, with decomposition.
b.   To about 5 mg add 0.5 ml of fuming nitric acid R. Evaporate to dryness on a water-bath, cool and dissolve the residue in 5 ml of acetone R. Add 0.2 ml of alcoholic potassium hydroxide solution R. A green colour is produced.

20.

a.   Formulieren Sie die Reaktionsgleichung(en) für die folgende Identitätsprüfung auf Homatropin-HBr.
b.   Welchen Wert erhält man für die optische Drehung der Substanz ungefähr $(c = 1,0, H_2O, 25\ °C)$?
Homatropine hydrobromide
$C_{16}H_{22}BrNO_3$ M_r 356,3
DEFINITION: (1R,3r,5S)-8-Methyl-8-azabicyclo[3.2.1]oct-3-yl (2RS)-2-hydroxy-2-phenylacetate hydrobromide. Content: 99.0 per cent to 101.0 per cent (dried substance).
IDENTIFICATION B. Dissolve 50 mg in 1 ml of water R and add 2 ml of dilute acetic acid R. Heat and add 4 ml of picric acid solution R. Allow to cool, shaking occasionally. Collect the crystals, wash with 2 quantities, each of 3 ml, of iced water R and dry at 100–105 °C. The crystals melt (2.2.14; Meth. Kap. in der Ph. Eur.) at 182 °C to 186 °C.

21.

Welche der folgend genannten Verbindungen gibt das abgebildete IR-Spektrum: Wasser, Acetylsalicylsäure, Ciprofloxacin, Natriumchlorid oder Cisplatin? Begründen Sie Ihre Entscheidung!

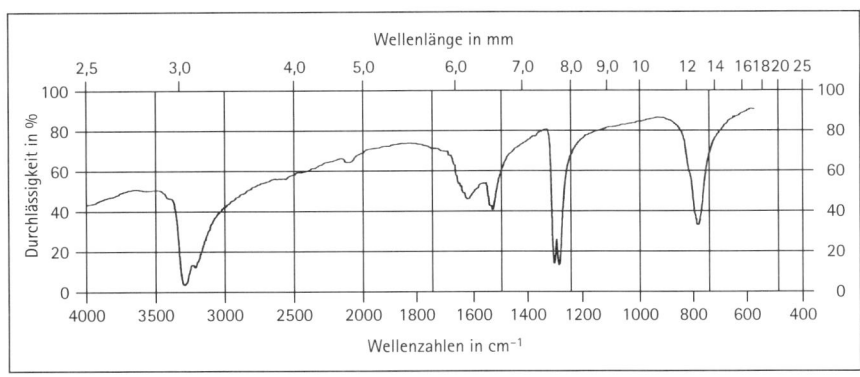

22.

Metoclopramid-HCl ist ein Prokinetikum, das zur Erhöhung der Magenmotilität, z.B. als Adjuvans bei Migräne, gegeben wird. Formulieren Sie seine Reaktion mit Natriumnitrit im Salzsauren und die Folgereaktion mit β-Naphthol.

23.

Formulieren Sie das Produkt der Reaktion von Ammoniak, 2-Nitrobenzaldehyd und Acetessigsäuremethylester.

24.

In der Monographie für Ciclosporin ist die folgende Prüfung auf Schwermetalle vorgesehen. Schildern Sie kurz das Vorgehen des Arzneibuches für diese Prüfung. Warum wird nicht die – einfacher durchzuführende – Methode A vorgeschrieben? Was genau (Name(n), Formel) enthält die Blei-Referenzlösung?
Heavy metals (2.4.8). The residue obtained in the test for loss on drying complies with limit test C for heavy metals (20 ppm). Prepare the standard using 2 ml of lead standard solution (10 ppm Pb) R.

25.

Was ist der Nachteil der Reinheitsbestimmung von chiralen Substanzen durch Polarimetrie? Nennen Sie zwei Verfahren, durch die diese Methode in der Ph. Eur. ersetzt werden kann und soll (vgl. Kap. 10.1, Reinheit).

26.

Das Anti-Ulcus-Mittel Omeprazol – in der „1. Welt" einer der meistverordneten Arzneistoffe – ist in der Ph. Eur. monographiert. Unter anderem wird eine Prüfung auf residual solvents vorgeschrieben. Wie heißt dieser Begriff im Deutschen? Mit welcher Methode lässt die Ph. Eur. darauf normalerweise prüfen? Die Substanz hat den systematischen Namen (RS)-5-Methoxy-2-etc. Formulieren Sie beide Enantiomere.

27.

Eine wirkliche Begebenheit: Der Krankenhausapotheke ist ein größeres Gebinde Ethanol für Rezepturzwecke geliefert worden. Da der Lieferant schon einmal mit Isopropanol ver- unreinigtes Ethanol lieferte, führte man eine Identitäts- und Reinheitsprüfung durch, und zwar unter Zuhilfenahme von 2,4-Dinitrobenzoylchlorid. Wie? Reaktionsgleichungen, Beobachtungen, Methode? Tatsächlich wurde Isopropanol im Ethanol nachgewiesen. Das Gebinde wurde nicht zurückgeschickt, sondern zwei Maßnahmen ergriffen. Welche Maßnahmen würden Sie mit pharmazeutischem Sachverstand empfehlen?

28.

a. Der Arzneibuch-Kommentar erklärt zum Lidocainhydrochlorid, dass „Schwer- metalle, speziell Kupfer, ... auch in geringen Konzentrationen die Gewebeverträg- lichkeit von Lokalanästhetika deutlich [herabsetzen]. Ferner verursachen Schwer- metalle Verfärbung und Zersetzung der vielfach in Kombination mit Lidocain verwendeten gefäßverengenden Mittel vom Adrenalintyp. Die strenge Begrenzung [des Schwermetallgehalts] ist daher gerechtfertigt." *In welchem Bereich liegt die Begrenzung für das – normalerweise als Injektabilium verwendete – Lidocainhyd- rochlorid? Schildern Sie ganz knapp die Methode der Ph. Eur., diese sehr geringe Schwermetallkonzentration zu begrenzen.*
b. Bei Lidocainhydrochlorid wird auch eine Wasserbestimmung als Reinheitstest vorgeschrieben und der Wassergehalt auf 5,5 bis 7,0 % eingeschränkt. Wie hoch ist der Wassergehalt der Substanz theoretisch? (Rechenweg!) A_r C 12,01; H 1,01; Cl 35,45; N 14,01; O 16,00.

29.

Kieselgel ist die Standard-Trägersubstanz für Normalphasenchromatographie. Ge- ben Sie einen Ausschnitt aus seiner Strukturformel an, die den Aufbau – auch in seiner Dreidimensionalität – wiedergibt.

30.

Zum Formaldehyd. (Zur Beantwortung s.a. Kap. 10)
a. Wie liegt er in wässriger Lösung vor, wenn es heißt. er liege frei vor?
b. Formulieren Sie ein Beispiel für „unfreien" Formaldehyd in Impfstoffen.
c. Bei welcher allgemeinen Reinheitsprüfung wird er zur Herstellung des Standards gebraucht?

31.

Die Reinheit des Antidepressivums Imipramin-HCl wird u.a. dadurch sichergestellt, dass per DC auf Kieselgel mit dem Fließmittelgemisch Salzsäure/Wasser/Essigsäu- re/Ethylacetat 5+5+35+55 auf die aus der Synthese oder Zersetzung stammende Verunreinigung Iminodibenzyl geprüft wird. Welche der beiden Substanzen wird den kleineren Rf-Wert aufweisen und warum?

32.

Bei Citronensäure lässt das Arzneibuch auf Oxalat prüfen. Schreiben Sie das Reaktionsschema ab und ersetzen Sie dabei die Namen durch Strukturformeln:

a. *Oxalsäure + Zn/HCl → Glyoxylsäure*

b. *Glyoxylsäure + Phenylhydrazin-HCl → A (ein Phenylhydrazon)*

c. *Phenylhydrazin-HCl + $K_3Fe(CN)_6$ → B (Benzoldiazonium-Ion)*

d. *A + B → Diphenylformazan + CO_2 + H^+*

33.

Die Reinheit des Oberflächenantiseptikums Nitrofural wird durch HPLC ermittelt. Dabei kann – obwohl die Substanz sehr rein ist – neben dem Substanzpeak ein zweiter starker Peak auftreten, der laut Massenspektrum dieselbe Molekülmasse wie Nitrofural aufweist. Worum handelt es sich bei diesem zweiten Peak?

6 Gehaltsbestimmungsmethoden im Arzneibuch

6.1 Leitlinie

In Übereinstimmung mit moderner nicht-pharmazeutischer Analytik sieht auch die Ph. Eur. die Gehaltsbestimmung[1,2] nicht als zentralen Punkt einer analytischen Charakterisierung an, sondern als abschließendes „i-Tüpfelchen" nach sorgfältiger Identitätsprüfung und ausführlichen Reinheitstests. In den „General Principles" wird das so formuliert:

„Specificity of assays. For the elaboration of monographs on chemical substances, the approach preferred by the Commission is to provide control of impurities via a well designed Tests section rather than by the inclusion of an assay that is specific for the active principle. It is therefore the full set of requirements of a monograph that is designed to ensure that the product is of suitable quality."

Also wird im Gegensatz z.B. noch zum DAB 7 nicht versucht, besonders spezifische, sondern einfach durchzuführende Gehaltsbestimmungsmethoden vorzugeben.

6.2 Häufigkeit der Methoden

In der Ph. Eur. werden die folgenden Methoden bei ungefähr der genannten Prozentzahl der Monographien vorgeschrieben:[3]

- Titrationen   > 70 %, Tendenz steigend,
- HPLC   ~ 10 %, Tendenz steigend,
- UV/Vis   ~ 5 %, Tendenz fallend,
- andere   ~ 10 %, Tendenz fallend,
- keine   ~ 10 %.

---

1   Weiterführende Literatur: (a) Göber, B., Surmann, P. (2005) Arzneimittelkontrolle. Wissenschaftliche Verlagsgesellschaft, Stuttgart, Kap. 6 (b) Eger, K., Troschütz, R., Roth, H.J. (1999) Arzneistoffanalyse. 4. Aufl., Deutscher Apotheker Verlag, Stuttgart (c) Roth, H.J., Blaschke, G. (1989) Pharmazeutische Analytik. 3. Aufl., Deutscher Apotheker Verlag, Stuttgart (d) Surmann, P. (1987) Quantitative Analyse von Arzneistoffen und Arzneizubereitungen. Wissenschaftliche Verlagsgesellschaft, Stuttgart

2   Instrumentell-analytische Methoden werden höchstens kurz erwähnt, um den Rahmen dieses Büchleins nicht zu sprengen, da es schon Lehrbücher für Pharmazeuten zu diesen Verfahren gibt: (a) Rücker, G., Neugebauer, M., Willems, G.G. (2001) Instrumentelle pharmazeutische Analytik. 3. Aufl., Wissenschaftliche Verlagsgesellschaft, Stuttgart (b) Dominik, A., Steinhilber, D. (2002) Instrumentelle Analytik für Pharmazeuten. 2. Aufl., Deutscher Apotheker Verlag, Stuttgart

3   Zahlen aus einem Vortrag von Prof. Dr. S. Ebel, Würzburg, am 27.05.2002 in Marburg

Die Titrationsverfahren gliedern sich wie folgt:

- in Wasser   ~ 25 %, Tendenz steigend. Davon 20 % mit Indikator zur Bestimmung des Endpunktes, 5 % mit potentiometrischer Endpunktanzeige,
- im nicht wässrigen Medium ~75 %, Tendenz fallend. Davon: 25 % mit Indikator zur Bestimmung des Endpunktes, 50 % mit potentiometrischer Endpunktanzeige.

6.3   Anwendbarkeit und Gehaltsgrenzen der Methoden

Als Student gewinnt man leicht den Eindruck, titrimetrische Verfahren seien nicht nur altmodisch, sondern auch sehr ungenau. Beides trifft nicht zu. Man kann es schon im Studentenpraktikum ausprobieren. Wir haben Ibuprofen in einem Praktikum (Münster, Arzneibuch-Praktikum, SS 2000) von allen Teilnehmern zum einen nach Ph. Eur. bestimmen lassen (acidimetrische Titration in Methanol mit Farbindikator), zum anderen per HPLC nach USP. Die Titration lieferte, über das Semester gemittelt, wesentlich bessere Richtigkeit und Präzision. Das liegt zum einen an der Methode selbst, zum anderen an der notwendigen Übung, die man bei der HPLC für die Arbeitsschritte vom Herstellen der Lösung bis zum Auswerten braucht. Die Auswertung zweier beliebiger Titrationen in einem Studentenpraktikum (Marburg, Arzneibuch-Praktikum, SS 2003) gab das folgende Ergebnis:

(1) Methionin, Titration nach Ph. Eur.: 24 Studenten, 28 Analysen (= 1,2/Person), durchschnittlich wurden 99,1 % des richtigen Wertes gefunden.
(2) Ionenpaartitration nach Ph. Eur.: 23 Studenten, 53 Analysen (=2,3/Person), durchschnittlich wurden 97,8 % des richtigen Wertes gefunden.

Solche zufällig ausgewählte Beispiele haben natürlich nur begrenzte Aussagekraft. Die unschlagbare Richtigkeit und Präzision von Titrationen bei der quantitativen Bestimmung von Reinstoffen geht aber unzweifelhaft aus professionellen Untersuchungen hervor. Allgemein findet man die folgenden Präzisionen beim Vergleich von Titrationen mit HPLC.[3]

Titrationen:
- Einwaage ~ 0,04 %,
- Endpunktbestimmung ~ 0,02 %,
- → Gesamtpräzision (theoret.) ~ 0,06 %,
- Gesamtpräzision (prakt.) ~ 0,1 %.

HPLC:
- Einwaage ~ 0,04 %,
- Lösung und Verdünnung herstellen ~ 0,6 %,
- Integration ~ 0,3 %,

- → Gesamtpräzision (theoret.) ~ 1,0 %,
- Gesamtpräzision (prakt.) ~ 1,4 %.

Einen guten Vergleich erlaubt auch der folgende vom EDQM organisierte Ringversuch (EDQM, s. Kap. 1):

Titration (5 Proben wurden an 36 Labore geschickt), das Ergebnis sah wie folgt aus:
- Reproduzierbarkeit in einer Serie: ~ 0,15 %,
- Präzision über alle Labore: ~ 0,30 %,
- systematisch falsch: < 5 %.

HPLC (3 Proben wurden an 36 Labore geschickt), das Ergebnis lautete:
- Wiederholbarkeit: ~ 0,40 %,
- Präzision über alle Labore: ~ 0,90 %,
- Ausreißer: 15 %.

Anlass für den Ringversuch waren Überlegungen zur unteren und oberen Gehaltsgrenze (z.B. „... *enthält mindestens 98,0 und höchstens 101,0 % ...*"). Bis 1997 gab es dafür keine einheitlichen Vorgaben. Seit ca. 1997 verwendet die Europäische Arzneibuch-Kommission die Ergebnisse solcher Ringversuche und legt für Reinstoffe normalerweise die folgenden Grenzen fest:

100,0 % ± 3 Standardabweichungen aller Labore aus dem Ringversuch.

Bei Titrationsverfahren sind die Grenzen 99–101 % von der Methode her realistisch. Bei HPLC ist 98–102 % noch zu knapp; ebenso 97–103 % bei UV/Vis-Verfahren, die zwar sehr empfindlich sind, aber daher auch sehr anfällig für kleine Mengen an UV/Vis-aktiven Verunreinigungen.

Warum kann es Gehalte über 100 % geben? Würde es nicht genügen, einen Mindestgehalt anzugeben? Gehalte von über 100 % resultieren sehr oft. Prinzipiell gibt es sie, weil keine Methode so spezifisch oder so selektiv (trennscharf) ist, dass sie nur den eigentlich interessierenden Analyt erfasst. Sondern es werden Verunreinigungen miterfasst, die Funktionalitäten aufweisen, die mitreagieren oder bespielsweise Absorption zeigen, wenn bei HPLC oder anderen Methoden UV-Detektion gewählt wird. Ein Beispiel: Clotrimazol wird in der Ph. Eur. als Base titriert. Der mit Pfeil markierte Imidazol-Stickstoff wird protoniert (Abb. 6.1). Jede basische Verunreinigung wird miterfasst, und wenn ihre Molmasse kleiner ist als die von Clotrimazol, ergeben sich scheinbare Gehalte von mehr als 100 %. Die in Clotrimazol häufige Verunreinigung Imidazol kann genau dieses Problem verursachen. Da es sich um ein typisches Problem handelt, soll es an diesem Beispiel kurz durchgedacht werden. Die Ph. Eur. gibt für Clotrimazol eine untere Gehaltsgrenze von 98,5 % an. 1,5 % Imidazol wären von daher als Verunreinigung tolerierbar. Wegen der viel kleineren Molmasse würden 1,5 % Imidazol aber einen scheinbaren Gehalt, acidimetrisch bestimmt, von Clotrimazol vortäuschen, der über der oberen zulässigen Gehaltsgrenze von 100,5 % liegt. In einem solchen Fall kann man natürlich nicht die obere Grenze

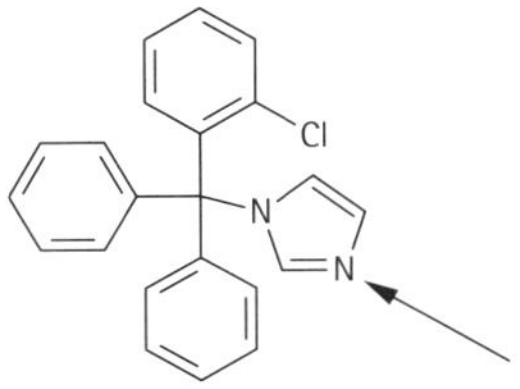

Abb. 6.1 Clotrimazol; der Pfeil markiert das basischere Stickstoff-Atom

einfach noch weiter (zu weit!) nach oben setzen. Sondern es ist erforderlich, auf diese Verunreinigung speziell zu prüfen und einen Maximalgehalt für sie vorzuschreiben, wie die Ph. Eur. in der Clotrimazol-Monographie unter Prüfung auf Reinheit auch vorsieht. Falsch (viel) zu hohe scheinbare Gehalte werden beispielsweise auch gefunden, wenn eine Gehaltsbestimmung Chlorid bestimmt (bei Aminhydrochloriden), und die Substanz mit Kochsalz oder einem anderen Halogenid verunreinigt ist. Dann kann es leicht zu Gehalten weit über 150 % kommen.

Gehaltsgrenzen müssen also die Methode berücksichtigen, mit der gearbeitet werden soll, und sind daher auch nicht direkt übertragbar auf quantitative Bestimmungen mit anderen Methoden.

Titrationen sind Methode der Wahl zur quantitativen Bestimmung von **Reinstoffen**, z.B. Arzneistoffen, und haben deshalb zu Recht einen prominenten Platz in der Ph. Eur. Chromatographische, instrumentelle Methoden wie HPLC sind Methode der Wahl für die Analyse von **Gemischen**, z.B. Arzneimitteln; denn man kann bei entsprechender Kalibrierung in einem Lauf Identität, Reinheit und Gehalt bestimmen und hat den Vorteil der Selektivität (sofern die Substanzen/Peaks sauber getrennt sind), was bei Titrationen nicht gegeben ist. Titrationen und HPLC sind also nicht Konkurrenten, sondern haben verschiedene Einsatzbereiche, in denen sie geeignet sind. Die Ph. Eur. scheint die HPLC allmählich als Standard-Gehaltsbestimmungsmethode einzuführen. Das ist für Reinstoffe analytisch nicht das Beste und hat wahrscheinlich den Grund, dass die HPLC in der Industrie u.a. wegen der Automatisierbarkeit Routinemethode geworden ist.

Titrationenverfahren sind leicht validierbar, reproduzierbar und führen mit hervorragender Präzision zu richtigen Ergebnissen. Warum sind Titrationen so präzise? Das hat im Wesentlichen zwei Gründe. Erstens basieren sie auf gut bekannten, schnellen, stöchiometrisch eindeutigen Reaktionen mit klarer Gleichgewichtslage; Bsp.: Neutralisationsreaktionen, also Acidimetrie/Alkalimetrie im Wässrigen. Zweitens sind – abgesehen von der Einstellung der Maßlösung – Titrationen absolute Verfahren mit sehr direktem, einfachem Zusammenhang zwischen Response (verbrauchten Millilitern Maßlösung) und Dose (Milligramm Analyt). Ihre Hauptfehlerquelle hinsichtlich Präzision haben Titrationen in der Praxis in der Ablesegenauigkeit der Büretten.

6.4   Genauigkeit beim Abwiegen und Abmessen

Bei Gehaltsbestimmungen – und nicht nur dort – sind natürlich in z.B. der Ph. Eur. Mengen angegeben, die abzuwiegen oder abzumessen sind. Diese Mengen sind Ungefährangaben, d.h. man muss nicht z.b. glatte 10,00 mg abwiegen, sondern darf – wie die Ph. Eur. im Allgemeinen Teil ausführt – um 10 % von der angegebenen Menge abweichen, muss die Einwaage oder Abmessung natürlich genau notieren. Größere Abweichungen sind nicht zugelassen, da es sein kann, dass zugehörige Reagenzmengen, Lösungsmittelvolumina oder Maßlösungen dann nicht mehr im für die analytische Reaktion ausreichenden Verhältnis stehen. Das gilt insbesondere bei Konventionsmethoden wie der Bestimmung der Fettkennzahlen, wo es z.b. bei der Iodzahl ja sogar eines orientierenden Vorversuchs bedarf, um die Reagenzmenge (hier: Iodbromid) auf die zu erwartende Iodzahl abzustimmen (s. Kap. 9.3.1).

Die Nullen nach dem Komma haben in der Analytik Bedeutung. Die Ph. Eur. schreibt im Allgemeinen Teil die folgenden Präzisionen vor:

- Bei Einwaagen: ± 5 Einheiten der letzten angegebenen Ziffer; z.B. „0,25" fordert eine Waagenpräzision von 0,245–0,255.
- Bei Volumenabmessungen: wenn die angegebene Menge auf eine Nachkomma-Null endet (z.B. 10,0 ml oder 0,50 ml), so ist eine Vollpipette, Bürette oder ein Messkolben zu verwenden, ansonsten (z.B. 50 ml) ein Messzylinder oder eine Messpipette.

6.5   Übungsaufgaben

1.

Chlortetracyclinhydrochlorid (C.) ist in der Ph. Eur. wie folgt definiert: „C. ist [systematischer Name] und wird aus bestimmten Stämmen von Streptomyces aureofaciens gewonnen oder nach anderen Verfahren hergestellt. Die Substanz enthält mind. 89,5 % C., und die Summe von C. und Tetracyclinhydrochlorid (T.) beträgt mind. 94,5 und höchstens 100,5 %, berechnet als C., jeweils auf die wasserfreie Substanz bezogen." Die Gehaltsbestimmung erfolgt mit Hilfe der Flüssigchromatographie. Die Untersuchungslösung (25,0 ml) soll 25,0 mg Substanz in 0,01 M Salzsäure enthalten; als Referenzlösungen werden u.a. eine Lösung von 25,0 mg C. CRS und eine von 25,0 mg T. CRS, jeweils in 0,01 M Salzsäure zu 25,0 ml, vorgeschrieben. Wie viel mg C. und T. sind minimal und maximal in den 25,0 mg Untersuchungssubstanz enthalten?

2.

Formulieren Sie die Gleichungen der Reaktionen, die bei der Gehaltsbestimmung von Cyclophosphamid ablaufen.

0,100 g Substanz werden in 50 ml einer 1 g/l-Lösung von Natriumhydroxid in Ethylenglycol gelöst und 30 min lang am Rückfluss gekocht. Man lässt abkühlen, spült den Kühler mit 25 ml Wasser nach, setzt 75 ml 2-Propanol, 15 ml verd. Salpetersäure, 10.0 ml 0,1 M Silbernitratlösung und 2,0 ml Eisen(III)sulfatlösung zu und titriert mit 0,1 M Ammoniumthiocyanat.

3.

Schildern Sie die Bestimmung der Hydroxylzahl nach Methode A (vgl. Kap. 9.3.1). Wie verändert sich der Wert gegenüber dem reinen Öl, wenn es sich um eine ölige Lösung von

a. Riboflavin oder
b. von Ibuprofen handelt?

4.

Diclofenac, ein Antiphlogistikum, ist weltweit einer der meistverwendeten Arzneistoffe. Die Ph. Eur. beschreibt sein Kaliumsalz.

a. Es ist nicht bekannt, was aus Diclofenac-K bei Identitätsprüfung C entsteht, aber man kann erkennen, als was es – allgemein gesprochen – reagiert. Nämlich?

IDENTIFICATION: C. Dissolve about 10 mg in 10 ml of alcohol R. To 1 ml of the solution add 0.2 ml of a mixture, prepared immediately before use, of equal volumes of a 6 g/l solution of potassium ferricyanide R and a 9 g/l solution of ferric chloride R. Allow to stand protected from light for 5 min. Add 3 ml of a 10 g/l solution of hydrochloric acid R. Allow to stand protected from light for 15 min. A blue colour develops and a precipitate is formed.

b. Bei der LC-Reinheitsprüfung wird speziell auf Verunreinigung A geprüft. Sie entsteht durch intramolekulare Wasserabspaltung aus Diclofenac. Welche Formel hat sie?

c. Wie viel Gramm Wasser dürfen in 1000 kg der Substanz enthalten sein?
TESTS: Loss on drying (2.2.32; Meth. Kap. in der Ph. Eur.). Not more than 0.5 per cent, determined on 1.000 g by drying in an oven at 100 °C to 105 °C for 3 h.

d. Formulieren Sie die Reaktionsgleichungen der Gehaltsbestimmung!

e. Wie viel ml Perchlorsäure-Maßlösung werden bei einem Gehalt von 99,5 % und einem Wassergehalt von 0 % verbraucht?
ASSAY: Dissolve 0.250 g in 30 ml of glacial acetic acid R. Titrate with 0.1 M perchloric acid, determining the end-point potentiometrically (2.2.20). 1 ml of 0.1 M perchloric acid is equivalent to 33.42 mg of $C_{14}H_{10}Cl_2KNO_2$ (M_r 334,2).

5.

Berechnen Sie aus der folgenden Wertetabelle die Präzision des Nachweises des (–)-Enantiomers des Wirkstoffs HOE 234, indem Sie die Standardabweichung und den Vertrauensbereich des Mittelwertes (für statist. Sicherheit von 95 %) ausrechnen. Das (–)-Enantiomer ist als Verunreinigung im (+)-Eutomer enthalten und muss quantifiziert werden.

$$\sqrt{\frac{\sum_{i=1}^{n}(x_i - \bar{x})^2}{(n-1)}}$$

$$\bar{x}_n \pm \frac{t \cdot s_n}{\sqrt{n}}$$

Anzahl der Einzel-nennungen	Werte t und $\dfrac{t}{\sqrt{n}}$ für					
n	P = 68,30%		P = 95,00%		P = 99,73%	
3	1,32	0,762	4,30	2,48	19,21	11,0
4	1,20	0,600	3,18	1,59	9,22	4,61
5	1,15	0,514	2,78	1,24	6,62	2,96
10	1,06	0,334	2,26	0,72	4,09	1,29
20	1,03	0,230	2,08	0,47	3,45	0,77
30	1,02	0,186	2,05	0,37	3,28	0,60
100	1,00	0,100	2,00	0,20	3,10	0,31

6.

Guaifenesin ist ein Expektorans. Die Ph. Eur. ließ eine Gehaltsbestimmung durch Malaprade-Reaktion durchführen. Formulieren Sie die beiden Verbindungen, die dabei aus Guaifenesin entstehen, und berechnen Sie XX. M_r: Guaifenesin, 198,2; $NaIO_4 \cdot 3\,H_2O$, 213,9; AsO_3^{3-}, 122,9; I_2, 253,8.
ASSAY: Man löst 50,0 mg in 10 ml Wasser R. Es werden 20,0 ml Natriumperiodat-Lösung R zugegeben und die Mischung 10 min lang stehen gelassen. Dann werden 25,0 ml Arsenit-Lösung R und 1 ml Kaliumiodid-Lösung R zugegeben. Man lässt wiederum 10 min lang stehen. Dann wird mit 0,05 M Iod-Lösung titriert, wobei man

2 ml Stärkelösung R als Indikator zusetzt. Man führt eine Blindbestimmung durch.
1 ml 0,05 M Iod-Lösung entspricht XX mg $C_{10}H_{14}O_4$.

7.

a. Formulieren Sie die Reaktionsgleichung(en) (außer Reaktion des Indikators)
der Gehaltsbestimmung von Ciprofloxacin und berechnen Sie XX (Rechenweg!).
M_r Ciprofloxacin: 331,4.
b. Könnte man diese Gehaltsbestimmung auch für Ciprofloxacin-HCl verwenden?
Begründung, Überlegungen!
c. Was ist das Besondere am limit test E?
d. Wie viel mmol Pb^{2+} enthält lead standard solution?
Dissolve 0,300 g in 80 ml glacial acetic acid R. Titrate with 0,1 M perchloric acid,
determining the end-point potentiometrically. 1 ml of 0,1 M perchloric acid is equi-
valent to XX mg of $C_{17}H_{18}FN_3O_3$.
Heavy metals (2.4.8). Dissolve 0,25 g in water R and dilute to 30 ml with the same
solvent. Carry out the prefiltration. The filtrate complies with limit test E for heavy
metals (20 ppm). Prepare the standard using 5 ml of lead standard solution (1 ppm
Pb) R.

8.

Bei medizinischer Kohle Ph. Eur. wird das Adsorptionsvermögen gemäß der fol-
genden Vorschrift bestimmt. Wie kommt der Faktor 2.353 zustande? Die Gleichung
der Umsetzung mit Phenazon ist folgend wiedergegeben:

M_r (Phenazon) = 188,22

Ph. Eur.: Adsorptionsvermögen: 0,300 g Substanz werden in einem 100-ml-Erlen-
meyerkolben mit Schliffstopfen mit 25,0 ml einer frisch hergestellten Lösung von
0,5 g Phenazon R in 50 ml Wasser R versetzt, 15 min lang kräftig geschüttelt und
abfiltriert, wobei die ersten 5 ml des Filtrats verworfen werden. 10,0 ml des Filtrats
werden mit 1,0 g Kaliumbromid R und 20 ml verdünnter Salzsäure R versetzt und
mit Kaliumbromat-Lösung (0,0167 mol·L^{-1}) in Gegenwart von 0,1 ml Ethoxychryso-
idinhydrochlorid-Lösung R bis zum Farbumschlag von rosarot nach gelbrosa titriert.
Gegen Ende der Titration wird langsam, 1 Tropfen alle 15 s, titriert. Ein Blindversuch
mit 10,0 ml Phenazon-Lösung wird durchgeführt. Die von 100 g Substanz adsorbier-
te Menge Phenazon errechnet sich nach der Formel: 2,353 (a–b)/m
a = Anzahl verbrauchter Milliliter Kaliumbromat-Lösung (0,0167 M) im Blindver-
such,

b = Anzahl verbrauchter Milliliter Kaliumbromat-Lösung (0,0167 M) im Hauptversuch,
m = Einwaage Substanz in Gramm.
100 g Substanz, berechnet auf die getrocknete Substanz, müssen mindestens 40 g Phenazon adsorbieren.

9.

Was ist ein Ringversuch?

10.

Für das Narkosegas Distickstoffoxid schreibt die Ph. Eur. einen Höchstgehalt von 300 ppm Kohlendioxid vor. Wie viel mg dürfen also in einer Druckgasflasche, die einen Fülldruck von 15 bar und eine Füllmenge von 60 kg aufweist, maximal enthalten sein? Formulieren Sie die beiden wichtigsten Grenzformeln von Distickstoffoxid als Valenzstrichformeln.

11.

Der Gehalt von Hydrocortison wird mittels UV/Vis-Spektroskopie bestimmt. In welchem Molekülteil wird dabei was angeregt? Welchen Gehalt berechnen Sie bei einer gemessenen Absorption von 0,420 und einem Wassergehalt der Substanz von 2 %?

12.

Im Folgenden (s. Kasten) ist ein Ausschnitt aus der Monographie wasserhaltiges Benzoylperoxid wiedergegeben. Zur Wasser-Bestimmung:
a. Warum wird Kaliumiodid zugesetzt (Reaktionsgleichung!)?
b. Formulieren Sie die Reaktion von Wasser mit dem Karl-Fischer-Reagenz.
c. Woher kommt der Faktor 0,0744?

ASSAY

Solution (a). Dissolve 2.500 g immediately before use in 75 ml of dimethylformamide R and dilute to 100.0 ml with the same solvent.

Dibenzoyl peroxide. To 5.0 ml of solution (a) add 20 ml of acetone R and 3 ml of a 500 g/l solution of potassium iodide R and mix. Allow to stand for 1 min. Titrate with 0.1 M sodium thiosulphate using 1 ml of starch solution R, added towards the end of the titration, as indicator. Carry out a blank titration.
1 ml of 0.1 M sodium thiosulphate is equivalent to 12.11 mg of $C_{14}H_{10}O_4$.

Water (2.5.12). Carry out the semi-micro determination of water, using 5.0 ml of solution (a). Use as the solvent a mixture of 20.0 ml of anhydrous methanol R and 3.0 ml of a 100 g/l solution of potassium iodide R in dimethylformamide R.

After adding solution (a), stir for 5 min before starting the titration. Carry out a blank determination.

Calculate the percentage content of water using the expression:

$$\frac{(n_1 - n_2) \times w \times 2}{m} + (p \times 0.0744)$$

n_1 = *number of millilitres of* iodosulphurous reagent R *used in the sample determination,*

n_2 = *number of millilitres of* iodosulphurous reagent R *used in the blank determination,*

w = water equivalent of iodosulphurous reagent R *in milligrams of water per millilitre of reagent,*

m = mass of the substance to be examined used for the preparation of solution (a) in grams,

p = percentage content of dibenzoyl peroxide.

7 Acidimetrie und Alkalimetrie im Arzneibuch

7.1 Allgemeines

Die Verfahren der Acidimetrie und Alkalimetrie werden in der Ph. Eur. sehr häufig verwendet; denn die dazu benötigten Maßlösungen sind einfach herstellbar, lagerungsstabil und preiswert. Ihre Einstellung erfolgt gegen einen Urtiter oder gegen eine andere Maßlösung, die bereits gegen einen Urtiter eingestellt wurde. Die Einstellung der Maßlösung kann unterbleiben, wenn zur Herstellung der Maßlösung eine exakt abwiegbare, nicht hygroskopische p.a.-Substanz verwendet wird.

Zur Einstellung der Maßlösungen der Ph. Eur. werden die Urtiter (primary standards for volumetric solutions) Natriumcarbonat, Benzoesäure und Kaliumhydrogenphthalat verwendet. Urtitersubstanzen müssen genau abwiegbar, daher kristallin und nicht hygroskopisch sein, bezüglich ihrer Qualität muss die Auszeichnung p.a. (pro analysi) gelten. Außerdem müssen sie lagerungsstabil und gut verfügbar sein.

Die Möglichkeit der Titration eröffnet sich nur bei ausgeprägtem Sprung im pH-Wert während der Titration. Sie ist also nur bei genügend großer Differenz zwischen der Acidität oder Basizität des Stoffes und des Lösungsmittels durchführbar. (s. dazu auch die Ausführungen über den Einfluss des Lösungsmittels am Anfang des Kapitels 7.7). Folgende Faustregel wurde experimentell ermittelt:

- Für Titrationen in Wasser: $pK_L - pK_{S/B} \geq 8$
  $$pK_L = -\log K_L$$
  $$pK_L(H_2O) = 14 \Rightarrow pK_{S/B} \leq 6$$
- Für Titrationen in Ethanol: $pK_L(EtOH) = 19$
  $$pK_{S/B}(EtOH) = pK_{S/B}(H_2O) + 1$$
  $$\Rightarrow pK_{S/B}(H_2O) \leq 10 \text{ (für die Titration in Ethanol!)}.$$

Diese ungefähren Werte gelten bei Endpunktermittlung mittels Farbindikatoren. Bei potentiometrischer Endpunktanzeige vergrößert sich die Spanne um zwei pK-Einheiten (Faktor 100 in Konzentrationseinheiten), so dass im Wässrigen unter potentiometrischer Indikation noch Stoffe bis $pK_{S/B} = 8$ titrierbar sind und in Ethanol bis zu einem $pK_{S/B}$-Wert von 12.

7.2   Titration schwacher Säuren

Schwache Säuren und Basen kommen sehr oft im Arzneischatz vor. Das liegt erstens daran, dass ein Arzneistoff polare Gruppen braucht, um nicht kovalent aber fest und gerichtet an einen Rezeptor zu binden. Zweitens müssen Wirkstoffe sowohl in lipophilen als auch hydrophilen Phasen löslich sein, damit sie sich im Körper verteilen und sowohl in wässrige Körperflüssigkeiten als auch in Membranen eindringen können. Die saure oder basische Gruppe dient sozusagen als „Schalter" für lipophile oder hydrophile Eigenschaft. Bei Carbonsäuren ist die deprotonierte Form hydrophiler als die protonierte, neutrale; bei Aminen ist es die kationische protonierte Form, die gute Wasserlöslichkeit bringt.

Die sauren oder basischen Gruppen macht man sich natürlich auch analytisch zunutze, um die Substanzen quantitativ titrimetrisch zu erfassen (Abb. 7.1).

$$RCO_2H \ + \ H_2O \ \rightleftharpoons \ RCO_2^- \ + \ H_3O^+$$

lipophiler   hydrophiler

$$R_3N \ + \ H_2O \ \rightleftharpoons \ R_3NH^+ \ + \ OH^-$$

Abb. 7.1 Protonierung/Deprotonierung schwacher Arzneistoffsäuren und –basen

Vorgenanntes Beispiel zeigt, dass die Kenntnis der grundsätzlichen chemischen Gegebenheiten bei Arzneistoffen und physiologisch wichtigen Stoffen hilft, sowohl analytische als auch wirkungsbezogene Eigenschaften verstehen und ableiten zu können.

Zu den schwachen Säuren unter den Arzneistoffen zählen Carbonsäuren, NH- und CH-acide Verbindungen

Carbonsäuren

Carbonsäuren sind sehr häufig anzutreffen. Als Beispiel soll Furosemid (Abb. 7.2), ein Diuretikum, dienen. Sein pK_S-Wert liegt bei 3,9. Es ist also noch im wässrigen Milieu titrierbar. In der Monographie der Ph. Eur. erfolgt die Titration jedoch nicht in Wasser, sondern in DMF (Dimethylformamid) als Lösungsmittel. Dies geschieht rein aus Gründen der Löslichkeit, da Furosemid in Wasser schlecht löslich ist. Als Maßlösung wird 0,1 M Natriumhydroxid-Lösung verwendet mit Indikator Bromthymolblau. Im wasserfreien Medium mit Tetrabutylammoniumhydroxid-Maßlösung (s.u.) würde auch das NH erfasst.

NH- und CH-acide Verbindungen

In diese Kategorie gehört z.B. Tolbutamid (Abb. 7.2), ein Antidiabetikum mit einem pK_S-Wert von 5,3. Es ist ein Sulfonylharnstoff-Derivat ($-SO_2-NH-CO-NH-$);

das der SO$_2$-Gruppe benachbarte NH ist das saurere. Es wird laut Ph. Eur. in einem Lösungsmittelgemisch aus Ethanol und Wasser mit 0,1 M NaOH-Lösung gegen Phenolphthalein titriert.

Phenylbutazon (Abb. 7.2), ein Antirheumatikum, ist einer der sehr seltenen Fälle, wo eine C-H-Bindung so sauer ist, dass sie als Säure in Aceton als Lösungsmittel mit 0,1 M NaOH gegen Bromthymolblau titriert werden kann.

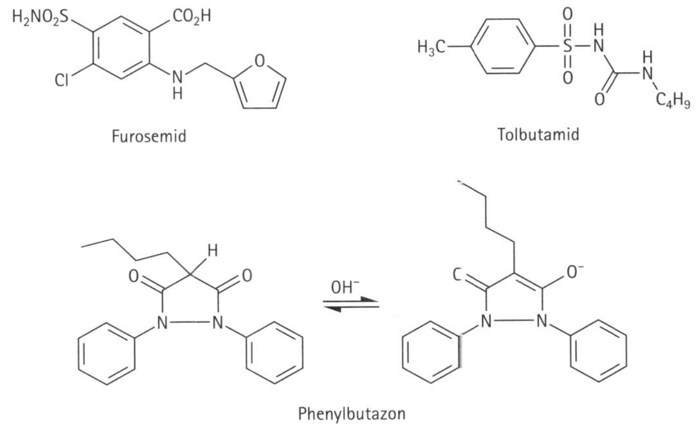

Abb. 7.2 Beispiele für schwach saure Arzneistoffe

7.3 Argentoacidimetrische Titration schwacher XH–Säuren

Eine Erhöhung der Acidität von NH-, SH- und CH-Gruppen wird durch Salz- und Komplexbildung mit Silber-Ionen erreicht (Abb. 7.3). Diese Art der Titration bezeichnet man als argentoacidimetrische Titration. Der Brönsted-Säure-Base-Reaktion ist ein Lewis-Säure-Austausch (H$^+$ gegen Ag$^+$) vorgeschaltet.

Das Pyridinium-Kation wird in der nachfolgenden Titration mit einer Base (z.B. NaOH) potentiometrisch oder mit Farbindikator erfasst. So kann man beispielsweise Barbiturate, Hydantoine, Purine, Thiouracile und Alkine bestimmen. Bei Alkinen bilden sich schwer lösliche, gemischte Silbersalze.

Beispiele für wichtige Arzneistoffe mit terminaler Alkingruppe sind die synthetischen Östrogene und Gestagene. Der Ethinylrest wurde eingeführt, um die Biotransformation zu verlangsamen, die bei Östrogen und Gestagen sehr rasch verläuft und zum Wirkungsverlust führt. Derivate wie Ethinylestradiol und Norethisteron können zur Hormonsubstitution eingesetzt werden, da sie Hormonwirkung bei stark verlängerter In-vivo-Halbwertszeit aufweisen.

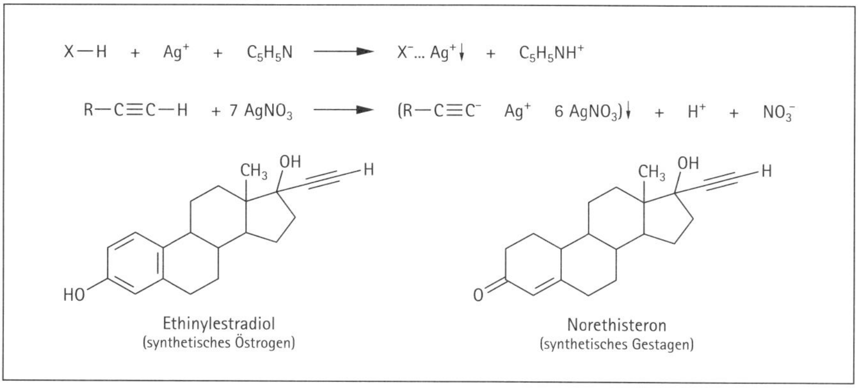

$$X{-}H \ + \ Ag^+ \ + \ C_5H_5N \ \longrightarrow \ X^-\!\ldots Ag^+\!\downarrow \ + \ C_5H_5NH^+$$

$$R{-}C{\equiv}C{-}H \ + \ 7\,AgNO_3 \ \longrightarrow \ (R{-}C{\equiv}C^- \ Ag^+ \ 6\,AgNO_3)\!\downarrow \ + \ H^+ \ + \ NO_3^-$$

Ethinylestradiol
(synthetisches Östrogen)

Norethisteron
(synthetisches Gestagen)

Abb. 7.3 Deprotonierung terminaler Alkine und Arzneistoffbeispiele

7.4   Ammoniumsalze

Viele Arzneistoffe weisen eine primäre, sekundäre oder tertiäre Aminfunktion auf. Sie werden meist nicht als Amine eingesetzt, da diese oxidationsempfindlich und oft ölig sind, sondern in Form der stabileren und galenisch besser verarbeitbaren Ammoniumsalze (Hydrochloride, Hydrogensulfate, Hydrogenphosphate, Hydrogentartrate u.a.). Für die Herstellung von Tabletten benötigt man feste, am besten kristalline Stoffe, was bei Salzen meist der Fall ist. Die pK_S-Werte von Ammoniumsalzen liegen zwischen 8 und 10. Sie sind also etwas zu schwach sauer, um direkt in Wasser titriert werden zu können.

Stattdessen bietet sich die Titration in Ethanol bei potentiometrischer Endpunktanzeige an. Tatsächlich sieht das Arzneibuch bei den meisten Ammoniumsalzen eine Titration im wässrig-alkoholischen Medium mit potentiometrischer Indikation vor. Das ist ein Beispiel für eine sog. **Verdrängungstitration**, die in der Ph. Eur. inzwischen sehr häufig Anwendung findet, da sie die in den ersten Auflagen der Ph. Eur. für Ammoniumchloride und -bromide gebräuchliche Titration via Quecksilberkomplex (s. Kap. 7.7) wegen der Toxizität von Hg-Verbindungen ersetzt.[1]

Das Prinzip der Verdrängungstitration beruht darauf, dass das Reaktionsgleichgewicht durch Entfernen der im Zuge der Titration entstehenden Base (Amin) aus der wässrigen Phase in die organische hinein in einem für die Titration ausreichenden Maße zur Produktseite hin verschoben wird. Dies hat zur Folge, dass die Säurestärke der Ammmoniumsalze erhöht ist. Dabei hat das Lösungsmittel(gemisch) entscheidenden Einfluss. Bei einer echten Verdrän-

---

[1]   Miller, J.H.McB. (1996) Replacement of the assays by non-aqueous titration of halide salts of organic bases and quartenary ammonium compounds by alternative titration procedures. Pharmeuropa 8: 400–401

gungstitration wird im 2-Phasen-System (wässrige/organische Phase) gearbeitet, und man spricht dann auch von einer Zwei-Phasen-Titration.

Bei Titrationen in einer Phase, z.B. in Ethanol, löst sich die durch die Natronlauge freigesetzte freie Amin-Base (RNH_2) besser als das Ammonium-Ion, was zu der Aciditätserhöhung der protonierten Amin-Base (RNH_3^+) führt (Abb. 7.4).

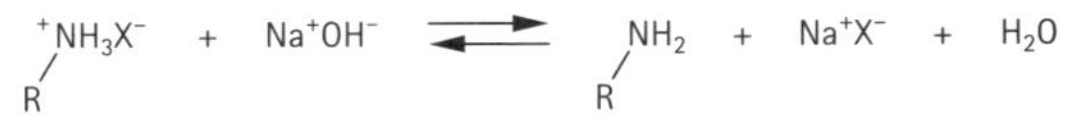

$$\underset{R}{\overset{+}{N}H_3X^-} + Na^+OH^- \rightleftharpoons \underset{R}{NH_2} + Na^+X^- + H_2O$$

Abb. 7.4 Deprotonierung von Ammoniumsalzen

Oft findet man in der Vorschrift einen Zusatz von 5,0 ml 0,01 M Salzsäure. Dadurch ergeben sich zwei Wendepunkte (Abb. 7.5). Der Grund für den Säurezusatz liegt in der Synthese der Ammoniumsalze. Es kann nämlich vorkommen, dass noch Reste an HCl bzw. HX aus der Synthese enthalten sind, die bei der Titration miterfasst und so einen zu hohen Verbrauch an Maßlösung vortäuschen würden.

7.5   Titration schwacher Basen

Die wichtigsten schwachen Basen im Arzneischatz sind Amine. Aliphatische Amine sind schwach basisch, aber basisch genug, um direkt in Wasser titriert werden zu können. In der Ph. Eur. werden sie aber doch meist über ihre protonierte Form ($R_3NH^+X^-$) durch Rücktitration bestimmt, z.B. Ephedrin (pK_B = 4,4). Gemäß der Monographie-Vorschrift wird die Substanz zunächst in Ethanol gelöst, dann mit einem Überschuss an 0,1 M Salzsäure versetzt und schließlich der Überschuss an Salzsäure mit 0,1 M Natriumhydroxidlösung gegen Methylrot zurücktitriert (Abb. 7.6). Durch die Salzsäure wird Ephedrin-Base quantitativ in ihr Salz überführt. Die Auswertung der Titration beruht auf der Rücktitration der unverbrauchten Salzsäure.

Das Schweizer Arzneibuch (Ph. Helv. 9) sah noch die Direkttitration von Ephedrin mit 0,1 M Salzsäure vor.

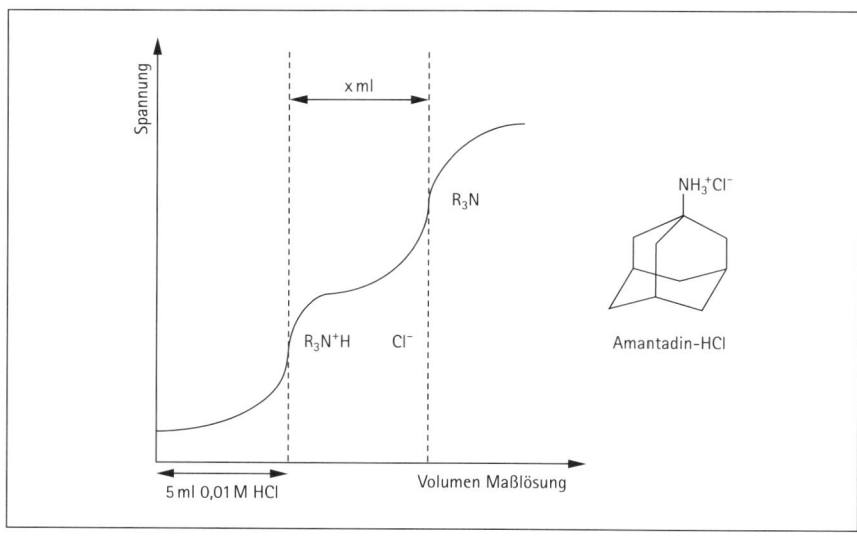

Abb. 7.5 Titrationskurve für Ammoniumsalze bei initialer Zugabe von etwas verdünnter Salzsäure und Beispielverbindung Amantadin-HCl

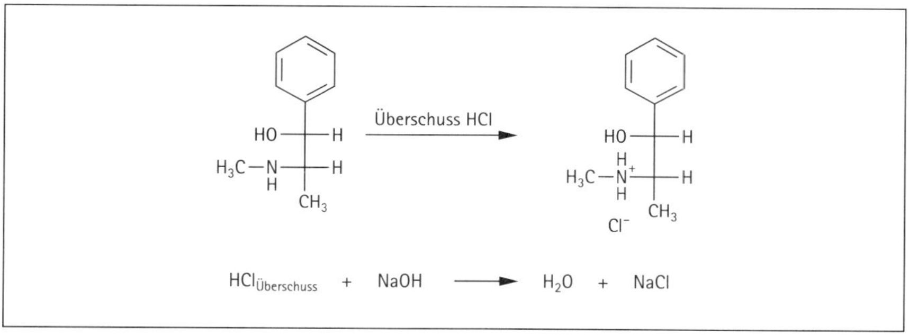

Abb. 7.6 Ephedrin

7.6 Titration sehr schwacher Basen

Sie werden in anderen Lösungsmitteln als Wasser titriert, wie im Folgenden beschrieben.

7.7   Titrationen in anderen Lösungsmitteln als Wasser

7.7.1   Allgemeines

Viele Arzneistoffe sind Säuren und Basen, die zu schwach sauer oder basisch sind, um in wässriger Lösung direkt durch eine Neutralisationsanalyse bestimmt zu werden. Eine Erweiterung des Titrationsspektrums mittels Übergang von Wasser zu Ethanol als Lösungsmittel (LM) wurde gerade besprochen. Bevor wir nun zu den im Arzneibuch sehr häufigen Titrationen in wasserfreier Essigsäure kommen, soll der Einfluss des Lösungsmittels auf die einzelnen Stoffkonstanten der zu bestimmenden Substanz thematisiert werden. Die Wirkung des Lösungsmittels auf den gelösten Stoff ist in der Tabelle 7.1 zusammengestellt.

Tab. 7.1 Wirkung des Lösungsmittels auf gelöste Stoffe

	Inerte LM (Bsp. Toluol)	Saure/basische LM (Bsp. H_2O, EtOH, DMF usw.)
Ionisation	Ja	Ja
Dissoziation	Nein	Hängt von Dielektrizitätskonstante ab (Bsp. H_2O: 80; HOAc: 6; DK < 40 nur noch Ionenpaare vorhanden)
LM-Ionenbildung	Keine	LM kann ionisch vorliegen, fördert die Beweglichkeit von H^+ u.a. Ionen
Produkt	Ionen + Neutralteilchen	Salz + LM-Molekül
Eigenschaft Titrand/Titrator/LM	Nukleophilie der titrierten od. titrierenden Base muss stärker sein als das Anion d. Titrationssäure bzw. d. titrierten Säure	LM muss schwächere Säure/ Base sein als die titrierte Säure/ Base

LM: Lösungsmittel

Jedes Lösungsmittel übt außerdem einen nivellierenden Einfluss auf die Stärke einer Säure oder Base aus. Darunter versteht man, dass in protischen Lösungsmitteln die protonierte Form des Lösungsmittels die stärkste Säure darstellt und die deprotonierte Form die stärkste Base; in Wasser also das Hydrogenium- und Hydroxid-Ion, in Essigsäure das Acetacidium- und das Acetat-Ion (Abb. 7.7).

Jede stärkere Säure als beispielsweise das Hydrogenium-Ion reagiert mit Wasser zu H_3O^+, und jede stärkere Base als Hydroxid zu OH^-.

Dem nivellierenden steht der differenzierende Effekt gegenüber. HCl und $HClO_4$ sind in Wasser gleich stark sauer, mit anderen Worten sie reagieren voll-

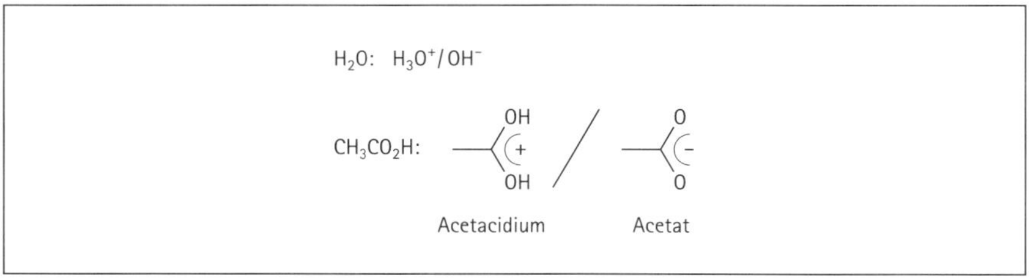

H_2O: H_3O^+ / OH^-

CH_3CO_2H: Acetacidium / Acetat

Abb. 7.7 Autoprotolyse von Wasser und Essigsäure

ständig zu H_3O^+ + X^-. Sie werden nivelliert, nicht differenziert. CH_3CO_2H dagegen ist ein differenzierendes Lösungsmittel für HCl und $HClO_4$.

In Essigsäure (nicht in Wasser!) gilt: pK_S ($HClO_4$) = 4,9, pK_S (HCl) = 8,6.

Die schwache Basizität der Essigsäure führt dazu, dass sehr starke Säuren differenzierbar sind. Wasser ist dafür zu stark basisch.

Für sehr schwache Basen werden also bei der wasserfreien Titration saure LM wie Essigsäure eingesetzt. Mit sauer ist gemeint: saurer als Wasser. Für sehr schwache Säuren sind analog basische LM (z.B. Pyridin, DMF) geeignet. Inerte LM (z.B. Acetonitril, Chloroform) können sowohl für schwache Säuren als auch für schwache Basen verwendet werden.

7.7.2   Titration sehr schwacher Basen

Im Arzneibuch und überhaupt in der Titrimetrie hat sich wasserfreie Essigsäure als gut geeignetes, oft verwendetes Medium mit Perchlorsäure als Titrator für die quantitative Bestimmung sehr schwacher Basen bewährt, die im Arzneischatz häufig sind. Deshalb sollen jetzt die Basisfakten acidimetrischer Titrationen mit $HClO_4$/HOAc zusammengefasst werden.

Verlauf einer Titration in Essigsäure am Beispiel einer schwachen Aminbase

Wegen der geringen Polarität der Essigsäure liegen Ionenpaare vor, keine dissoziierten Ionen. In ausführlichen Abhandlungen[2] zur Theorie dieser Neutralisationsreaktion und im Arzneibuch-Kommentar werden die Vorgänge und beteiligten Gleichgewichte sehr viel ausführlicher behandelt als hier. Für die Praxis ist eine solche Ausführlichkeit nicht erforderlich, sondern die folgenden Gleichungen.

1. Analysenlösung:

$$R_3N \;+\; CH_3CO_2H \;\rightleftharpoons\; R_3NH^+ \cdot CH_3CO_2^- \;\rightleftharpoons\; R_3NH^+ \;+\; CH_3CO_2^-$$

2   Kolthoff, I.M., Elving, P.J. (1959) Treatise on Analytical Chemistry. Interscience Encyclopedia, New York. Part I, Vol. 1, p. 475ff.

2. Maßlösung:

$$HClO_4 \;+\; CH_3CO_2H \;\rightleftharpoons\; CH_3CO_2H_2^+ \cdot ClO_4^- \;\rightleftharpoons\; CH_3CO_2H_2^+ \;+\; ClO_4^-$$

3. Eigentlicher Titrationsvorgang: die Neutralisierung der stärksten Base (Acetat) und Säure (Acetacidium) in Essigsäure:

$$R_3NH^+ \cdot CH_3CO_2^- \;+\; CH_3CO_2H_2^+ \cdot ClO_4^- \;\rightleftharpoons\; R_3NH^+ \cdot ClO_4^- \;+\; 2\,CH_3CO_2H$$

4. Endpunktanzeige:
Potentiometrisch mit in Essigsäure konditionierten Glaselektroden oder unter Verwendung von Farbindikatoren. Letztere können nicht die für wässrige Systeme sein, da sie zu basisch sind und von Anfang an protoniert vorlägen. Geeignete Farbindikatoren für Titrationen im wasserfreien Milieu sind z.b. Kristallviolett und Naphtholbenzein.

Maßlösung
Als Maßlösung wird wasserfreie Perchlorsäure (0,1 M) benötigt. Reine (100 %ige) Perchlorsäure ist explosiv. Das ist eine an sich spannende Eigenschaft, die uns hier aber wegen der anderen Zielsetzung veranlasst, auf die handelsübliche 70 %ige wässrige Perchlorsäure auszuweichen. Die ist nur sehr stark ätzend. Um ihr das Wasser zu entziehen, wird sie mit Eisessig und Acetanhydrid versetzt und 24 h lang stehen gelassen. Dabei bildet sich aus Acetanhydrid und Wasser Essigsäure. Anschließend wird der Wassergehalt nach der Karl-Fischer-Methode bestimmt und mit Wasser oder Acetanhydrid auf 0,1–0,2 % Wasser eingestellt. Die Einhaltung dieses Richtwertes ist wichtig, da zu viel Wasser einen schleppenden Indikatorumschlag hervorrufen würde. Andererseits darf aber auch Acetanhydrid nicht im Überschuss vorliegen, da Amine, die im Zuge der Titration protoniert werden sollen, acetyliert werden könnten (Abb. 7.8), und man daher weniger Amin als eigentlich vorhanden finden würde.

Die Einstellung der Maßlösung erfolgt mit dem Urtiter Kaliumhydrogenphthalat (Abb. 7.8).

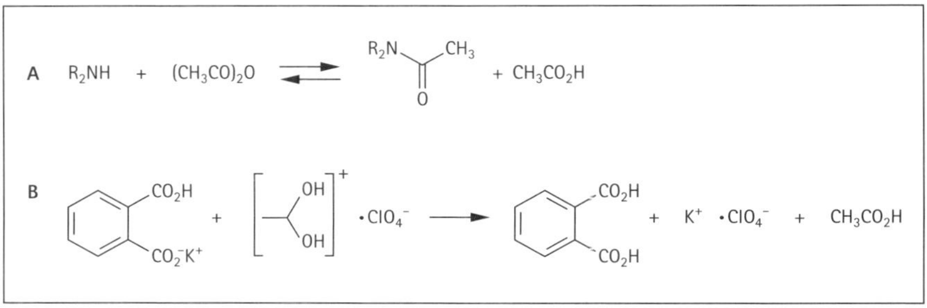

Abb. 7.8 A Acetylierung von Aminen bei Überschuss Acetanhydrid in der Maßlösung.
B Einstellung von Perchlorsäure-Maßlösung mit Kaliumhydrogenphthalat

Als Lösungsmittel für die Titration im Wasserfreien mit perchloric acid/glacial acetic acid kommen in Frage: Eisessig; evtl. in Kombination mit Ameisensäure oder Acetanhydrid oder Dioxan, um Löslichkeitsprobleme der Substanz zu beheben. Auch Aceton, Chloroform und Benzol werden als Kosolvenzien verwendet.

Beispiele für Arzneistoffe, die auf diese Weise volumetrisch bestimmt werden, sind in Abbildung 7.9 zusammengestellt. Es ist jeweils mit einem Pfeil angezeigt, welche(s) Atom(e) vermutlich protoniert wird/werden.

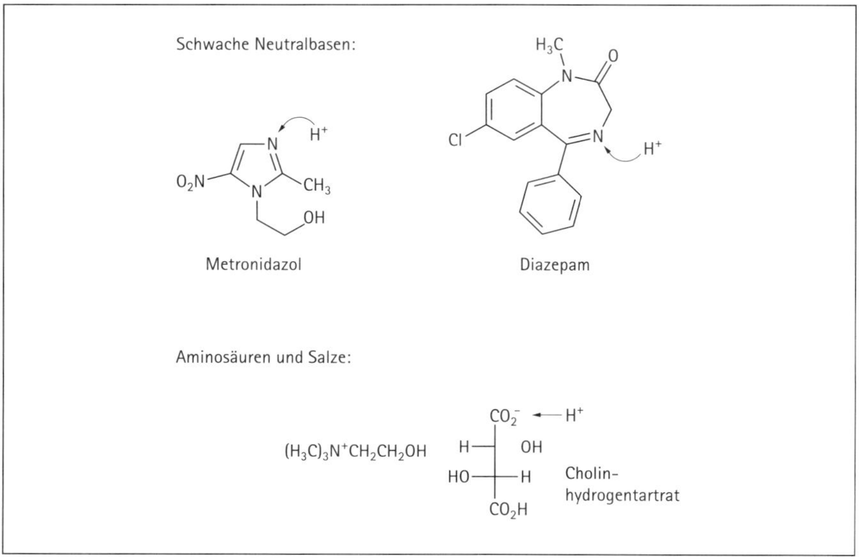

Abb. 7.9 Beispiele für Arzneistoffe, die als sehr schwache Basen titriert werden

Neben Tartraten können nach dieser Methode auch Sulfate, Nitrate und Phosphate (z.B. Codeinphosphat) titriert werden. Protoniert wird immer das Anion, z.B. Sulfat unter diesen Bedingungen zu Hydrogensulfat.

Halogenide: Auch Fluoride können direkt titriert werden, ihre Basizität in Eisessig reicht völlig aus. Fluorwasserstoff bzw. Flusssäure ist ja die schwächste der Halogenwasserstoffsäuren, und Fluorid ist nach Ladungsdichte und Basizität weniger dem Chlorid als dem Hydroxid ähnlich. Daher ist Fluorid auch leicht giftig (hemmt Hydrolasen, die es mit Hydroxid verwechseln) und schützt Zahnschmelz, indem es statt Hydroxid in Apatit (basisches Calciumphosphat) eingelagert wird.

Die Basizität von Chloriden, Bromiden und Iodiden hingegen reicht nicht für die direkte Titration im Wasserfreien aus. Dennoch gibt es mehrere im Folgenden beschriebene Möglichkeiten, um sie dieser Methode zugänglich zu machen.

Ligandenaustausch:

Durch Ligandenaustausch mit Quecksilber(II)-acetat, da Hg(II) lineare, fast nicht dissoziierende Komplexe mit Ionen wie Halogenid und Acetat bildet. So ist $HgCl_2$ kein Salz, sondern ein linearer Komplex, und seine wässrige Lösung leitet den Strom fast nicht:

$$Hg(O_2CCH_3)_2 \quad + \quad 2\ X^- \quad \rightleftharpoons \quad HgX_2 \quad + \quad 2\ CH_3CO_2^-$$

Abbildung 7.10 zeigt als Beispiel Chinin-HCl: Titration in Essigsäure/Quecksilberacetat mit Perchlorsäure unter Verbrauch von zwei Äquivalenten Maßlösung pro Mol Chinin, eins für das ausgetauschte Chlorid, eins für die Protonierung des Chinolin-Stickstoffatoms.

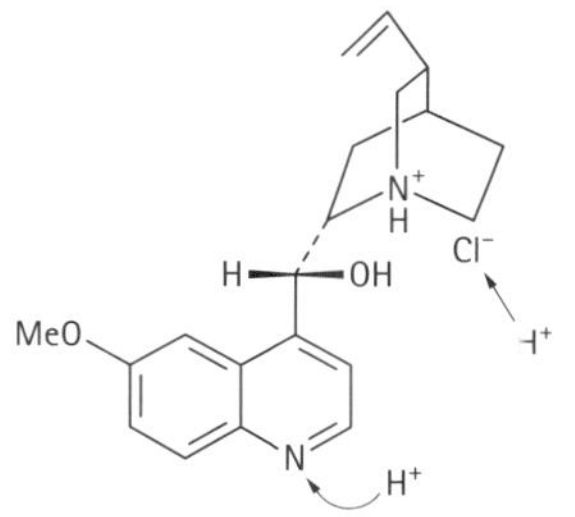

Abb. 7.10 Chinin-HCl (engl. Quinine HCl)

Die Quecksilberacetat-Methode hat meist – nicht bei Chinin-HCl – den Nachteil, nur das Anion zu erfassen, nicht die Arzneistoff-Base. Vor allem wegen der Giftigkeit und Umweltschädlichkeit des Quecksilbers wird bzw. wurde sie in der Ph. Eur. durch die folgenden Methoden ersetzt.

Direkte Titration nach Zusatz von Acetanhydrid:

Direkte Titration mit Perchlorsäure in Essigsäure oder Ameisensäure mit Zusatz von Acetanhydrid.[3] Auch hier erfolgt ein Austausch des Halogenids gegen Acetat, aber nicht als Ligand an Hg(II), sondern durch Reaktion mit Acetanhydrid zu Acetylchlorid (wenn X^- = Chlorid) und dem in Essigsäure problemlos titrierbaren Acetat (Abb. 7.11).

---

3   Surmann, P., Dietz, C., Wilk, H., Nassauer, T. (1983) Zur Titration von Arzneistoffchloriden und -bromiden in wasserfreien Lösungsmitteln. Dtsch Apoth Ztg 123: 1110–1112

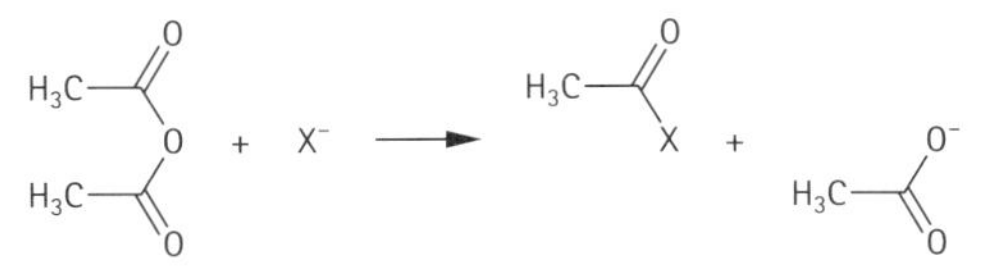

Abb. 7.11 Direkte Titration mit Perchlorsäure in Essigsäure oder Ameisensäure mit Zusatz von Acetanhydrid

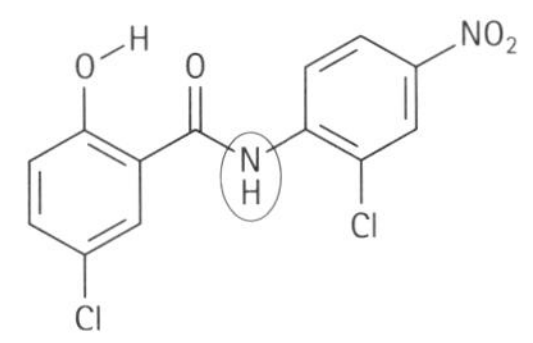

Abb. 7.12 Niclosamid, ein Anthelmintikum. NH-Acidität höher als phenolische Acidität wegen elektronenziehender p-Nitrogruppe und weil das phenolische Proton in eine Wasserstoff-Brücke eingebunden ist.

Verdrängungstitration:

Die Verdrängungstitration wurde bereits besprochen (s. Kap. 7.4).

7.7.3 Titration sehr schwacher Säuren

Für die Titration von sehr schwachen Säuren gibt es in der Ph. Eur. kein Standardverfahren, wie es Perchlorsäure in Essigsäure für sehr schwache Basen ist.
Es werden verschiedene Maßlösungen eingesetzt:

- 0,1 M ethanolische Natriumhydroxidlösung,
- 0,1 M Lithiummethanolat in Methanol/Toluol,
- 0,1 M Tetrabutylammoniumhydroxid in Methanol/Toluol.

Die letztgenannte Maßlösung ist die für schwache Säuren meist verwendete im Arzneibuch (in ca. 15 Monographien). Abbildung 7.12 zeigt ein Beispiel.

7.8 Übungsaufgaben

1.

Thiopental, die Wahrheitsdroge so mancher Spionagekrimis, ist in der Ph. Eur. als Thiopental-Natrium und Natriumcarbonat zu finden und wie folgt definiert:
Thiopental sodium and sodium carbonate is a mixture of the sodium derivative of 5-ethyl-5-(1-methylbutyl)-2-thioxo-1H,5H-pyrimidine-4,6-dione $(C_{11}H_{17}N_2NaO_2S;$ M_r *264.3) and anhydrous sodium carbonate, containing the equivalent of not less than 84.0 per cent and not more than 87.0 per cent of thiopental and not less than 10.2 per cent and not more than 11.2 per cent of Na, both calculated with reference to the dried substance.*
Die Gehaltsbestimmung soll wie folgt durchgeführt werden:
Dissolve 0.150 g in 5 ml of water R. Add 2 ml of dilute sulphuric acid R and shake with four quantities, each of 10 ml, of chloroform R. Combine the chloroform layers, filter and evaporate the filtrate to dryness on a water-bath. Dissolve the residue in 30 ml of previously neutralised dimethylformamide R and add 0.1 ml of a 2 g/l solution of thymol blue R in methanol R. Titrate immediately with 0.1 M lithium methoxide until a blue colour is obtained. Protect the solution from atmospheric carbon dioxide during the titration. 1 ml of 0.1 M lithium methoxide is equivalent to XX mg of $C_{11}H_{18}N_2O_2S.$
Formulieren Sie Gleichungen für alle Reaktionen (nicht für die Indikatorreaktion), die die Substanz im Laufe der Gehaltsbestimmung erleidet, und berechnen Sie XX.
A_r *H 1.01, Na 23.00.*
Welchen Zweck hat die Beimischung von Natriumcarbonat?

2.

Formulieren Sie die Reaktionsgleichungen der acidimetrischen Titrationen des Bronchodilators Salbutamol und seines Sulfates, die beide in der Ph. Eur. monographiert sind.
Salbutamolum: Dissolve 0.200 g in 30 ml of anhydrous acetic acid R. Titrate with 0.1 M perchloric acid, determining the end-point potentiometrically (2.2.20).
Salbutamoli sulfas: Dissolve 0.400 g in 5 ml of anhydrous formic acid R and add 35 ml of anhydrous acetic acid R. Titrate with 0,1 M perchloric acid, determining the end-point potentiometrically (2.2.20).

3.

Wie groß muss die Gleichgewichtskonstante K der folgenden Reaktion sein, damit man HX als Säure in Wasser mit Farbindikator titrieren kann? Muss K mindestens oder höchstens den von Ihnen genannten Wert haben?
$HX_{aq} + H_2O \rightarrow X^-_{aq} + H_3O^+_{aq}$

4.

Welches Teilchen (Name, Formel) ist im Lösungsmittel Pyridin die stärkste Säure?

5.

Nennen Sie je eine Urtitersubstanz (Name, Formel) der Ph. Eur. für die Einstellung einer Säure- bzw. Base-Maßlösung.

6.

Berechnen Sie XX in der Gehaltsbestimmung von Piperazincitrat Ph. Eur.
ASSAY: Dissolve 0.100 g in 10 ml of anhydrous acetic acid R with gentle heating and dilute to 70 ml with the same acid. Titrate with 0.1 M perchloric acid using 0.25 ml of naphtholbenzein solution R as indicator until the colour changes from brownish-yellow to green. 1 ml of 0.1 M perchloric acid is equivalent to XX mg of $C_{24}H_{46}N_6O_{14}$.

7.

Formulieren Sie die Reaktionsgleichung der Titration von Tolbutamid mit 0,1 M NaOH-Lösung.

8.

L-Lysin, eine proteinogene α-Aminosäure mit ω-Aminogruppe an einer Tetramethylengruppe, wird für verschiedene Arzneistoffe als Salzpartner verwendet, da sie preiswert und physiologisch unbedenklich ist. Natürlich ist sie nur bei guter Kristallisierbarkeit des gewünschten Salzes verwendbar. Beispielsweise Ibuprofenlysinat hat darüber hinaus den Vorteil einer raschen Bioverfügbarkeit. L-Lysin, im Arzneibuch als Hydrochlorid, muss den Ph.-Eur.-Bestimmungen entsprechen, wozu die Gehaltsbestimmung im wasserfreien Medium gehört. Sie wird wie folgt durchgeführt:
ASSAY: Dissolve 0.150 g in 5 ml of anhydrous formic acid R. Add 50 ml of anhydrous acetic acid R. Titrate with 0.1 M perchloric acid, determining the end-point potentiometrically (2.2.20). 1 ml of 0.1 M perchloric acid is equivalent to XX mg of $C_6H_{15}ClN_2O_2$.
Formulieren Sie die Reaktionsgleichungen des Titrationsvorganges und berechnen Sie XX. – A_r: C 12,01; H 1,01; Cl 35,45; N 14,.01; O 16,00.

9.

Sie wollen eine Titration mit $HClO_4$/HCl durchführen, stellen aber fest, dass kein Kristallviolett vorhanden ist. Zeit für eine Neubestellung ist nicht; deshalb schauen Sie sich nach einer Alternative um und finden Methylorange, Bromthymolblau, Phenolphthalein, Gentianaviolett und Ferroin. Wäre(n) einer oder mehrere dieser Farbstoffe als Ersatz geeignet?

10.

Skizzieren Sie die Titrationskurve der Gehaltsbestimmung des Antidepressivums Mianserin-HCl und erklären Sie die Vorschrift kurz.

ASSAY: Dissolve 0.200 g in a mixture of 5.0 ml of 0.01 M hydrochloric acid and 50 ml of alcohol R. Carry out a potentiometric titration (2 2.20), using 0.1 M sodium hydroxide. Read the volume added between the two points of inflexion. 1 ml of 0.1 M sodium hydroxide is equivalent to 30.08 mg of $C_{18}H_{21}ClN_2$.

11.

Formulieren Sie die Reaktionsgleichung(en) der Gehaltsbestimmung des Mydriatikums Tropicamid einschl. der Indikatorreaktionen.

ASSAY: Dissolve 0.200 g in 50 ml of anhydrous acetic acid R. Add 0.2 ml of naphtholbenzein solution R and titrate with 0.1 M perchloric acid until the colour changes from orange to green. 1 ml of 0.1 M perchloric acid is equivalent to 28.44 mg of $C_{17}H_{20}N_2O_2$.

12.

Ein leicht abgewandelter Text aus dem Arzneibuch: In einer Eis-Wasser-Mischung werden 175 ml wasserfreies Methanol gekühlt und in kleinen Anteilen mit 1,15 g frisch geschnittenem Natrium versetzt. Nach dem Auflösen des Metalls wird mit Toluol zu 1000,0 ml verdünnt.

a. Reaktionsgleichung(en)?
b. Wie nennt das Arzneibuch die fertige Lösung?
c. Welche Molarität hat sie etwa (Rechnung!)?
d. Mit welchem Urtiter wird sie eingestellt? A_r: H 1,00; C 12,00; O 16,00; Na 23.00.

13.

Lithiumcitrat und andere Lithiumsalze werden therapeutisch bei manischen Depressionen eingesetzt. Formulieren Sie für die folgende Gehaltsbestimmung Reaktionsgleichungen – außer für die Indikatorreaktion – und ergänzen Sie XX.

ASSAY: Dissolve 80.0 mg in 50 ml of anhydrous acetic acid R, heating to about 50 °C. Allow to cool. Titrate with 0,1 M perchloric acid, using 0.25 ml of naphtholbenzein solution R as indicator, until the colour changes from yellow to green. 1 ml of 0,1 M perchloric acid is equivalent to XX mg of $C_6H_5Li_3O_7$.

14.

Formulieren Sie die zur Gehaltsbestimmung des Diuretikums Hydrochlorothiazid gehörende(n) Reaktionsgleichung(en), skizzieren Sie die Titrationskurve und berechnen Sie XX (Rechenweg!).

ASSAY: Dissolve 0.120 g in 50 ml of dimethyl sulphoxide R. Titrate with 0.1 M tetrabutylammonium hydroxide in 2-propanol, determining the end-point potentiometrically (2.2.20) at the second point of inflexion. Carry out a blank titration. 1 ml of 0.1 M tetrabutylammonium hydroxide in 2-propanol is equivalent to XX mg of $C_7H_8ClN_3O_4S_2$.

8 Redoxtitrationen im Arzneibuch

8.1 Redoxchemie – Grundlagen qualitativ

Man kann sämtliche chemischen Reaktionen einem der folgenden Typen zuordnen:

1. Säure-Base-Reaktionen,
2. Redox-Reaktionen,
3. Radikal-Reaktionen (auch als Subtyp von 2. einzuordnen),
4. perizyklische Reaktionen (z.B. Diels-Alder).

Am häufigsten kommen die beiden erstgenannten vor. Ihre Unterschiede und Gemeinsamkeiten sind in der Gegenüberstellung in Tabelle 8.1 erkennbar (e^- = Elektron(en)).

Tab. 8.1 Gegenüberstellung der beiden wichtigsten chemischen Reaktionstypen

Lewis–Säure–Base	Redox
$A + B \rightarrow A - B$	$O + R^{n-} \rightarrow O^{n-} + R$
A (Säure): e^--Paar-Akzeptor	O (Oxidationsmittel): e^--Akzeptor
B (Base): e^--Paar-Donator	R (Reduktionsmittel): e^--Donator
Reaktion: gemeinsame Nutzung von Elektronen oder das Gegenteil, Bindung wird geknüpft oder gebrochen	Reaktion: Elektronenübergang

Lewis-Säuren können auch als Oxidationsmittel reagieren, Lewis-Basen als Reduktionsmittel. Anschaulich gesagt: Trifft eine Lewis-Base eine Säure, die sehr gierig nach Elektronen ist, so kommt es nicht zur Kooperation (Säure-Base-Reaktion), sondern zum räuberischen Überfall (Redox-Reaktion). Ein wichtiges Beispiel ist das Proton H^+. Es kann als Lewis-Säure oder als Oxidationsmittel reagieren. Überhaupt ist die Formulierung, ein Stoff „ist" eine Säure, Base, Oxidationsmittel oder Reduktionsmittel, konzeptionell falsch. Da diese Begriffe nur im Zusammenhang einer chemischen Reaktion definiert sind, oder anders gesagt: ein Stoff nur in dem Moment eine Säure „ist", wo er mit einer Base reagiert, sind die folgenden Formulierungen richtig:

1. Ein Stoff **reagiert als** Säure, Base etc.
2. Acidität, Basizität, Oxidations- oder Reduktionseigenschaft sind keine Zustände, sondern Funktionen des Reaktionspartners.

8.2   Redoxchemie – Grundlagen quantitativ

Die Stärke von Brönsted-Säuren und -Basen wird quantitativ dadurch angegeben, dass man alle Säuren und Basen mit Wasser reagieren lässt. Die Gleichgewichtskonstante dieser Reaktion – K_S oder K_B – dient als Maß für die Stärke.

Die Stärke von Oxidations- und Reduktionsmitteln wird quantitativ dadurch angegeben, dass man alle Oxidations-/Reduktionsmittel mit dem Redoxpaar: elementarer Wasserstoff/Proton (H_2/H^+) reagieren lässt. Dieses Paar – elektrochemisch: Elektrode – ist die Normal- oder Standard-Wasserstoffelektrode; die Standardbedingungen bestehen u.a. außerdem darin, dass man bei Raumtemperatur arbeitet und einer bestimmten Protonenkonzentration. Die Gleichgewichtslage dieser Reaktion eines Redoxsystems mit der Normalwasserstoffelektrode wird E^0 genannt und in der Einheit Volt oder Millivolt angegeben. Sie gibt die oxidierende oder reduzierende Neigung und Stärke eines Oxidations-/Reduktionsmittels an. In der elektrochemischen Spannungsreihe sind die E^0 gelistet.

Da – wie im normalen Leben – auch in der Elektrochemie normalerweise keine Normalbedingungen herrschen, sondern vor allem von den artifiziellen Standardbedingungen abweichende Konzentrationen, kann man für quantitative Analytik mit den Normal-(E^0)-Werten allein normalerweise nichts anfangen. Man benötigt eine Beziehung, die das Potential E mit realen, „unnormalen" Konzentrationen in Beziehung setzt. Das leistet die von Walther Nernst 1889 empirisch gefundene Gleichung, die inzwischen seinen Namen trägt.

Nernst'sche Gleichung, allgemein:
$$E = E^o + \frac{RT}{nF} \cdot \ln \frac{[Ox]}{[Red]}$$

Die Ableitung dieser Beziehung folgte einem allgemein anwendbaren Versuchs- und Gedankengang. Zunächst wurden viele Experimente gemacht, hier Messungen des tatsächlichen Potentials von Lösungen verschiedener Konzentrationen gegen eine Referenzelektrode. Graphisch und mathematisch sind lineare Beziehungen am leichtesten auswertbar (Abb. 8.1). Direkt linear proportionale Beziehungen sind in der Natur selten. Vielmehr verändert sich meist eine Größe im Verhältnis zu einer anderen logarithmisch. Deshalb versuchte Nernst erfolgreich eine halblogarithmische Auftragung des Potentials E gegen das logarithmierte Konzentrationsverhältnis der oxidierten zur reduzierten Form eines Redoxpaars. Die Steigung und der y-Achsenabschnitt einer so resultierenden Geraden sind normalerweise wiederum Naturkonstanten oder zusammengesetzte Naturkonstanten; man muss „nur" herausfinden welche.

Im vorliegenden Fall stellte sich heraus, dass der y-Achsenabschnitt das Normalpotential E^0 ist und die Steigung eine zusammengesetzte Konstante aus:

- R, der allgemeinen Gaskonstante; diese Naturkonstante heißt so, weil sie zuerst aus der physikalisch-chemischen Behandlung des Verhaltens von Gasen gefunden wurde,
- F, der Faraday-Konstante, sozusagen das „Mol" der Elektrochemie,

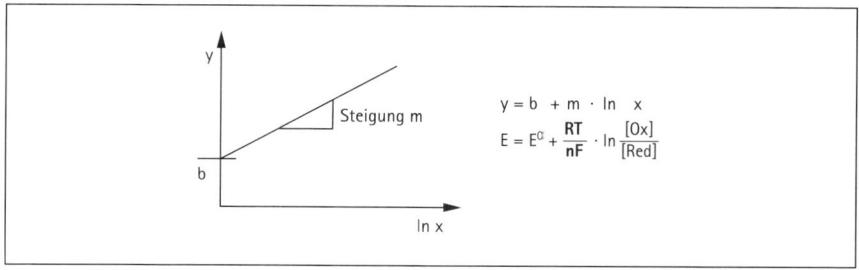

Abb. 8.1 Prinzip der Ableitung der Beziehung zweier Größen am Beispiel der Nernst-Gleichung

- T, der absoluten Temperatur,
- n, keine Konstante, sondern ein Parameter (veränderliche Konstante), die Anzahl der in der Redoxreaktion ausgetauschten Elektronen.

Sehr viele Naturprozesse sind mit der natürlichen Logarithmus- bzw. e-Funktion beschreibbar, d.h. die Euler'sche Zahl (2,71828...) unterliegt als Naturkonstante. Es ist auffällig, dass eine nach gängiger Meinung zufällig entstandene Welt so viele grundsätzlich zusammenhängende Strukturen aufweist.[1]

Mit eingerechneten Naturkonstanten, der Definition, dass Raumtemperatur 20 °C sind und der Umrechnung vom natürlichen auf den dekadischen Logarithmus, ergibt sich die folgende praktische Form der Nernst-Gleichung:

$$E = E^0 + \frac{0{,}059}{n} \cdot \log \frac{[Ox]}{[Red]}$$

Überschlagsmäßig ändert sich demzufolge für jede 10fache Änderung des Verhältnisses der oxidierten zur reduzierten Form das Potential E um $\frac{0{,}059}{n}$ Volt (bei konstanter Temperatur und konstantem pH).

Am Beispiel der Manganometrie wird besonders deutlich, dass Potentiale stark vom pH-Wert abhängig sein können. Die Halbreaktion (Elektrode) der Manganometrie wird in saurem Milieu durch folgende Reaktionsgleichung beschrieben:

$$MnO_4^- + 8 H_3O^+ + 5 e^- \longrightarrow Mn^{2+} + 12 H_2O$$

Dazu gehört die Nernst-Gleichung:

$$E = E^0_{MnO_4^- \backslash Mn^{2+}} + \frac{0{,}059}{5} \cdot \log \frac{[MnO_4^-] [H_3O^+]^8}{[Mn^{2+}]}$$

1 Weiterführende Literatur zu diesem Thema z.B. das Buch des Oxforder Mathematikers Lennox, J. (2006) Hat die Wissenschaft Gott begraben? 5. Aufl., Brockhaus-Verlag, Wuppertal

Die Protonenkonzentration geht in achter Potenz ein, abgemildert durch die Logarithmierung.

Umgekehrt gibt es auch Redoxvorgänge, die ohne Beteiligung von Protonen ablaufen und in ihrem Potential praktisch pH-unabhängig sind. Ein Beispiel ist das Redoxpaar Fe(II)/Fe(III). Im Diagramm (Abb. 8.2) ist dafür und für das Paar Mn(VII)/Mn(II) der Verlauf der Potentiale E bei pH 0 bis 5 eingetragen.

Die Linien sind nicht bis in den neutralen und basischen Bereich gezogen, weil dann andere Redoxvorgänge und -paare mit eigenen Verläufen vorliegen: Permanganat wird nicht zu Mn(II), sondern zu Mn(IV), das als Mangandioxid ausfällt; ab pH ca. 6 fällt Fe^{3+} als $Fe(OH)_3$ aus.

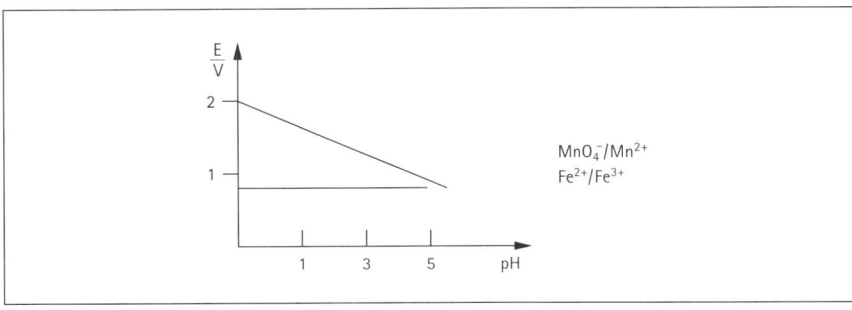

Abb. 8.2 pH-Abhängigkeit von Potentialen; das Potential des Redoxpaares Mn(VII)/Mn(II) fällt mit steigendem pH, das von Fe(II)/Fe(III) bleibt gleich

8.3   Elektrochemische Verfahren im Europäischen Arzneibuch

8.3.1   Übersicht

Zunächst erfolgt ein kurzer Überblick. Die Einteilung geschieht danach, ob der Strom „Reaktionspartner" ist, also als Reagenz fungiert, oder ob er nur als Indikator eingesetzt wird; in Klammern gesetzte Verfahren sind in der Ph. Eur. 5. Auflage nicht enthalten:

1. Strom als Reagenz: Potentiometrie, Coulometrie, (Polarographie)
2. Strom als Indikator: Amperometrie (Beispiel: Karl-Fischer-Titration), Potentiometrie, Konduktometrie, (Voltametrie)

Die Ph. Eur. definiert die Verfahren im Methodenteil einschließlich allgemein gehaltener Angaben zum experimentellen Aufbau und Vorgehen.

8.3.2   Potentiometrie

Potentiometric Titration. In a potentiometric titration the end-point of the titration is determined by following the variation of the potential difference between two electrodes (either one indicator electrode and one reference electrode or two indicator electrodes) immersed in the solution to be examined as a function of the quantity of titrant added.

8.3.3 Amperometrie

Amperometric titration. In amperometric titration the end-point is determined by following the variation of the current measured between two electrodes (either one indicator electrode and one reference electrode or two indicator electrodes) immersed in the solution to be examined and maintained at a constant potential difference as a function of the quantity of titrant added.

8.3.4 Coulometrie

Sie findet im Arzneibuch eigentlich keine Anwendung. Lediglich im speziellen Fall der Wasserbestimmung wird sie verwendet, wobei das Prinzip der Coulometrie im letzten Satz der Beschreibung der Methode deutlich wird.
Micro method – coulometric titration principle. The coulometric titration of water is based upon the quantitative reaction of water with sulphur dioxide and iodine in an anhydrous medium in the presence of a base with sufficient buffering capacity. In contrast to the volumetric method described under (2.5.12) **(Karl-Fischer-Titration)**, iodine is produced electrochemically in the reaction cell by oxidation of iodide. The iodine produced at the anode reacts immediately with the water and the sulphur dioxide contained in the reaction cell. The amount of water in the substance is directly proportional to the quantity of electricity up until the titration end-point.

8.3.5 Polarographie (Verfahren der Voltammetrie)

Viele Arzneistoffe wurden polarographisch bzw. voltammetrisch untersucht. Im Deutschen Arzneimittel-Codex 1979 war diese Methode enthalten. Jedoch hat sie in die Analytik der Ph. Eur. bisher keinen Eingang gefunden. Andere Arzneibücher, z.B. die USP, lassen die Polarographie verwenden. Dennoch bilden die voltammetrischen Verfahren die Grundlage anderer im Europäischen Arzneibuch vorgeschriebener elektrometrischer Methoden.

8.3.6 Voltametrie

Sie steht in engem Zusammenhang mit der Amperometrie. Voltametrie wird in der Ph. Eur. nicht als gesonderte Methode aufgeführt.

8.4 Titrationsverlauf und Endpunktermittlung

Die Potentiometrie wird in der Ph. Eur. häufig verwendet. Ihr Einsatzgebiet zur Endpunktsanzeige ist breit. So sind potentiometrisch registrierte Titrationskurven möglich bei Säure-/Base-, Redox- und Fällungstitrationen.

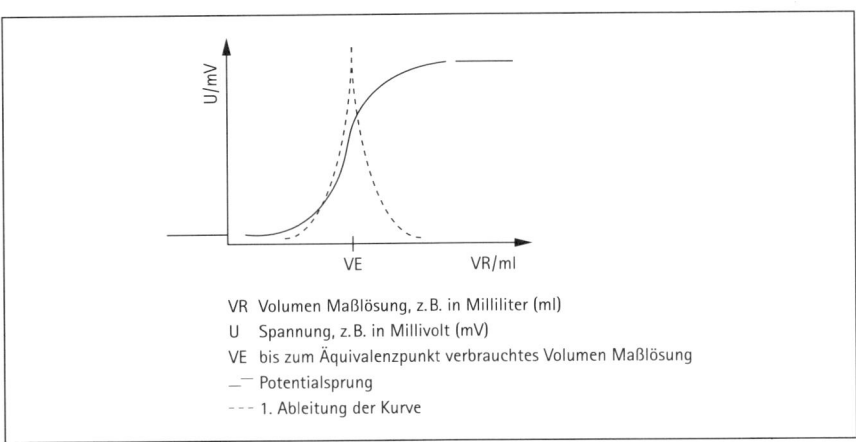

VR Volumen Maßlösung, z.B. in Milliliter (ml)

U   Spannung, z.B. in Millivolt (mV)

VE bis zum Äquivalenzpunkt verbrauchtes Volumen Maßlösung

—‾ Potentialsprung

--- 1. Ableitung der Kurve

Abb. 8.3 Potentiometrisch registrierte Titrationskurve

Abbildung. 8.3 zeigt schematisch eine potentiometrisch registrierte Titrationskurve.

Nur wenn der Potentialsprung ausgeprägt ist, kann man den Endpunkt mit ausreichender Genauigkeit und Präzision ermitteln. Potentialsprünge treten aufgrund der sprunghaften Änderung von Ionenaktivitäten auf, z.B. H^+ bei Säure-Base-Reaktionen; Ag^+ bei Fällungsreaktionen. Die Aufzeichnung der Titrationskurve in Form der 1. Ableitung hat den Vorteil, dass die Titration bei Erreichen des Maximums abgebrochen werden kann. Dies spart Zeit und Maßlösung.

Für den Verlauf von Redox-Titrationen gilt im allgemeinen Fall:

$$a \, Ox_1 + b \, Red_2 \rightarrow a \, Red_1 + b \, Ox_2$$

Zur Berechnung des Potentials am Äquivalenzpunkt (ÄP) nutzt man folgende Formel:

$$E_{\ddot{A}P} = \frac{aE_2^o + bE_1^o}{a + b}$$

Die Ableitung dieser Gleichung ist einigermaßen kompliziert und kann, wenn man an so etwas interessiert ist, in der Literatur[2] nachgelesen werden.

Die Kenntnis und Anwendung dieser Formel ermöglicht Voraussagen darüber, ob Titration von Redoxpaar 1 (mit E_1^0) mit Redoxpaar 2 zu einer auswertbaren Titrationskurve führen kann.

2   Seel, F. (1970) Grundlagen der analytischen Chemie. 5. Aufl., Verlag Chemie, Weinheim. 291f.

Das folgende Beispiel soll die elektrochemischen Grundanforderungen einer Titration veranschaulichen. Abbildung 8.4 zeigt den Verlauf des Potentials zweier Redoxpaare in Abhängigkeit vom Titrationsgrad, der als prozentualer Anteil der oxidierten Form aufgetragen ist, also MnO_4^- bzw. Fe^{3+}.

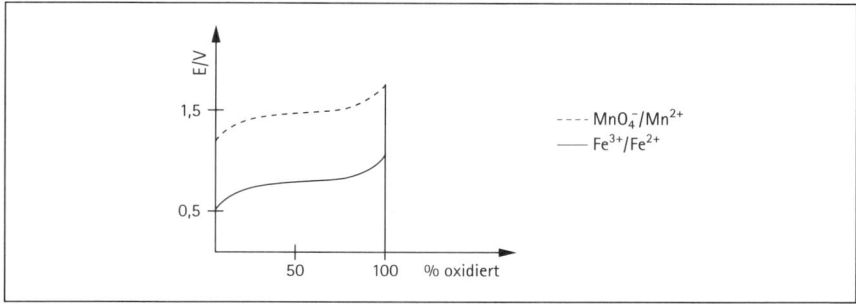

Abb. 8.4 Potentiale zweier Redoxpaare in Abhängigkeit vom Titrationsgrad

Setzt man die beiden Potentialverläufe zusammen, resultiert die Titrationskurve der Bestimmung von Fe(II) mit Permanganat (Abb. 8.5). Die dick markierte Stufe (Potentialsprung) muss groß sein, damit man einen auswertbaren sigmoiden Verlauf erhält. Anders gesagt: die Potentiale der beiden Redoxsysteme müssen weit genug auseinander liegen, damit der Sprung groß genug ist, wenn das Potential der Lösung vom Potential des Titranden zum Potential des Titrators übergeht, weil Ersterer austitriert (verbraucht) ist.

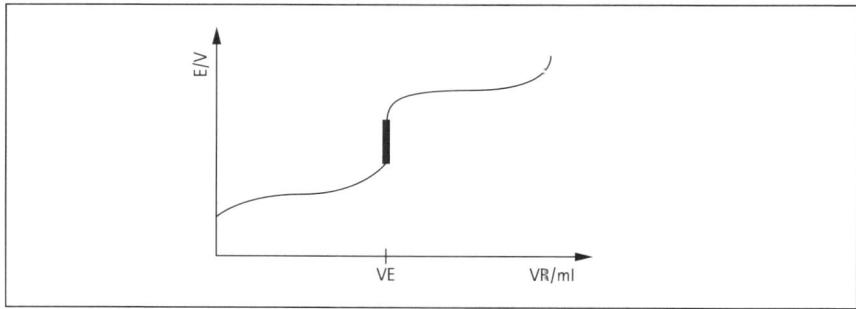

Abb. 8.5 Titrationskurve aus der Kombination der Potentiale der beiden Redoxpaare MnO_4^-/Mn^{2+} und Fe^{3+}/Fe^{2+}

Der Endpunkt von Redoxreaktionen kann außer durch Potentiometrie auch mit Farbindikatoren (Redoxindikatoren) gefunden werden. Oft verwendet man Ferroine als reversible Indikatoren (s. Kap. 5.5) oder Diphenylamin.

Diphenylamin ist ein irreversibler Indikator und kann nur dann eingesetzt werden, wenn mit einem Oxidationsmittel titriert wird. Das primär entstehende Tetraphenylhydrazin ist wegen intramolekularer Abstoßung nicht stabil, sondern lagert sich unter Oligomerisierung zum blauvioletten Diphenylblau (Diphenylbenzidinviolett) um (Abb. 8.6).

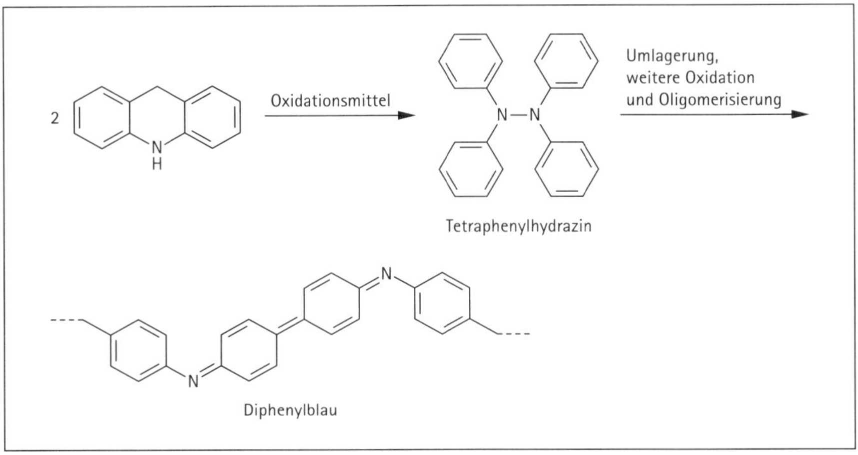

Abb. 8.6 Oxidation des Redoxindikators Diphenylamin

8.5 Übungsaufgaben

1.

Was entsteht bei der Reaktion des Calciumkanalblockers Felodipin mit Cer(IV)-Io-nen im Zuge der Identitätsprüfung D der Ph. Eur. für Felodipin?
D. Dissolve 150 mg in a mixture of 25 ml of 2-methyl-2-propanol R and 25 ml of perchloric acid solution R. Add 10 ml of 0.1 M cerium sulphate, allow to stand for 15 min, add 3.5 ml of strong sodium hydroxide solution R and neutralise with dilute sodium hydroxide solution R. Shake with 25 ml of methylene chloride R. Evaporate the lower layer to dryness on a water-bath under nitrogen (the residue is also used in the test for related substances). Dissolve about 20 mg of the residue in methanol R and dilute to 50 ml with the same solvent. Dilute 2 ml to 50 ml with methanol R. Examined between 220 nm and 400 nm (2.2.25), the solution shows an absorption maximum at 273 nm.

2.

Formulieren Sie Ferrocyphen in der reduzierten Form und die Gleichung seiner Reak-tion mit Salpetriger Säure.

3.

Nifedipin ist ein Calciumantagonist, der zur Behandlung der Hypertonie eingesetzt wird. Formulieren Sie die Reaktionsgleichung(en) auch der Indikatorreaktion:
ASSAY: Dissolve 0.1300 g in a mixture of 25 ml of 2-methyl-2-propanol R and 25 ml of perchloric acid solution R. Titrate with 0.1 M cerium sulphate using 0.1 ml of fer-roin R as indicator, until the pink colour disappears. Titrate slowly towards the end of the titration. Carry out a blank titration. 1 ml of 0.1 M cerium sulphate is equivalent to 17.32 mg of $C_{17}H_{18}N_2O_6$.

4.

Welche drei Reaktionsmöglichkeiten (Reaktionstypen) von Brom mit organischen Verbindungen werden analytisch genutzt?

9 Fette, Öle, Wachse und Untersuchungsmethoden

9.1 Fette und Öle

Chemisch sind Fette und Öle[1] Ester aus Glycerol und langkettigen Fettsäuren (Mono-/Di-/Triglyceride, Mono-/Di-/Triacylglycerole; Abb. 9.1).

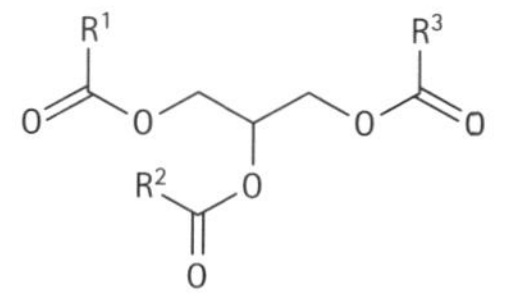

Abb. 9.1 Allgemeine Formel von Triacylglycerolen (Triglyceriden)

Sie sind von anderen lipophilen Stoffklassen zu unterscheiden:

- von den ätherischen Ölen, die leicht flüchtig und chemisch Terpene mit verschiedenen funktionellen Gruppen sind,
- von Kohlenwasserstoffen,
- von Wachsen (s. Kap. 9.5).

Fette und Öle sind in der Natur sehr verbreitet mit den Funktionen:

- Brennstoffe,
- Baustoffe (vor allem von Zellmembranen),
- (Vorläufer von) Botenstoffen.

Ihre Bedeutung in der Pharmazie ergibt sich aus diesen Funktionen, und es kommt ebenso bedeutend die Verwendung als Hilfsstoffe für Arzneiformen wie Salben und Suppositorien hinzu.

Reine Fette sind geruchlos und geschmacksneutral. Der charakteristische Geruch von Fetten wie Butter und Olivenöl kommt durch kleine Mengen durch Hydrolyse entstandener Fettsäuren sowie anderer Begleitstoffe zustande. Beim längeren Aufbewahren werden Fette und Öle unter Zutritt von Licht und Luft ranzig infolge Autoxidation und Desmolyse, dem enzymatischen oder oxidativen Abbau zu übel riechenden, kurzkettigen Methylketonen und Aldehyden (s. Kap. 9.3.1, „Peroxidzahl"). Beim Erwärmen in Gegenwart von Alkali findet Hy-

---

1   Römpp Lexikon Chemie (www.roempp.com), Stichwort „Fette und Öle"

drolyse statt, bei der die Triglyceride zu Glycerin und Fettsäuren verseift werden (s. Kap. 9.3.1, „Säurezahl"). Insbesondere Fette mit größeren Anteilen an mehrfach ungesättigten Fettsäuren (z.B. Fischöle, Leinöl) neigen zur Polymerisation, was technisch zur Herstellung von Standölen und in der Ölmalerei ausgenutzt wird. Ölgemälde „trocknen" im Laufe etwa eines Jahres, was kein Verdunstungsprozess, sondern ein Aushärten der lipophilen Matrix durch polymerisationsbedingte Quervernetzung ist. Pharmazeutisch und ernährungsphysiologisch ist dieser Prozess unerwünscht und verringert die Haltbarkeit entsprechender Fette und Zubereitungen.

Da Fettsäuren aus C_2-Bausteinen biosynthetisiert werden, sind geradzahlige in der Natur sehr viel verbreiteter. Auch pflanzliche Fette enthalten fast ausschließlich geradkettige Fettsäurereste. Bei tierischen und mikrobiellen Fetten kommen auch Fettsäurereste mit ungerader Kohlenstoff-Zahl vor, bei Tieren insbesondere Margarinsäure mit 17 C-Atomen. Ein weiterer Unterschied besteht darin, dass die in pflanzlichen Fetten vorkommenden ungesättigten Fettsäuren in der *cis*-Form vorliegen, während tierische Fettsäuren bei Wiederkäuern auch *trans*-konfiguriert sind (z.B. Elaidinsäure, das *trans*-Isomer der Ölsäure, in Rindertalg).

Die physikochemischen Eigenschaften der Fette werden durch die Kettenlänge und die Zahl der enthaltenen Doppelbindungen bestimmt. Längerkettige und gesättigte Fettsäure-Reste bedingen einen höheren, kürzerkettige, verzweigte oder ungesättigte einen tieferen Schmelzpunkt und ölige Beschaffenheit des Fettes.

Fette sind sehr heterogen zusammengesetzt. Die folgenden Beispiele verdeutlichen es. Aus dieser Heterogenität ergeben sich Besonderheiten und Probleme bei der Fett-Analytik.

Butter

Das schmackhafteste Speisefett und eigentlich eine Emulsion „Wasser in Öl" mit mind. 82 % Fett, darin: Triglyceride aus Buttersäure (ca. 10 % des Fettsäureanteils), insgesamt ca. 19 % der Fettsäuren C_4–C_{12}-Säuren, C_{16} ~ 22 % der Fettsäuren, gesättigte Fettsäuren insgesamt ~ 60 % der Fettsäuren.

Olivenöl

Das klassische Fett. Der Sage nach wählten die Athener Athene und nicht Poseidon zur Schutzgöttin, weil sie den Ölbaum anbot, er nur Wasser. Enthält 100 % Fett, mit:
Triglyceriden von Ölsäure (55–83 %), Linolsäure (3–21 %), Palmitinsäure (7–20 %) u.a.

Sonnenblumenöl

Das häufigste Speiseöl in unseren Supermärkten. 100 % Fett mit:
Triglyceriden von Linolsäure (20–75 %), Ölsäure (14–65 %), Stearinsäure (1–10 %), Palmitinsäure (3–7 %) u.a.

Schließlich sei als spezieller Fall **Rapsöl** genannt. Es hat einen hohen Anteil einer ungesättigten C_{22}-Fettsäure, der Erucasäure (Z-13-Docosensäure), die dem Rapsöl einen unangenehmen Geschmack verleiht. Auch wäre sehr hohe Zufuhr dieser Säure wahrscheinlich gesundheitsschädlich wegen der möglichen Anreicherung in Zellmembranen vor allem des Herzens; denn Erucasäure wird relativ langsam abgebaut und führt zu veränderter Fluidität der Zellmembranen. Andererseits hat man versucht, die längere Persistenz von Erucasäure-haltigen Fetten auszunutzen, um mittels einer Diät, die reich ist an Erucasäure-haltigen Triglyceriden, den Verlauf der – sehr seltenen, immer letal verlaufenden – Adrenoleukodystrophie (ALD) zu verlangsamen. Das gelang leider offenbar nur im Film „Lorenzos Öl".[2] Bei der ALD findet massiver Abbau der Myelinscheiden von Nervenzellen statt.

Inzwischen sind „süße" Erucasäure-arme Rapssorten gezüchtet worden. Diese Öle können nun nicht nur für Maschinenöle, sondern auch für Speisefette verwendet werden.

9.2 Fettsäuren

Die häufigsten in Form ihrer Glycerin-, z.T. jedoch auch Glykolester vorkommenden Fettsäuren sind Laurin-, Myristin-, Stearin-, Palmitin- u. Ölsäure, danach Linol- u. Linolensäure.

9.2.1 Gesättigte Fettsäuren

Die wegen ihres Geruches wohl bekannte, aber wohl nicht beliebte Buttersäure kommt nur im Butterfett vor. Frische Fette sind stets Neutralfette, d.h. es sind alle drei Hydroxy-Funktionen des Glycerins mit – meist verschiedenen – Fettsäuren verestert. Bei langem Aufbewahren an Licht und Luft entstehen infolge Hydrolyse durch Wasseraufnahme erhebliche Mengen von freien Fettsäuren. Bei Fetten mit kurz- und mittelkettigen Fettsäureresten führt das zu ranzigem bis widerlichem Geruch; denn Fettsäuren, die einigermaßen flüchtig sind, weisen starke Gerüche auf:

- Essigsäure (C_2),
- Buttersäure (C_4),
- Valeriansäure (C_5; Baldriangeruch),
- sowie die nach dem Ziegenbock benannten Capron- (C_6), Capryl- (C_8) und Caprinsäuren (C_{10}).

---

2 Moser H.W. et al. (2003) Evaluation of the preventive effect of glyceryl trioleate-trierucate («Lorenzo's oil») therapy in X-linked adrenoleukodystrophy: results of two concurrent trials. Adv Exp Med Biol 544: 369–387

Ginkgofrüchte („Ginkgomirabellen") verdanken ihren äußerst üblen Duft, vergleichbar einem Geruchscocktail aus Kot und Erbrochenem, vor allem einer Kombination aus Butter- und Capronsäure[3]; deswegen werden weibliche Ginkgobäume meist entfernt, sobald als solche erkennbar.

Die wichtigsten langkettigen, gesättigten Fettsäuren sind:

- C_{12} Laurinsäure,
- C_{14} Myristinsäure,
- C_{16} Palmitinsäure,
- C_{18} Stearinsäure.

9.2.2   Einfach ungesättigte Fettsäuren

Am bekanntesten und wichtigsten sind die isomeren Δ^9-Stearinsäuren, Ölsäure und Elaidinsäure.

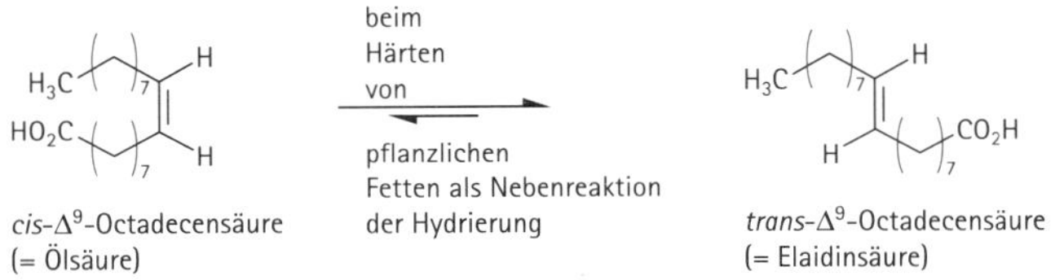

Abb. 9.2 Öl- und Elaidinsäure

Die in Abbildung 9.2 gezeigte Isomerisierung findet z.B. bei der Margarineherstellung statt, bei der vor allem gesättigte Fettsäurereste, daneben auch umgelagerte *trans*-Fettsäurereste hergestellt werden sollen, die beide zu einem höheren Schmelzbereich des Fettes führen und die – meist pflanzlichen – Öle in streichfähige Produkte überführen. Dann wird der grüngelblichen Masse noch ein wenig Rot zugesetzt, als Provitamin A auf Margarineschachteln deklariertes Carotin, und fertig ist die scheinbare Butter.

trans-Fettsäuren findet man im Fett von Wiederkäuern, so Elaidinsäure im Rindertalg. Sie gelten als ernährungsphysiologisch nicht so wertvoll, da sie die Fluidität von Zellmembranen herabsetzen. Die Fluidität der Zellmembranen wird nämlich durch das Vorhandensein von *cis*-konfigurierten, ungesättigten oder verzweigten Fettsäureresten verstärkt – derselbe physikochemische Effekt, der für die ölige Konsistenz entsprechender Nahrungsfette verantwortlich ist.

---

3   (a) Griebel, C. (1939) Ginkgosamen. Dtsch Apoth Ztg 54: 603–608 (b) Parliment, Th.H. (1995) Characterization of the putrid aroma compounds of Ginkgo biloba fruits. ACS Symposium Series 596 (Fruit Flavors): 276–279

Hinsichtlich der Herabsetzung der Zellmembranfluidität sind jedoch *trans*-Fettsäuren nicht als bedenklich einzustufen, da es bei normalem Ernährungsverhalten unmöglich ist, sich eventuell bedenkliche Mengen an *trans*-Fettsäuren zuzuführen.[4] Allerdings geht man bei „moderner" Ernährungsweise mit vielen Fertiggerichten und fast food von einer deutlich erhöhten Zufuhr dieser Fettsäuren aus und schätzt sie als Risikofaktor für ischämische Herzerkrankung ein.[5] Das Risiko oder Zufuhr von *trans*-Fettsäuren ist wohl ähnlich dem einer relativ hohen Zufuhr von gesättigten Fettsäuren anzusehen.

9.2.3 Mehrfach ungesättigte Fettsäuren

Die Doppelbindungen natürlicher mehrfach ungesättigter Fettsäuren sind isoliert, nicht konjugiert. Am wichtigsten sind:

- Linolsäure ($\Delta^{9,12}$ - Octadecensäure)
- Linolensäure ($\Delta^{9,12,15}$ - Octadecensäure; Abb. 9.3).

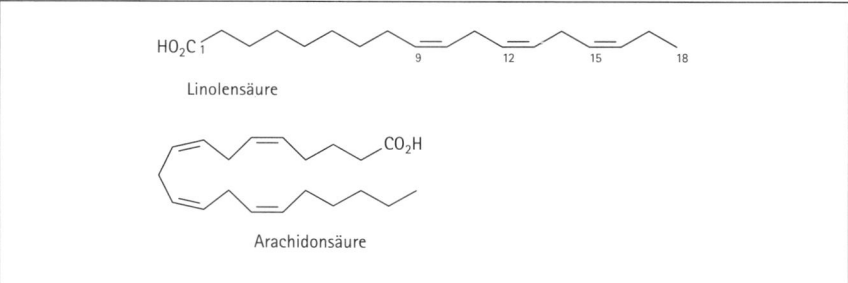

Abb. 9.3 Linolensäure und Arachidonsäure

Linolensäure ist ein Vertreter der sog. ω-3-Fettsäuren. Diese Nomenklatur bezieht sich auf das drittletzte C-Atom der Kette: ω, der letzte Buchstabe des griechischen Alphabets, steht ja für das letzte Atom einer Kette. Wenn sich zwischen dritt- und viertletzten C-Atom eine Doppelbindung befindet, so spricht man von einer ω-3-Fettsäure (sprich "omega drei"). Sie kommen häufig in Fischölen[6] vor, und ihnen wird zugesprochen Atherosklerose-prophylaktisch zu sein.

Eine weitere sehr wichtige mehrfach ungesättigte Fettsäure ist die Arachidonsäure (Abb. 9.3); sie ist biogenetischer Vorläufer wichtiger Botenstoffe (Ara-

4 Steinhart, H., Pfalzgraf, A. (1991) Aufnahme trans-isomerer Fettsäuren – Eine Abschätzung auf Basis der Daten der nationalen Verzehrsstudie 1991. Z Ernährungswiss 31: 196–204
5 Stender, S., Dyerberg, J. (2004) Influence of Trans Fatty Acids on Health. Ann Nutr Metab 48: 61–66
6 Römpp Lexikon Chemie (www.roempp.com), Stichwort „Fischöle"

chidonsäure-Kaskade). Der erste Schritt dieser Kaskade ist die Oxygenierung der Arachidonsäure, katalysiert durch die Cyclooxygenasen. Hemmung dieser Enzyme durch z.B. Diclofenac, Ibuprofen oder Acetylsalicylsäure führt zur Hemmung von entzündlichen Prozessen und zur Antinozizeption.

9.2.4　Ungeradzahlige und verzweigtkettige Fettsäuren

Sie sind selten und kommen vor allem in Bakterien und Pflanzen vor. Birzeldrüsenfett von Wasservögeln enthält verzweigtkettige Fettsäurereste; daher spreitet es sehr gut, und die Ente benötigt nur wenige Tröpfchen, um ihr Gefieder hydrophob zu machen. Man nutzt diese Eigenschaft entsprechender Öle auch für z.B. Augenfältchencremes, die ähnlich sparsam wie ein Birzeldrüsenfett dosiert werden dürfen.

9.3　Analytik von Fetten und Ölen

9.3.1　Fettkennzahlen

Fette und Öle sind naturgemäß Gemische. Daher kann man sie nicht mit einfachen analytischen Parametern charakterisieren, sondern muss entweder durch chromatographische Verfahren die Gemische aufschlüsseln (fingerprinting, z.B. durch GC) oder analytische Kennzahlen verwenden, die einen Summenparameter der Gemische abbilden, meist die relative Menge einer bestimmten funktionellen Gruppe. Letzteres leisten die Fettkennzahlen, die im lebensmittelchemischen, kosmetischen und pharmazeutisch-analytischen Kontext als Konventionsmethoden festgelegt sind. Für die Lebensmittelchemie ist das in den Einheitsmethoden der Deutschen Gesellschaft für Fettwissenschaft niedergelegt; für den Pharmasektor z.B. in der Ph. Eur. Die folgenden Fettkennzahlen sind gängig.

Säure-Zahl

Die Säure-Zahl (SZ) gibt die Menge Kaliumhydroxid in mg an, die zur Neutralisation der in 1 g Fett enthaltenen freien, unveresterten Fettsäuren erforderlich ist.

Verseifungszahl

Die Verseifungszahl (VZ) gibt die Menge Kaliumhydroxid in mg an, die zur völligen Verseifung von 1 g Fett sowie zur Neutralisation evtl. vorliegender freier Säuren erforderlich ist.

Ester-Zahl

Die Menge Kaliumhydroxid in mg, die zur Verseifung der Neutralester in 1 g Fett erforderlich ist, wird durch die Ester-Zahl (EZ) angegeben. Sie berechnet sich aus der Differenz von Verseifungs- und Säurezahl und wird charakteristischerweise bei Wachsen (s. Kap. 9.5) angegeben. Man kann sie alkalimetrisch nicht bestimmen, da die freien Fettsäuren zuerst mit der KOH-Maßlösung reagieren würden, aber man kann die Esterzahl und auch andere Kennzahlen direkt per Nahes-Infrarot-Spektroskopie ermitteln[7] sowie niedrige Esterzahlen in Fettalkoholen per Infrarot-Spektroskopie.[8]

Unverseifbare Anteile

Die unverseifbaren Anteile (UVA) geben Substanzen in % (m/m) an, die sich mit einem organischen Lösungsmittel aus einer Lösung des Fettes nach seiner Verseifung extrahieren lassen und die bei 100–105 °C nicht flüchtig sind. Zu ihrer Bestimmung verseift man das Fett mit 2 M ethanolischer KOH. Dann wird entweder mit Ether (Vorteil: löst auch UVA > 3 %; Nachteil: Emulsionsbildung beim Ausschütteln) oder mit Petrolether (Vorteil: weniger Emulsionsbildung beim Ausschütteln; Nachteil: löst nur UVA bis ca. 3 %) extrahiert. Welche Methode zu verwenden ist, wird in der Monographie des Fettes oder Öles angegeben. Die folgenden Stoffe gehören zu den UVA: Paraffine (z.B. in Bienenwachs, s.u.), langkettige Alkohole (aus der Verseifung von Wachsen, daher haben Wachse immer hohe UVA), Sterole (β-Sitosterol, Cholesterol u.a.), Triterpene, Vitamine, Antioxidantien. Erhöhte UVA zeigen Beimischung von mit Fetten mischbaren Fremdstoffen an. Das war in besonders drastischer Weise der Fall, als in Belgien Tierfutter mit Maschinenölabfällen gestreckt wurde.

Iod-Zahl

Die Menge an elementarem Iod in g, die von 100 g Fett an Doppelbindungen addiert werden, wird durch die Iod-Zahl (IZ) angegeben. Sie wird nicht mit Iod, sondern unter Verwendung von Brom oder Interhalogenverbindungen durchgeführt und dient als Maß für die Ungesättigtheit eines Fettes.

Die Japanische Pharmakopöe verwendet eine Mischung aus elementarem Iod und Iodtrichlorid in Eisessig (Methode nach Wijs). Die Ph. Eur. und USP verwenden Iodmonobromid (IBr) in Eisessig/Chloroform (Methode nach Hanuš). Gemäß Ph. Eur. wird nach einer bestimmten Zeit, in der sich das Interhalogen an die Doppelbindung addiert, Kaliumiodid-Lösung zugesetzt. Iodid bildet mit überschüssigem IBr elementares Iod, das mit Thiosulfat quantitativ bestimmt wird. Wie alle Fettkennzahlen ist auch die Iodzahl eine Konventionsmethode. Vergleichbare (richtige) Ergebnisse erhält man nur, wenn man sich genau an die Arbeitsvorschrift hält. Das schließt ein, die Menge an IBr auf die zu erwartende Iodzahl gemäß einer Tabelle im Arzneibuch abzustimmen, da das Ausmaß der Reaktion mit den Doppelbindungen in der vorgeschriebenen Zeit (30 min) vom Verhältnis IBr/Alken-Gruppen abhängt. Eventuell muss man also zuerst eine orientierende Bestimmung durchführen, um die ungefähre Iodzahl zu ermitteln.

7 Janosch, J., Ebel, S. (1993) Determination of characteristic fat index values of fatty oils by NIR spectrometry. Pharmazie 48: 824–828

8 Ebel, S. (1997) Determination of low saponification numbers in fatty acid alcohols by means of infrared spectroscopy. Pharm Ind 59: 428–431

Bei der Addition des IBr an nicht aktivierte Doppelbindungen entstehen mehrere Produkte, wie in einer Modellstudie mit Ölsäuremethylester per NMR-Spektroskopie gefunden wurde[9] (Abb. 9.4).

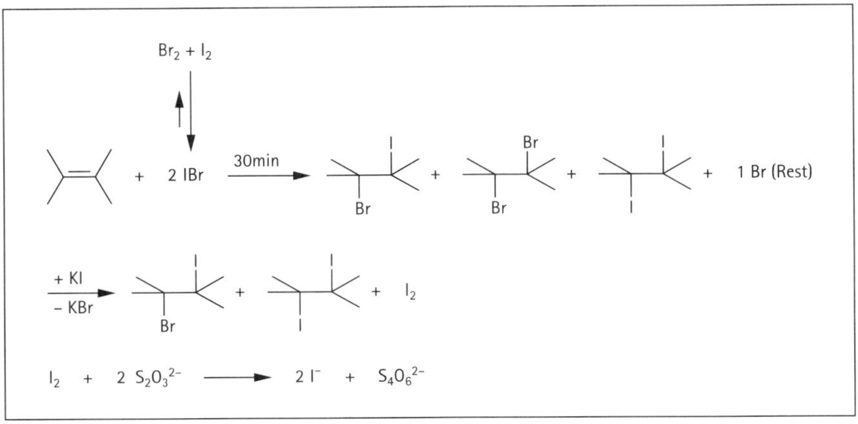

Abb. 9.4 Addition von IBr an Doppelbindungen in Fetten

Es bilden sich alle drei möglichen Additionsprodukte (Bromiod, Dibrom- und Diiod-Alkan); denn IBr in Lösung steht im Gleichgewicht mit elementarem Iod und Brom, die beide auch rasch mit Alkenen reagieren. Anschließende Zugabe der Kaliumiodid-Lösung führt – wie erwähnt – zur Bildung von Iod, das mit Thiosulfat titriert wird. Gleichzeitig substituiert das Iodid aber auch Bromid (Finkelstein-Reaktion), so dass dann nur das Diiod- und die Brom-/Iodaddukte nachweisbar waren.

Fette können nach Iodzahl (IZ) eingeteilt werden:

- IZ > 170 = trocknende Öle (z.B. Leinöl),
- IZ 170–100 = halbtrocknende Öle (z.B. Soja-, Sonnenblumen-, Fischöl),
- IZ < 100 = nicht trocknende Öle (Kokos-, Palmkern-, Palmöl, Talge).

Hydroxyl-Zahl

Die Hydroxyl-Zahl (OHZ) gibt die Menge an Kaliumhydroxid in mg an, die der bei der Acetylierung von 1 g Fett verbrauchten Menge Essigsäure entspricht. Diese Definition ist etwas umständlich, weil die Einheit der OHZ dieselbe wie bei der SZ, VZ und EZ sein soll (mg KOH). Bei der Analyse werden alle Hydroxygruppen mit Acetanhydrid/Pyridin acetyliert. Da das Acetylierungsgemisch instabil ist, kann es nicht wie eine Maßlösung verwendet werden, sondern man

9   Imming, P., Germershaus, O. (2002) The products of the determination of the iodine value with iodine monobromide. Arch Pharm Pharm Med Chem 335: 449–451

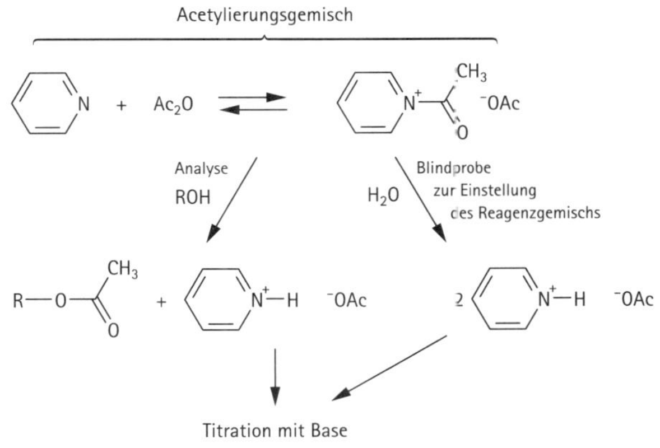

Abb. 9.5 Reaktionsfolge bei Bestimmung der Hydroxylzahl

muss zu seiner Einstellung und damit zur Versuchsauswertung eine Vergleichsprobe mit reinem Wasser durchführen (Abb. 9.5).

ROH können in Fetten und Ölen sein: Sterole, Partialglyceride sowie als Spezialfall ein Ricinolsäurerest in Rizinusöl. Ricinolsäure ist 12-Hydroxyölsäure.
Dank der Ricinoylgruppe ist Rizinusöl darmreizend und damit laxierend wirksam.

Peroxid-Zahl

Die Peroxid-Zahl (POZ) gibt die in 1 kg Fett enthaltenen Milliäquivalente ak-
tiven Sauerstoffs an, die in einem Gemisch aus Chloroform und Eisessig aus
Kaliumiodid elementares Iod freisetzen.

Die Peroxidzahl ist wie die Säurezahl ein Maß für die Frische eines Fettes.
Peroxide in Fetten und Ölen sind nicht – wie in Lösungsmittel-Ethern – deshalb
problematisch, weil sie explosive Zersetzung einleiten können, sondern weil sie
Arzneistoffe oxidativ zersetzen können, die in das Fett oder Öl eingearbeitet
werden. Dabei kann wenig Peroxid viel Arzneistoff zerstören, weil diese Oxi-
dationen als Kettenreaktionen ablaufen. Auch der Entstehung der Peroxide liegt
eine Kettenreaktion zugrunde. Durch UV-Licht ausgelöst, wird ein Wasserstoff-
atom homolytisch aus einer C-H-Bindung herausgeschlagen. Das geschieht am
ehesten in Nachbarschaft einer Doppelbindung, weil dann ein resonanzstabili-
siertes Allylradikal entsteht (Abb. 9.6).

So wird verständlich, warum gerade Fette mit mehrfach ungesättigten Fettsäureresten zur Bildung von Peroxiden neigen. Am leichtesten lässt sich ein
H-Atom zwischen zwei Doppelbindungen abspalten, dann eins neben einer Doppelbindung, dann neben der Carboxygruppe.

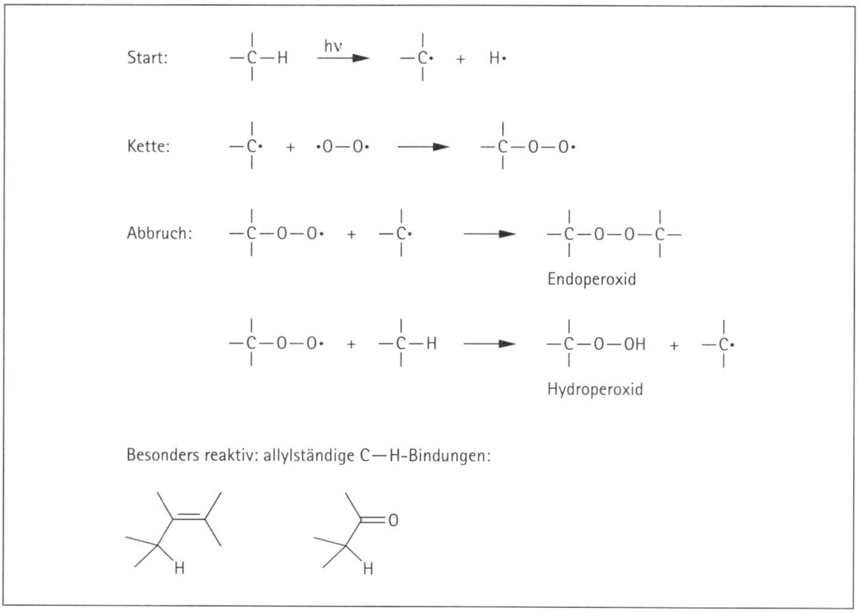

Abb. 9.6 Radikalkettenreaktion, die zur Bildung von Peroxiden in Fetten führt

Eventuell vorhandene Peroxide werden mit Iodid zur Reaktion gebracht und das entstandene Iod mit Thiosulfat titriert:

$$R-O-O-H + 2\,I^- + 2\,H^+ \longrightarrow ROH + 2\,I_2 + 2\,H_2O$$

$$R-O-O-R + 2\,I^- + 2\,H^+ \longrightarrow 2\,ROH + 2\,I_2$$

9.3.2 Weitere Fettuntersuchungsmethoden des Arzneibuchs

▪ Identifizierung fetter Öle durch DC: unsicher wegen Ähnlichkeit der Triacylglycerole bzw. Variationsbreite der Zusammensetzung von Fetten/Ölen.

▪ Prüfung fetter Öle auf fremde Öle durch DC: dto.

▪ Prüfung fetter Öle auf fremde Öle durch GC: einigermaßen zuverlässig, wenn man eine Datenbank mit den GC-traces vieler Fette/Öle hat. Das Problem ist, dass das Fettsäurenmuster nicht sehr charakteristisch für bestimmte Fette/Öle ist. Deswegen wird es oft durch die folgende Identitätsprüfung (Sterole in fetten Ölen) ergänzt. Durchführung: Umesterung des Fettes/Öls in Methanol zu den Methylestern und GC-Analyse dieser Ester.

▪ Sterole in fetten Ölen: die Sterole sind häufig charakteristischer für ein Fett/Öl als das Fettsäurenmuster. Durchführung: UVA herstellen, per DC die Sterol-Fraktion isolieren, diese per GC analysieren.

- Alkalisch reagierende Substanzen in fetten Ölen: aus der Entsäuerung; setzen Haltbarkeit herab; Bestimmung durch Grenztitration (s. Kap. 2.11.2).

9.4   Fette und Öle des Europäischen Arzneibuchs

In der Ph. Eur. sind u.a. folgende Fette und Öle monographiert:

- Erdnussöl,
- Olivenöl,
- Partialglyceride (als Emulgatoren, wie auch in Halbfettmargarinen, damit sich die ca. 40 % Wasser nicht vom Fett trennen; nebenbei gesagt eine der teuersten Möglichkeiten, Wasser zu kaufen ☺),
- Sojaöl (defaultmäßig zu verwendendes Öl für parenterale ölige Zubereitungen),
- Mittelkettige Triglyceride (Diätetikum, Astronauten-Nahrung).

9.5   Wachse

Wachse sind Ester aus langkettigen primären Fettalkoholen und geradkettigen Fettsäuren. Die Fettsäuren sind dieselben oder noch langkettigere als bei den Fetten und Ölen; die Alkoholkomponente ist anders. Umgangssprachlich wird das Wort Wachs auch für weiche, brennbare Masse verwendet. Kerzenwachs ist eine Mischung aus Paraffin, Bienenwachs und Stearin (Stearin- und Palmitinsäure).

Beispiele für pharmazeutisch als Hilfsstoffe genutzte Wachse sind (Abb. 9.7):

- Cetylpalmitat: früher Walrat; wird heute synthetisch gewonnen (ein Beispiel für die Nützlichkeit der organischen Synthese, hier um die Wale zu schonen).
- Gelbes Wachs, Bienenwachs; gebleichtes Wachs ist ebenfalls Bienenwachs, aber gebleicht. Bienenwachs enthält viel langkettige Kohlenwasserstoffe (10–14 %); Hauptbestandteil ist Myricylpalmitat.

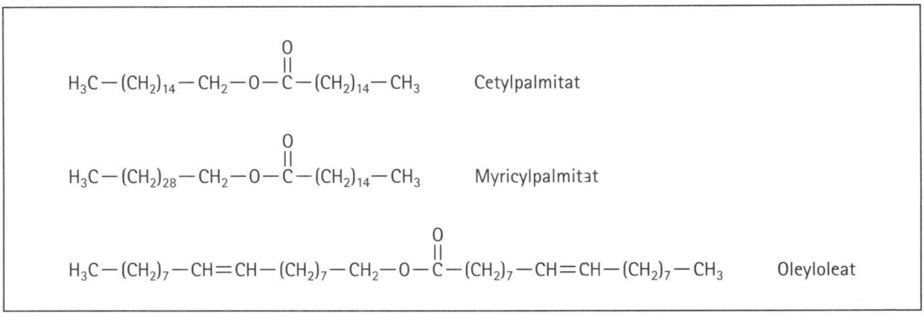

Abb. 9.7 Wachse: Cetylpalmitat, Myricylpalmitat und Oleyloleat

▪ Synthetische Wachse werden verwendet, die richtige Konsistenz einer wachshaltigen Grundlage einzustellen, z.B. das (flüssige) Oleyloleat.

Die Analytik von Wachsen ist analog der von Fetten und Ölen. Typische Kennzahlen eines Gebleichten Wachses Ph. Eur. sind: Säurezahl ca. 20, Esterzahl ca. 75, Verhältniszahl (= EZ/SZ; speziell für Wachse traditionell verwendete Kennzahl) ca. 4.

9.6 Übungsaufgaben

1.

Chloramphenicolpalmitat.

a. Im Abschnitt „Characters" der Monographie wird ausgeführt: „It shows polymorphism and the thermodynamically stable form has low bioavailability following oral administration." Erklären Sie diesen Satz, insbesondere den Begriff polymorphism (Polymorphie).

b. Der Anteil an freiem Chloramphenicol wird im Abschnitt Prüfung auf Reinheit auf 450 ppm begrenzt. Zur Bestimmung des freien Chloramphenicols wird dieses durch Ausschütteln extrahiert und dann photometrisch bestimmt. Laut Ph. Eur. wird der Gehalt von Chloramphenicol in ppm gemäß der folgenden Formel berechnet: $(A \times 10^4)/5{,}96$. Wie kommt diese Formel zustande? A (1 %, 1 cm) = 298 für Chloramphenicol; Schichtdicke bei der Messung 1 cm; Verdünnungsfaktor 2 einrechnen (die Messung erfolgt aus 50 ml Lösung).

c. Die Prüfung auf verwandte Substanzen erfolgt per DC mit Detektion durch Fluoreszenzlöschung (254 nm). Es wird gezielt auf Chloramphenicolpalmitat-Isomer geprüft. Formel dieser Substanz? Berechnen Sie aus der folgenden Angaben, auf wie viel Prozent der Gehalt dieser Verunreinigung begrenzt wird. Was setzt man bezüglich der Detektion bei dieser Berechnung voraus? Warum ist diese Voraussetzung im vorliegenden Fall sinnvoll?

Test solution. Dissolve 0.1 g of the substance to be examined in acetone R and dilute to 10 ml with the same solvent.

Reference solution (a). Dissolve 20 mg of chloramphenicol palmitate isomer CRS in acetone R and dilute to 10 ml with the same solvent. Dilute 1 ml of this solution to 10 ml with acetone R.

d. Die Prüfung auf Identität wird mittels DC an silanisiertem Kieselgel durchgeführt. Aufgetragen werden sollen:

Test solution. Dissolve 50 mg of the substance to be examined in a mixture of 1 ml of 1 M sodium hydroxide and 5 ml of acetone R and allow to stand for 30 min. Add 1.1 ml of 1 M hydrochloric acid and 3 ml of acetone R.

Reference solution (a). Dissolve 10 mg of chloramphenicol CRS in acetone R and dilute to 5 ml with the same solvent.

Reference solution (b). Dissolve 10 mg of palmitic acid R in acetone R and dilute to 5 ml with the same solvent.

Reference solution (c). Dissolve 10 mg of the substance to be examined in acetone R and dilute to 5 ml with the same solvent.

Flecke welcher Substanz(en) wird man auf der Bahn der Test solution beobachten (Namen(n))?

2.

Von einem synthetischen Triacylglycerol wurden Säure- und Verseifungszahl bestimmt. Für Erstere fand man einen Wert von 10; bei Letzterer wurden mit 5,03 g Fett bei der Rücktitration 16,4 ml 0,5 M Salzsäure verbraucht (Vorlage: 50 ml XX; Verbrauch im Blindversuch 49,2 ml; VZ = 28,05(n_2-n_1)/m).
Was ist XX? Woher die 28,05 in der Formel? Handelt es sich um Tripalmityl- oder Triarachinylglycerol? (M_r: Glycerol 92, Palmitinsäure 256, Arachinsäure 312).

3.

Für ein Sonnenblumenöl wurden die folgenden relativen Fettsäurenanteile gefunden: Linolsäure 30%, Ölsäure 66%, Stearinsäure 2%, übrige 2%. Welche beiden Einzelverbindungen liegen in diesem Öl also statistisch am häufigsten vor (Strukturformeln)?

4.

Nachfolgend finden Sie einen kleinen Textausschnitt aus der Analyse von Olivenölen hinsichtlich Fettsäurenzusammensetzung (D. Ollivier et al., J Agric Food Chem 2003).
a. Formulieren Sie eine repräsentative Reaktionsgleichung für die zugehörige Reaktion am Beispiel von Tripalmitoylglycerol.
b. Warum ist angeführt, nach welcher Normvorschrift vorgegangen wurde?
c. Welches analytische Verfahren wird anschließend auf die entstandene Produktmischung angewandt?
d. Welche andere Methode erlaubt die sichere Unterscheidung von Fetten und Ölen hinsichtlich Stammpflanze?
„Olive oil in n-heptane (0.1 g/2 ml) was transmethylated with a cold solution of KOH (2 M) according to the NF EN ISO 5509 Norm."

5.

a. Berechnen Sie die zu erwartende Verseifungszahl für ein Olivenöl, dessen Fettsäurereste aus 70% Ölsäure, 15% Linolsäure und 15% Palmitinsäure bestehen. Rechenweg angeben! A_r: H 1; C 12; O 16; K 39.
b. Formulieren Sie ein Triglycerid mit je einem Acylrest der genannten Fettsäuren.

6.

Schildern Sie die Bestimmung der Hydroxylzahl nach Methode A. Wie verändert sich der Wert gegenüber dem reinen Öl, wenn es sich um eine ölige Lösung von Riboflavin oder Ibuprofen handelt?

7.

Formulieren Sie Cetylpalmitat.
a. Zu welcher Stoffgruppe gehört dieser Ester?
b. Bei einer Charge Cetylpalmitat wurde eine Säurezahl von 20 gefunden. Weitere Analysen ließen darauf schließen, dass diese hohe Säurezahl nicht durch Fremdsäuren, sondern durch fortgeschrittene Hydrolyse der Substanz selbst hervorgerufen wurde. Wie viel Prozent welcher Säure enthielt dieses Cetylpalmitat also? Rechenweg!

8.

Markieren Sie in Arachidonsäure die Methylengruppen, an denen am leichtesten der Prozess der Autoxidation stattfinden kann, und erklären Sie Ihre Wahl.

9.

Magnesiumstearat ist ein in festen Arzneiformen sehr häufig verwendeter Hilfsstoff. Seine Beschreibung (Definition) in der Ph. Eur. lautet wie folgt: Magnesium stearate is a mixture of magnesium salts of different fatty acids consisting mainly of stearic acid [$(C_{17}H_{35}COO)_2Mg$; M_r 591.3] and palmitic acid [$(C_{15}H_{31}COO)_2Mg$; M_r 535.1] with minor proportions of other fatty acids. It contains not less than 4.0 per cent and not more than 5.0 per cent of Mg (A_r 24.30), calculated with reference to the dried substance. The fatty acid fraction contains not less than 40.0 per cent of stearic acid and the sum of stearic acid and palmitic acid is not less than 90.0 per cent.
Geben Sie seine Funktion als Hilfsstoff an und die Strukturformeln der in der Definition genannten Salze. Welches Gehaltsbestimmungsverfahren (nur Name) schlagen Sie unter Berücksichtigung der Angaben in der Definition vor?

10.

Macrogole [$HO-CH_2-CH_2-(O-CH_2-CH_2)_{n-2}-O-CH_2-CH_2-OH$] werden als pharmazeutische Hilfsstoffe zur Verbesserung der Löslichkeit, zur Einstellung der Salbenviskosität usw. verwendet. Sie sind in unterschiedlichen Molekülmassen in Gebrauch. Die Ph. Eur. lässt die Hydroxylzahl bestimmen, woraus man die relative Molmasse berechnen kann. Für ein bestimmtes Macrogol wurde eine OZ von 150 gefunden. Berechnen Sie daraus M_r. A_r: H 1.01; C 12.01; O 16.00; K 39.10.

11.

Wie ist die Peroxidzahl im Arzneibuch definiert? Sie wird nach der Formel berechnet: $POZ = 10(n_1-n_2)/m$. Dabei sind n_1 und n_2 der Verbrauch in ml an 0,01 M Natriumthiosulfatlösung in Haupt- und Blindversuch und m die Einwaage Fett in g. Leiten Sie die Formel her.

12.

Diethylenglycolmonopalmitostearat ist ein lipophiler Co-Emulgator zur Herstellung von Cremes und Lotionen.

a. Geben Sie seine Formeln an. (Es ist eine Mischung mehrerer Mono- und Diester mit mind. 45 % Monoesteranteil.)

b. Was ist der Hintergrund des folgenden Passus in seiner Ph.-Eur.-Monographie im Abschnitt Production: Where applicable, it complies with the monograph on Products with risk of transmitting agents of animal spongiform encephalopathies?

c. Wie wird die folgend 2.4.22 genannte Methode bei Fetten und Ölen durchgeführt (kurze Beschreibung; Reaktionsgleichungen)?

Composition of fatty acids. Carry out the test for foreign oils in fatty oils by gas chromatography (2.4.22, Method A). The fatty acid fraction has the following composition: – stearic acid: 40.0 per cent to 60.0 per cent, – sum of contents of palmitic acid and stearic acid: not less than 90.0 per cent.

10 Ausgewählte Monographien des Europäischen Arzneibuchs

Anhand von vier Monographien soll die Vielfalt der Stoffe angedeutet werden, die in der Ph. Eur. behandelt sind. Ausgewählt wurden vier repräsentative, häufig verwendete Stoffe:

- Benzylpenicillin-Kalium als Beispiel für einen normalen **Arzneistoff**,
- [^{99m}Tc]Technetium-Medronat-Injektionslösung als Beispiel für ein **(Radio-) Diagnostikum**,
- Tetanus-Adsorbat-Impfstoff als Beispiel für einen **Impfstoff**,
- die fünf „Wässer" der Ph. Eur. als Beispiel für einen **Hilfsstoff**.

Die ebenso wichtigen Drogen, Extrakte, galenischen Monographien usw. wurden für dieses kurze Lehrbuch nicht berücksichtigt; man findet in anderen Werken Näheres zu den pharmazeutisch-biologischen und -technologischen Aspekten des Arzneibuchs.

Die vier genannten Stoffe werden kurz vorgestellt und dann Bezug genommen auf ihre Arzneibuch-Analytik.

10.1 Arzneistoff: Benzylpenicillin-Kalium

BENZYLPENICILLIN POTASSIUM

Benzylpenicillinium kalicum

$C_{16}H_{17}KN_2O_4S$ M_r 372,5

Definition

Benzylpenicillin potassium is potassium (2S,5R,6R)-3,3-dimethyl-7-oxo-6-[(phenylacetyl)amino]-4-thia-1-azabicyclo[3.2.0]heptane-2-carboxylate, a substance produced by the growth of certain strains of Penicillium notatum or related organisms, or obtained by any other means. It contains not less than 96.0 per cent and not more than the equivalent of 102.0 per cent of benzylpenicillin potassium, calculated with reference to the dried substance.

10.1.1 Glück und Verstand

Im Jahre 1928 geriet Alexander Fleming versehentlich ein Schimmelpilz auf eine Agarplatte, auf der er eigentlich nur Staphylokokken wachsen lassen wollte. Da er wohl wiederum versehentlich die Platte nicht gleich in den Brutschrank legte, hatte der Pilz eine Chance; denn im Gegensatz zu den Bakterien fühlt er sich im englischen Klima – kühl und feucht fast rund ums Jahr – sehr wohl. Als Fleming dann die Platte (versehentlich?) doch noch in den Brutschrank legte, hatte sich der Schimmel vermutlich schon prächtig entwickelt. Und vor allem: die Kokken waren nach der Inkubation im Brutschrank nicht in der Nähe des Pilzes gewachsen, der zufällig ein Penicillin produzierender Pinselschimmel war (*Penicillium* sp.; s. Abb. 10.1 aus Flemings Originalpublikation[1]). Dieses Beispiel erfolgreichen nicht rationalen drug non-designs (Glück) gäbe es freilich nicht, wenn nicht dann erstens Fleming den richtigen Schluss gezogen (Verstand) und das Ergebnis veröffentlicht hätte. Er heilte übrigens eine Augenentzündung mit einer Extraktbrühe seines Schimmels. Und zweitens kommen Ernst Chain, englischer Biochemiker und Physiologe deutsch-jüdischer Herkunft, und Howard Walter Florey, australischer Pathologe, ins Spiel, die Flemings Arbeiten aufgriffen. Fleming hatte auf Geheiß seines Chefs, der dem Ganzen wenig zutraute, das Thema verlassen. Während des 2. Weltkriegs wurde dann fieberhaft nach antibakteriellen Stoffen gesucht, da viele Soldaten nach Verwundungen an Folgeinfektionen verstarben. Florey und Chain stießen auf Flemings Publikation, untersuchten die Sache näher, und nach kurzer Zeit waren in Großbritannien und den USA über tausend Personen beschäftigt, Penicillin anwendungsreif zu machen – unter größter Geheimhaltung, damit das Deutsche Reich nichts mitbekam. Nach 1945 wurden alle Arbeiten in einem dicken Band „The Chemistry of Penicillin" der Weltöffentlichkeit übergeben[2]. Der erste Penicillin-Patient war 1942 ein englischer Polizist, der eine leichte Mundverletzung erlitten hatte, die sich über Mund- und Rachenraum zur Lunge vorgearbeitet hatte. Mit den damaligen Mitteln – Sulfonamiden – war ihm nicht mehr zu helfen, so dass man sich entschloss, ihm Penicillin zu injizieren. Dieses „Penicillin" war, wie man heute weiß, eine sehr verdünnte Lösung des eigentlichen Wirkstoffs, dessen Formel damals unbekannt war. Der Patient vertrug es bestens – Penicilline gehören zu den am besten verträglichen Arzneistoffen, wenn man nicht das Pech hat, dagegen allergisch zu sein. Der Zustand besserte sich sichtlich, und dann war das „Penicillin" jedoch alle, man war ja noch im Forschungsstadium. Man gewann etwas aus dem Urin des Patienten zurück, reinigte und injizierte es erneut. Dann war aller Vorrat erschöpft. Der Patient verstarb. Aber man wusste nun, dass Penicillin wirkt und gut vertragen wird.

Heute wird es durch sterile submerse Kultivierung in großen Tanks von inzwischen gezüchteten Hochleistungsmutanten von *Penicillium chrysogenum*, nachfolgende Filtration und mehrstufige Extraktion des Penicillins mit organischen Lösungsmitteln gewonnen. Abschließend erfolgt noch eine Fällung oder Kristallisation, deren genaue Bedingungen knifflig und daher im Detail Fir-

1   Fleming, A. (1929) On the antibacterial action of cultures of a penicillium, with special reference to their use in isolation of B. influenzae. Brit J Exp Pathol 10: 226–236

2   Clarke, H.T., Johnson, J.R., Robinson, R. (eds.) (1949) The Chemistry of Penicillin. Princeton University Press, Princeton NJ

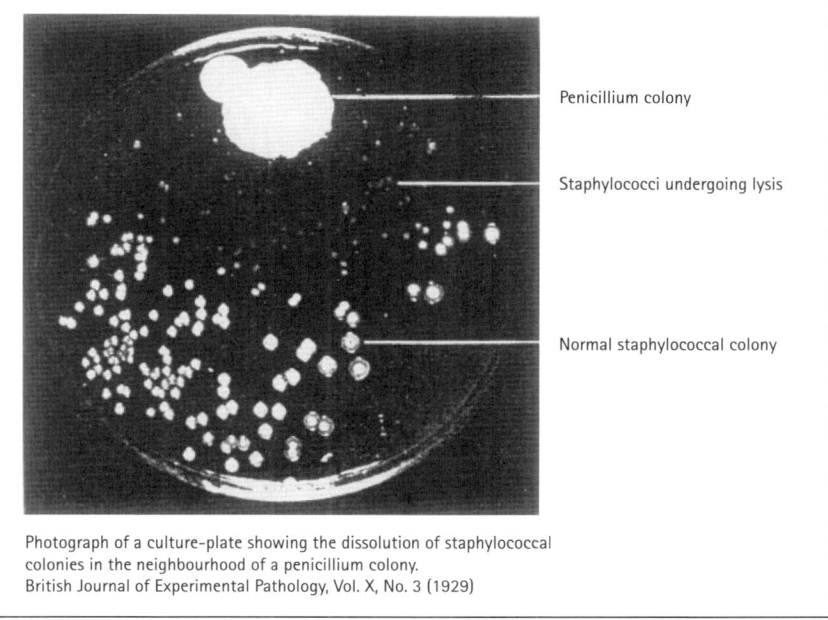

Penicillium colony

Staphylococci undergoing lysis

Normal staphylococcal colony

Photograph of a culture-plate showing the dissolution of staphylococcal colonies in the neighbourhood of a penicillium colony.
British Journal of Experimental Pathology, Vol. X, No. 3 (1929)

Abb. 10.1 Flemings historische Agarplatte

mengeheimnis sind. Eine chromatographische Reinigung verbietet sich: erstens ist der Stoff zu instabil, zweitens ist bei Produktion in Tonnenmengen dieses Arzneimittels (das wie alle antibakteriellen Stoffe hoch dosiert gegeben wird) die Chromatographie unwirtschaftlich.

10.1.2 Ein ganz normaler Arzneistoff – wie lässt die Ph. Eur. prüfen?

Identität

Zur Prüfung auf Identität stehen die folgenden Möglichkeiten zur Verfügung.

1. IR (Abb. 10.2): Im Spektrum dieser Substanz ist die Carbonylbande bei 1770 cm^{-1} besonders auffällig. Sie ist ein charakteristisches Merkmal für β-Lactame. Die Verschiebung zu höheren Wellenzahlen gegenüber acyclischen Amiden resultiert aus dem ausgeprägten Doppelbindungscharakter der C=O-Bindung im β-Lactam-Ring. Daher ist die zur Schwingungsanregung benötigte Energie relativ hoch. Darüber hinaus findet man u.a. noch eine Hydroxylbande und eine NH-Bande aus der sekundären Amidgruppe der Seitenkette.

2. DC an silanisiertem Kieselgel (RP-18). Als Referenzen werden Benzylpenicillin-Kalium und Phenoxymethylpenicillin-Kalium (Penicillin-V-Kaliumsalz; Abb. 10.3) aufgetragen; Letzteres um zu prüfen, ob das System ausreichend trennscharf ist.

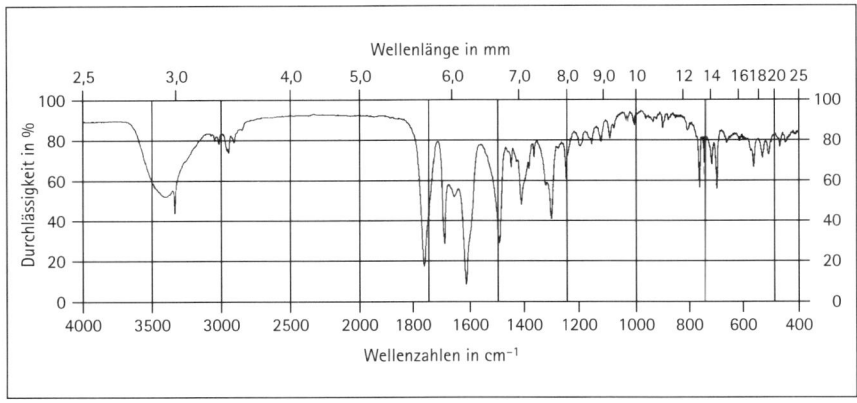

Abb. 10.2 IR-Spektrum von Benzylpenicillin-Natrium in Kaliumbromid.

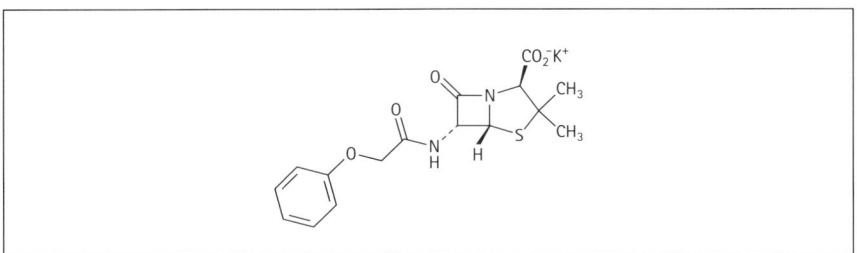

Abb. 10.3 Phenoxymethylpenicillin-Kalium

3. Farbreaktion mit Formaldehyd/konz. Schwefelsäure. Jeder Arzneistoff – und jeder andere Stoff einschließlich Jeans – verfärbt sich verständlicherweise rasch dunkel, wenn er mit konz. Schwefelsäure traktiert wird. Besonders bei Zusatz des Elektrophils Formaldehyd kommt es unter dieser Brutalanalytik manchmal zu einer bei Reinstoffen analytisch auswertbaren Verfärbung oder Ablauf der Verfärbung. Hier dient die Reaktion der Unterscheidung von anderen Penicillinen. DC ist besser.

4. Identitätsreaktion auf Kalium. Das ist keineswegs nebensächlich, da bei Injektion Kalium-Ionen überdosiert lebensgefährlich sind. Normalerweise ist die Konzentration von K^+ extrazellulär viel geringer als intrazellulär. Bei Konzentrationsangleich, z.B. infolge K^+-Injektion, brechen Potentiale zusammen, vor allem die Erregungsleitung am Herzen, was nicht gut ist. Man kann ausrechnen, dass bei Säuglingen die parenterale Gabe von Penicillin-Kaliumsalzen nicht angezeigt ist und man besser Natriumsalze verabreicht (s. Übungsaufgabe 2 am Ende von Kap. 10). Es hat in der Tat Todesfälle durch Verwechslung von NaCl- und KCl-Infusionslösungen gegeben. In einem Fall geschah das in der unvermeidlichen Hektik einer Intensivstation infolge zu ähnlich aussehender

Etiketten. Im anderen Fall war auf einer Produktionsstraße NaCl-Lösung abgefüllt worden. Anschließend lief auf der gleichen Anlage KCl-Lösung, aber es waren noch Etiketten vom NaCl übrig, weil ein paar Flaschen NaCl vor der Etikettierung herausgefallen waren. Die falsch etikettierten Flaschen wurden als NaCl-Lösung infundiert ...

Reinheit

Die Reinheit wird durch die folgenden Analysen geprüft.
1. pH einer Prüflösung. Ein guter, allgemeiner, einfacher Test.
2. Spezifische Drehung. Wenig empfindlich für Verunreinigungen, daher wenig aussagekräftig. Die Messung der spezifischen Drehung wird wegen ihrer geringen Sensitivität aus der Ph. Eur. verschwinden. Ersetzt werden soll sie durch eine kapillarelektrophoretische Reinheitsbestimmung mit chiralen Cosolventien.
3. UV-Absorption. Einfach durchzuführen, lässt aber die üblichen Zersetzungsprodukte von Penicillinen nicht sicher erkennen.
4. Trocknungsverlust. Wichtig im Hinblick auf die galenische Verarbeitung und Dosierungsrichtigkeit und die Unbeständigkeit von Penicillin G gegen Wasser.
5. Sterilität und Pyrogene. Sterilität und Pyrogenfreiheit müssen bei den hydrolyseempfindlichen Penicillinen durch aseptische Herstellung gewährleistet sein und bei parenteraler Verwendung geprüft werden, was bei Penicillin G immer der Fall ist, da es im Magen hydrolysiert und dadurch unwirksam wird. Dabei wird primär der β-Lactamring geöffnet, was zu Wirkungsverlust führt; denn die Wirkung basiert auf kovalenter Reaktion mit der OH-Gruppe eines Serin-Restes bakterieller Transpeptidasen (Veresterung des Serin-Restes). Die Hydrolyse und der molekulare Wirkungsmechanismus folgen also demselben Mechanismus: nukleophile Substitution am Carboxyl-Kohlenstoffatom. Abbildung 10.4 illustriert diese Basisreaktion der β-Lactam-Antibiotika an einem Ausschnitt der Formel.

Gehalt

Den Gehalt lässt die Ph. Eur. mit folgenden Methoden feststellen.
1. HPLC: An Reversed-phase-Material, da Penicilline polar sind; wässrig-organische Pufferlösung als Eluens. Mit Referenzen zur gleichzeitigen Bestimmung von Identität und Reinheit. Die umständliche mercurimetrische Titration ist sinnvollerweise Ende der 1990er Jahre aus der Ph. Eur. verschwunden.
2. Früher: Antibiotische Wertbestimmung. Diese Methode wird im Arzneibuch bei antibakteriellen Stoffen nicht mehr verwendet. Sie war unabdingbar, als man noch keine zuverlässigen physikochemischen Prüfmethoden für komplizierter gebaute Wirkstoffe hatte. Da man nicht wissen kann, welcher Keim im Ernstfall getötet werden soll, sind heute nur Antibiogramme sinnvoll, die man im konkreten Behandlungsfall mit bakterienhaltigem Patientenmaterial bestimmt. Die antibiotische Wertbestimmung basiert auf Internationalen Einheiten

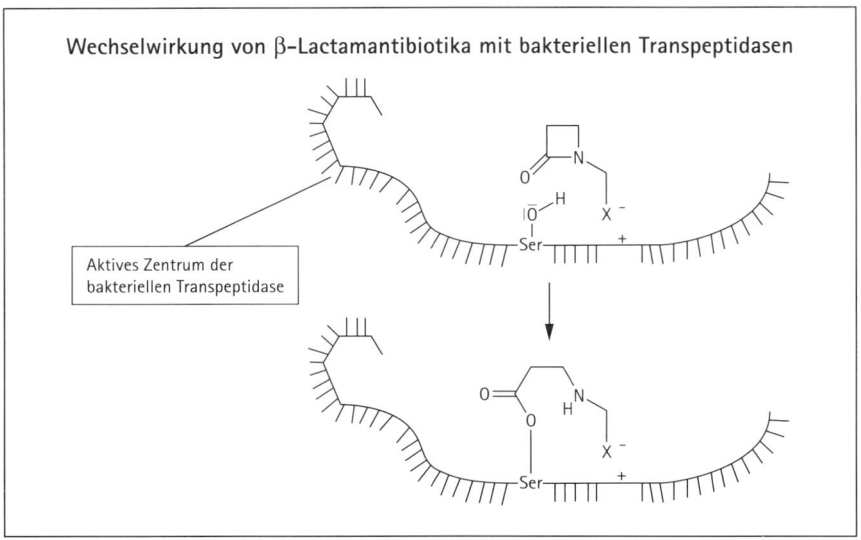

Abb. 10.4 Reaktion des Lactamringes von β-Lactam-Antiinfektiva mit einer nukleophilen OH-Gruppe eines Serinrestes bakterieller zellwandsynthetisierender Enzyme

(I.E.), die heute noch zur Dosierung der Penicilline anstelle Massenangaben verwendet werden. 1 I.E. Penicillin entspricht der Menge, die in 50 ml Testbouillon das Wachstum von *Staphylococcus aureus* P 209 (ATCC6538P – Registriernummer dieser Bakterienkultur in einer Bakterienbank) bei 37 °C gerade noch vollständig hemmt. 1 I.E. von Pen G-Kalium $\triangleq$ 0,6 μg bzw. ~ 1600 I.E./mg Pen G-Kalium.

10.1.3 Penicillin V und G

Penicillin V ist die historische Bezeichnung für Phenoxymethylpenicillin. Die Buchstaben G und V sind nur Nummern von Chromatographiefraktionen, die Florey und Chain anfänglich erhielten. Penicillin V ist magensäurestabil im Gegensatz zu Penicillin G und kann daher oral appliziert werden.

Penicillin G ist aufgrund seiner guten Wirksamkeit gegen grampositive Erreger bei niedrigem Preis in Krankenhäusern nach wie vor das meist verabreichte parenterale Penicillin. Wegen der Unbeständigkeit in Lösung ist es als Trockenpulver im Einsatz, das kurz vor der Applikation aufgelöst wird.

10.2   Diagnostikum: [^{99m}Tc] Technetium–Medronat-Injektionslösung

TECHNETIUM (^{99m}Tc) MEDRONATE INJECTION
Technetii (^{99m}Tc) medronati solutio iniectabilis

Definition

Technetium (^{99m}Tc) medronate injection is a sterile solution which may be prepared by mixing solutions of sodium methylenediphosphonate and a stannous salt with sodium pertechnetate (^{99m}Tc) injection (fission or non-fission). The injection contains a variable quantity of tin (Sn) not exceeding 3 mg/ml; it may contain antimicrobial preservatives, antioxidants, stabilisers and buffers. The injection contains not less than 90,0 per cent and not more than 110,0 per cent of the declared technetium-99m radioactivity at the date and hour stated on the label. Radioactivity present as chemical forms other than technetium-99m medronate complex is not greater than 5,0 per cent of the total radioactivity.

It is prepared from sodium pertechnetate (^{99m}Tc) injection (fission or non-fission) using suitable sterile ingredients and calculating the ratio of radionuclidic impurities with reference to the date and hour of administration.

10.2.1   Technetium-Verbindungen im Arzneibuch?

Das Arzneibuch enthält mehr als zehn Monographien mit Technetium-Verbindungen. Technetium, Symbol Tc, steht in der siebten Nebengruppe des Periodensystems unter Mangan. Es gibt nur instabile, daher radioaktive Tc-Isotope. Eines dieser Isotope ist eines der bedeutendsten Radiodiagnostika für die Szintigraphie. Bei der Szintigraphie kommt, im Gegensatz zum Röntgen, die Strahlung „von innen" nach intravenöser Verabreichung einer Tc-Verbindung. Die diagnostisch eingesetzten Tc-Verbindungen haben verschiedene Gewebsspezifität, so dass sie sich in verschiedenen Organen anreichern. Die austretende radioaktive Strahlung dient mittels bildgebender Verfahren zur Erkennung und Darstellung von Geweben oder Organen. Das hier besprochene Tc-Medronat reichert sich in metabolisch aktivem Knochengewebe an und wird in der Medizin als Standard für die Knochenszintigraphie verwendet. Dies ermöglicht auch den Einsatz in der Krebsdiagnostik, um ossäre Metastasen verschiedener Malignome zu finden. Ossäre Metastasen sind Gebilde aus Knochengewebe an Stellen, wo kein Knochengewebe sein sollte.

Abbildung 10.5 zeigt den Verlauf nach i.v.-Gabe von Tc-Medronat. Bei einem 13-jährigen Mädchen bestand Verdacht auf juvenile Oligoarthritis, der sich nicht bestätigte, d.h. die Szintigramme können als Blindversuch gelesen werden.

Kurz nach Infusion verteilt sich das Tc-Medronat – an der Schwärzung der Photoplatte sichtbar – zunächst in die am besten durchbluteten Organe und Gewebe: Herz, Lunge, Nieren, Letztere am besten im von hinten aufgenommenen

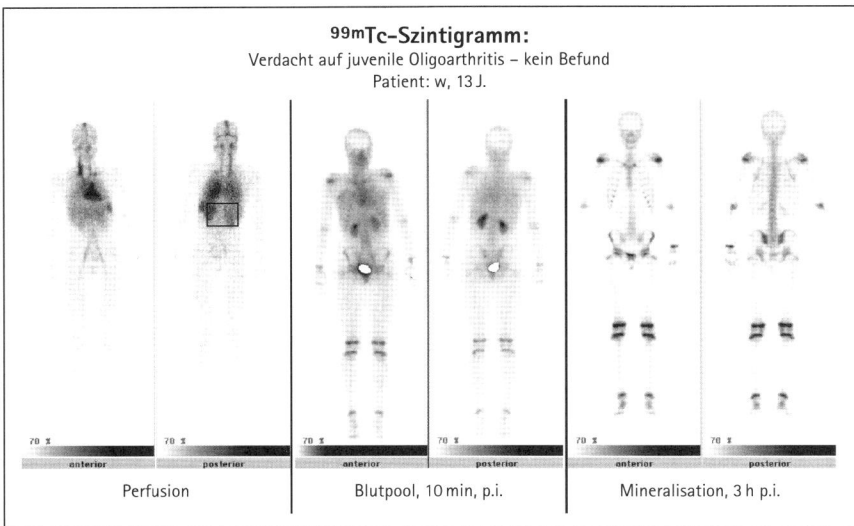

99mTc-Szintigramm:
Verdacht auf juvenile Oligoarthritis – kein Befund
Patient: w, 13 J.

| Perfusion | Blutpool, 10 min, p.i. | Mineralisation, 3 h p.i. |

Abb. 10.5 Verteilung von Tc-Medronat nach i.v.-Gabe bei gesundem Patient.
Quelle: Klinik für Nuklearmedizin des Universitätsklinikums Gießen und Marburg

Bild (posterior) erkennbar. Nach 10 min hat sich schon ein großer Teil in Knorpel der Gelenke eingelagert, wo Knochenwachstum stattfindet. Das nach 3 h aufgenommene Szintigramm wird medizinisch ausgewertet und zeigt Knorpel da, wo man ihn erwartet. Mineralisation bedeutet, dass sich das Diagnostikum ionisch in Knochengewebe eingelagert hat.

Abbildung 10.6 entstammt der Untersuchung einer 69-jährigen Patientin mit Mammakarzinom. Das Szintigramm nach 3 h weist viele dunkle Flecke an Stellen auf, wo kein Knochen hingehört; in diesem Alter ist ohnehin kein wachsendes Knochengewebe zu erwarten. Jeder dieser Flecke ist eine ossäre Metastase; die Prognose infaust.

10.2.2   Wie stellt man Tc-Radiodiagnostika her?

Abbildung 10.7 fasst die Herstellung von ^{99m}Tc zusammen.

In einer geeigneten Kernbeschleuniger-Einrichtung wird mittels Neutronenstrahlen das stabile Molybdän-Isotop mit der Kernmasse 98 (^{98}Mo) in ^{99}Mo umgewandelt. ^{99}Mo hat eine nicht zu lange Halbwertzeit (HWZ). Das ist gut, weil man es auch wieder loswerden will, bedeutet aber auch, dass man sich mit der Herstellung und Analytik des anwendungsfertigen Diagnostikums beeilen muss. Die Bedingungen sind also ganz anders als bei „normalen" Arzneistoffen. ^{99}Mo zerfällt unter Umwandlung eines Neutrons in ein Proton in zwei Technetium-Isotope: ^{99}Tc und ^{99m}Tc. Den Unterschied der beiden Tc-Isotope kann man nur verstehen, wenn man sich vergegenwärtigt, dass der Atomkern nicht einfach ein

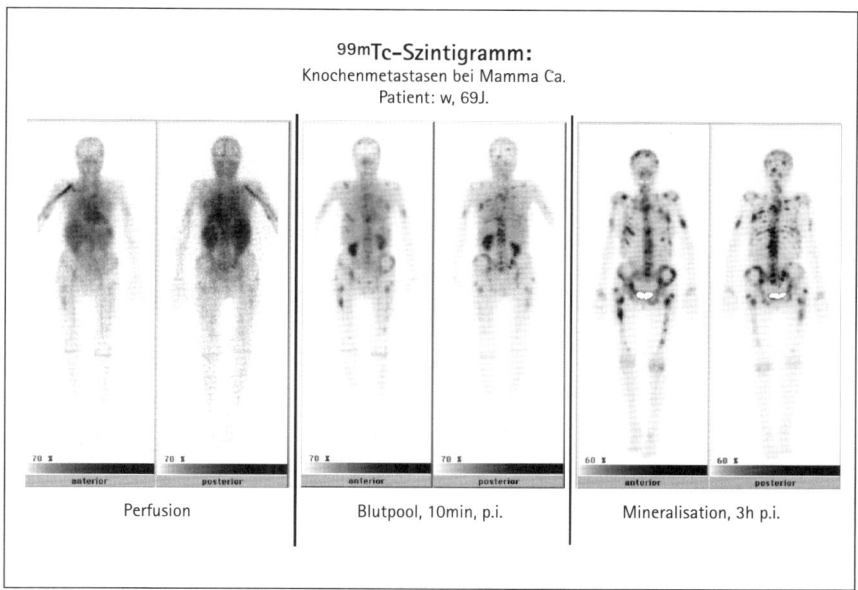

^{99m}Tc-Szintigramm:
Knochenmetastasen bei Mamma Ca.
Patient: w, 69J.

| Perfusion | Blutpool, 10min, p.i. | Mineralisation, 3h p.i. |

Abb. 10.6 Verteilung von Tc-Medronat nach i.v.-Gabe bei Knochenmetastasen.
Quelle: Klinik für Nuklearmedizin des Universitätsklinikums Gießen und Marburg

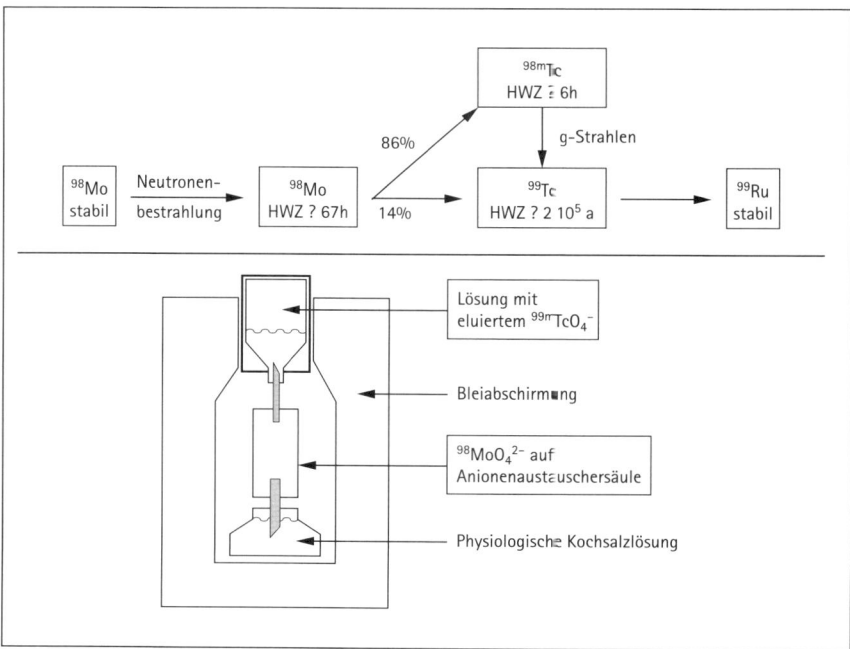

Abb. 10.7 Herstellung von ^{99m}Tc

ungeordneter Klumpen aus Protonen und Neutronen ist, sondern eine Struktur hat. Das kann nur modellhaft beschrieben werden, so gibt es ein Schalenmodell des Atomkerns ähnlich dem Schalenmodell der Elektronenhülle. Als Pharmazeuten müssen wir das nicht so genau wissen. Das diagnostisch wichtige Isotop ist das metastabile ^{99m}Tc; denn es zerfällt mit einer für diagnostische Zwecke entgegenkommenden kurzen Halbwertzeit unter Aussendung eines Gamma-Quants, das die Photoplatte schwärzt, in ^{99}Tc. Dieses wiederum verabschiedet sich nur sehr langsam, indem es unter Umwandlung eines Neutrons in ein Proton in seinen im Periodensystem rechten Nachbarn, Ruthenium, übergeht.

Natürlich kann man Tc nicht in elementarer, metallischer Form als Diagnostikum gebrauchen, d.h. die vorstehend beschriebenen kernchemischen Vorgänge werden mit Mo- und Tc-Verbindungen durchgeführt. Der untere Teil desr Abb. 10.7 zeigt es: Bestrahlt wird [^{98}Mo]Molybdat (^{98}MoO$_4^{2-}$), das auf eine Anionenaustauscher-Säule aufgezogen ist. Dort zerfällt es naturgemäß in Pertechnetat (^{99}TcO$_4^-$ und ^{99m}TcO$_4^-$). Bei der Elution mit physiologischer Kochsalzlösung werden **nur** die Pertechnetate, nicht das Molybdat von der Säule gewaschen; und das ist auch ein Grund für den Erfolg von ^{99m}Tc-Verbindungen als Radiodiagnostika.

Pertechnetat ist ein Oxidationsmittel, wenn auch schwächer als Permanganat – in Nebengruppen nimmt die Stabilität der höchstmöglichen Oxidationsstufe von oben nach unten zu, im Unterschied zu Hauptgruppen. Zur Herstellung der verschiedenen Tc-Verbindungen mit ihrer unterschiedlichen Gewebeaffinität setzt man das eluierte Pertechnetat mit den entsprechenden Reagenzien um. Will man das Medronat (Methylendiphosphonat) herstellen, so wird das Pertechnetat mit Zinn(II) reduziert und gibt mit Medronat einen Komplex unbekannter Struktur, der sich wegen seiner hohen Affinität zu Knochen-Apatit (ein Phosphat) für die Diagnostik von Skeletterkrankungen eignet (Abb. 10.8).

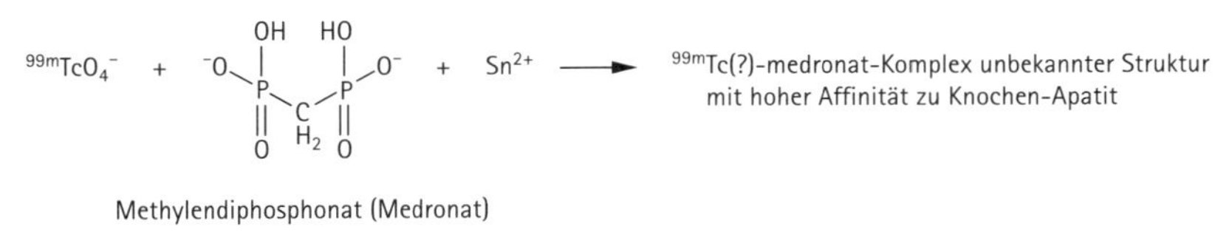

Abb. 10.8 Synthese von ^{99m}Technetiummedronat

10.2.3 Wie analysiert man ein Radiodiagnostikum?

Die komplexen Vorgänge bei der Herstellung dieser Substanz und die kurzen Halbwertzeiten von ^{99}Mo und ^{99m}Tc erzwingen ein validiertes Herstellungsverfahren, da eine komplette Analytik im Einzelfall zu lange dauern würde. Zur Validierung der Herstellung gehört die folgende, in der Ph. Eur. vorgesehene analytische Charakterisierung.

Identität

Die Identitätsprüfung erfolgt durch:
- Gammaspektrum (nur 1 Bande darf auftreten),
- DC mit autoradiographischer Detektion (Schwärzung einer Photoplatte).

Reinheit

Auf Reinheit wird wie folgt geprüft:
- DC mit autoradiographischer Detektion,
- Verteilung im Körper. Dafür muss eine Ratte geopfert werden, der man das Diagnostikum injiziert hat. Die Radioaktivität muss im Oberschenkelknochen wesentlich stärker sein als im (knochenfreien) Schwanz.

Gehalt

Der Gehalt wird bestimmt mittels Radioaktivitätsmessung gegen einen Vergleich.

Für einige Stoffgruppen gibt es in der Ph. Eur. nicht nur die speziellen Monographien, sondern auch so genannte übergeordnete Monographien; hier Radiopharmaka. Darin sind grundlegende Informationen und Arbeitsanweisungen enthalten:

RADIOPHARMACEUTICAL PREPARATIONS
Radiopharmaceutica
The statements of this monograph are intended to be read in conjunction with the monographs on radiopharmaceutical preparations in the Pharmacopoeia.

^{99m}Tc-Verbindungen gehören zu den wichtigsten (Radio-)Diagnostika[3]. Die Belastung des Körpers mit radioaktiver Strahlung ist bei einer solchen Untersuchung nicht hoch; dennoch wird man auch wegen des Gesamtaufwandes die Stoffe nur einsetzen, wo es wirklich sinnvoll ist. Dann sind sie sehr nützlich und unverzichtbar. Der Arzneibuch-Kommentar und eine Buchmonographie geben weitere Informationen.[4]

---

3   Johannsen, B. (2003) Radiopharmazeutische Chemie. Pharm Ztg 148: 2884–2893
4   Schwochau, K. (2000) Technetium. Chemistry and Radiopharmaceutical Applications. Wiley-VCH, Weinheim.

10.3 Impfstoff: Tetanus-Adsorbat-Impfstoff

TETANUS VACCINE (ADSORBED)
Vaccinum tetani adsorbatum

Definition

Tetanus vaccine (adsorbed) is a preparation of tetanus formol toxoid adsorbed on
a mineral carrier. The formol toxoid is prepared from the toxin produced by the
growth of Clostridium tetani.

10.3.1 Das stärkste Gift der Welt

Tetanus ist Wundstarrkrampf. Es handelt es sich um eine Vergiftung durch ein
Exotoxin des obligaten Anaerobiers *Clostridium tetani*. Das Toxin stellt ein
hochmolekulares Protein dar. Seine LD_{100} beim Menschen – dosis letalis mit
100%igem „Erfolg" – liegt bei geschätzten 2,5 ng pro kg Körpergewicht nach
oraler Zufuhr. Zusammen mit dem Botulinus-Toxin aus *Clostridium botulinum*
gehört es zu den stärksten bekannten Giften.

10.3.2 Aufbau einer Impfstoff-Monographie

Anders als bei „normalen" Arzneistoffen folgt der Aufbau von Impfstoff- und
Sera-Monographien im Prinzip dem Herstellungsablauf, der drei Schritte beinhaltet.

1. Herstellungsschritt: Gereinigtes Toxoid als Bulkware (Massenware; sprich: „balk", nicht „bölk"...)

Clostridium-tetani-Kulturen werden in anaerobem Milieu angelegt und daraus
das von den Bakterien sezernierte (Exo-)Toxin extrahiert. Nach Reinigung und
Inaktivierung des Toxins mit Formol, also wässriger Formaldehyd-Lösung, er-
hält man das Toxoid. Das Toxoid hat antigene Eigenschaften, die dem Toxin
entsprechen, ist aber nicht giftig. Was geschieht bei dieser gezielten teilweisen
Denaturierung, die Attenuierung (Abschwächung) genannt wird? Hinter der
Inaktivierung verbergen sich chemisch nukleophile Substitutionen. Formalde-
hyd, der in wässriger Lösung als Hydrat vorliegt $[CH_2(OH)_2]$, ist ein starkes
Elektrophil. Proteine weisen u.a. die in Abbildung 10.9 gezeigten nukleophilen
Gruppen auf.

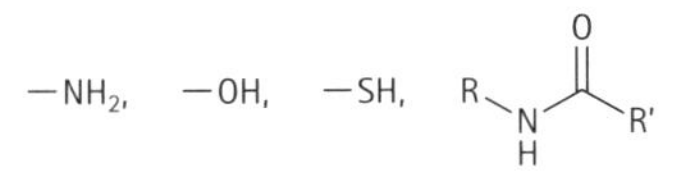

Abb. 10.9 Nukleophile Gruppen in Proteinen

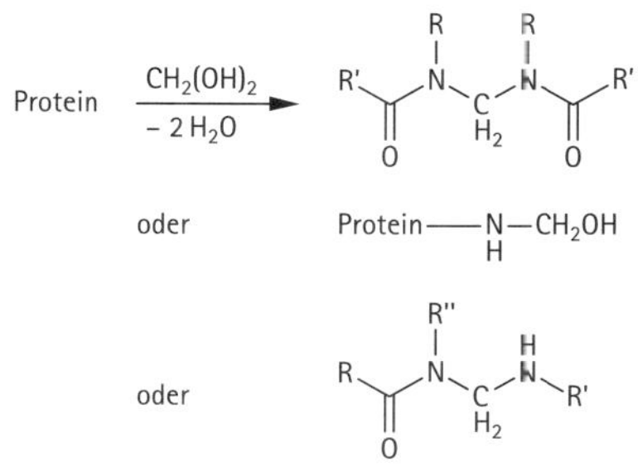

Abb. 10.10 Beispiele für Hydroxyalkylierung und Quervernetzung von Proteinen durch Formalin

Im Zuge von Mannich-Reaktionen lagert sich Formaldehyd an das Protein an, was zur Alkylierung und Quervernetzung führt (Abb. 10.10).

Exakt an welche Positionen sich der Formaldehyd anlagert, ist nicht bekannt, d.h. das Verfahren ist ein empirisches, und die Reaktionsbedingungen müssen genauestens eingehalten werden. Es dient zur Herstellung auch vieler anderer Impfstoffe durch Attenuierung eines Toxins, Bakteriums oder Virus.

Auf dieser Stufe der Herstellung sind vor allem die folgenden Prüfungen durchzuführen:

▪ Sterilität,
▪ Abwesenheit von Toxin und Irreversibilität des Toxoids.

Für letztere Prüfung wird das Toxoid nach sechswöchiger Inkubation bei 37 °C 15 gesunden Meerschweinchen verabreicht, die alle überleben müssen, also bestens gepflegt werden; denn wenn eins der Tiere im Beobachtungszeitraum aus einem anderen Grund verstirbt, ist das als Tod durch Toxin zu werten. Die Reaktion mit Formaldehyd führt zu (Halb-)Acetalen und (Halb-)Aminalen, daher ist sie besonders im Sauren reversibel. Eine Abspaltung des Formaldehyds unter Rückbildung des Toxins wäre natürlich fatal, deshalb diese Prüfungen. Um Tierversuche einzusparen, werden von der Ph. Eur. beide Prüfungen seit Ende der 1990er Jahre bei Impfstoffen zusammengelegt und die Prüfung auf anomale Toxizität gestrichen, da bei den validierten modernen Herstellungsverfahren eine Kontamination mit einem anderen Toxin auszuschließen ist.

2. Herstellungsschritt: Adsorbat–Impfstoff in großen Gebinden

Das gelöste Toxoid wird durch Adsorption auf einen festen, wasserunlöslichen Träger mit großer Oberfläche aufgezogen:

$$\text{Toxoid} + \text{Al(OH)}_3 \text{ n H}_2\text{O} \rightarrow \text{Adsorbat-Impfstoff}$$

Als Träger dient meist Aluminiumhydroxid, auch Calciumphosphat ist geeignet. Damit eine aktive Immunisierung eintritt, muss der Körper Antikörper gegen ein Antigen – hier das Tetanus-Toxoid – bilden. Das tut er nur, wenn ihm über längere Zeit das Antigen präsentiert wird. Dafür ist das gelöste Toxoid ungeeignet; denn es würde rasch abgebaut. Intramuskuläre Injektion des Toxoids auf Aluminiumhydroxid hat den gewünschten Effekt, indem das Toxoid langsam aus diesem Reservoir freigesetzt wird.

Auf dieser Stufe sind nur wenige Prüfungen durchzuführen, vor allem die auf Sterilität; denn ein nachträgliches Sterilisieren ist nicht mehr möglich. Hitze etc. würden das Protein völlig denaturieren, Filtration würde den Adsorbat-Impfstoff völlig entfernen. Früher wurde auch die Wirksamkeit als Impfstoff geprüft; das ist laut Ph. Eur. für den Bulk-Impfstoff nicht mehr nötig, wenn ein validiertes Herstellungsverfahren verwendet wird.

3. Herstellungsschritt: Fertigzubereitung

Der Adsorbat-Impfstoff wird unter sterilen Bedingungen in Ampullen abgefüllt.
Die folgenden Prüfungen sind wichtig:

Identität:

Zur Überprüfung der Identität wird eine Fällungsreaktion mit Tetanus-Antitoxin durchgeführt, ein allgemein als Ouchterlony-Test bezeichnetes Immundiffusionsverfahren zur Identitätsprüfung von Antigenen und Antikörpern. Bei dieser Reaktion macht man sich die Spezifität der Proteinerkennung zunutze. Vor der Fällung muss das Aluminiumhydroxid in Lösung gebracht werden. Säure verbietet sich, da sie die Proteine denaturieren würde; das Arzneibuch verwendet (Natrium-)Citrat als Komplexbildner für Al^{3+}.

Reinheit:

Die Reinheit lässt sich feststellen durch:
- Spezifische Toxizität (5 healthy guinea pigs … – vgl. oben beim 1. Herstellungsschritt die "Abwesenheit von Toxin und Irreversibilität des Toxoids").
- Freier Formaldehyd, also nicht kovalent ans Protein gebundener, der von der Attenuierung übrig sein könnte.

Gehalt

Die Gehaltsbestimmung besteht in diesem Fall aus einer Wirksamkeitsprüfung.
Bei dieser Prüfung handelt es sich nicht um eine physikalisch-chemische Gehaltsbestimmung. Wegen der Gefährlichkeit von Tetanus macht man einen

Tierversuch. Man immunisiert Tiere (Meerschweinchen oder Mäuse) aktiv. Anschließend werden die Tiere dem Tetanus-Toxin ausgesetzt und müssen überleben. Der Gehalt des Impfstoffs muss mindestens 40 I.E. pro ml betragen. Die I.E. ist durch einen internationalen Tetanus-Impfstoff-Standard definiert. Im Wortlaut der Ph. Eur.:

ASSAY OF TETANUS VACCINE (ADSORBED)

The potency of tetanus vaccine (adsorbed) is determined by comparing the dose of the vaccine required to protect guinea-pigs or mice from the effects of a subcutaneous injection of a paralytic dose of tetanus toxin with the dose of a reference preparation, calibrated in International Units, needed to give the same protection. In countries where the paralysis method is not obligatory the LD50 method may be used. For the LD50 method, the number of animals and the procedure are identical with those described for the paralysis method but the end-point is the death of the animal rather than paralysis.

The International Unit is the activity contained in a stated amount of the International Standard which consists of a quantity of tetanus toxoid adsorbed on aluminium hydroxide. The equivalence in International Units of the International Standard is stated by the World Health Organisation.

Für Impfstoffe gibt es ebenso wie für Radiopharmazeutika eine übergeordnete Monographie. Sie trägt den Titel Impfstoffe für Menschen (Vaccines for human use) und steht in engem Zusammenhang mit der speziellen Monographie des einzelnen Impfstoffs. Etwaige Verweise in der hier besprochenen Monographie machen diesen Zusammenhang deutlich. Um die Anforderungen an Impfstoffe in ihrer Ganzheit zu erfassen, muss man sich auch mit der übergeordneten Monographie beschäftigen.

VACCINES FOR HUMAN USE

Vaccina ad usum humanum
The statements in this monograph are intended to be read in conjunction with the monographs on vaccines for human use in the Pharmacopoeia. The requirements do not necessarily apply to vaccines which are not the subject of such monographs. For a combined vaccine, where there is no monograph to cover a particular combination, the vaccine complies with the monograph for each individual component, with any necessary modifications approved by the competent authority.

Definition

Vaccines for human use are preparations containing antigenic substances capable of inducing a specific and active immunity in man against an infecting agent or the toxin or the antigen elaborated by it. [...]

Vaccines for human use may contain: organisms inactivated by chemical or physical means that maintain adequate immunogenic properties; living organisms that are naturally avirulent or that have been treated to attenuate their virulence whilst retaining adequate immunogenic properties; antigens extracted from the organisms or secreted by them or produced by recombinant DNA technology; the antigens may be used in their native state or may be detoxified by chemical or physical means and may be aggregated, polymerised or conjugated to a carrier to increase their immunogenicity.

10.3.3 Staatliche Chargenprüfung bei Impfstoffen und Sera

Im Unterschied zu normalen Arzneistoffen ist bei Impfstoffen und Sera in Europa eine staatliche Chargenprüfung und -freigabe vorgeschrieben. In Deutschland liegt dem der § 22 des AMG zugrunde. Zuständig ist das Paul-Ehrlich-Institut (PEI, Bundesamt für Sera und Impfstoffe).

Für eine Zulassung bzw. Freigabe für den europäischen Markt muss eine EG-Freigabe erlangt werden. Im Gegensatz zur deutschen Chargenprüfung reicht die Vorlage der Unterlagen der firmeneigenen Prüfungen nicht aus, sondern es wird eine echte Chargenprüfung bestimmter Parameter (u.a. Sterilität, Wirksamkeit) vorgenommen. Im Falle der Freigabe erhält das Produkt ein EU Batch Certificate. In Abhängigkeit vom europäischen Staat reicht entweder die Freigabe nach § 22 durch das PEI oder ein EU Batch Certificate aufgrund der PEI-Freigabe oder es wird ein eigenständiges EU Batch Certificate verlangt.

10.4 Hilfsstoffe

Einer der wichtigsten pharmazeutischen Hilfsstoffe ist Wasser. *„Das Wasser ist das Beste“*, meinte schon der alte Thales, ein vorsokratischer griechischer Philosoph. Wasser ist ein Stoff, dessen Analytik einfach erscheint, aber in der Praxis viele Detailprobleme aufwirft, besonders wenn es zur Herstellung steriler Arzneiformen benötigt wird, also Infusions-, Injektionslösungen, Impfstoffe, Blutprodukte u.a.

Bevor wir die Wässer der Ph. Eur. anschauen, ein kurzer Blick auf die wichtigsten Hilfsstoffe bei der Tablettierung. Nicht nach Masse – da läge sicher Lactose vorn -, aber nach Zählhäufigkeit der Verwendung sind die folgenden Hilfsstoffe führend gemäß einer Statistik für in den USA 1964-1992 zugelassene Arzneimittel:[5]

- Magnesiumstearat,
- Lactose,
- Starch (corn) = Maisstärke,
- Mikrokristalline Cellulose,
- Siliciumdioxid.

---

5   Grady, L.T. (1996) International Harmonization of Pharmacopeial Standards. Pharmeuropa 8: 94–98.

Sehr ausführliche Angaben über Hilfsstoffe findet man in einem Standardwerk.[6]

10.5 Hilfsstoff: Wasser

10.5.1 Gereinigtes Wasser (Aqua purificata)

WATER, PURIFIED
Aqua purificata
H_2O M_r 18.02

Definition

Purified water is water for the preparation of medicines other than those that are required to be both sterile and apyrogenic, unless otherwise justified and authorised.

Die Monographie ist nach Aqua purificata in bulk (Großgebinde) und in containers gegliedert:

Aqua purificata in bulk (Großgebinde)

Gereinigtes Wasser darf laut Arzneibuch nur nach bestimmten Verfahren hergestellt werden. Ausgangssubstanz aller dieser Verfahren ist Trinkwasser. Dieses wird entweder durch Destillation, Ionenaustausch oder eine andere geeignete Methode (z.B. Umkehrosmose, siehe Abb. 10.11) in gereinigtes Wasser umgewandelt. Von Anfang an dürfen max. 100 „viable (lebensfähige) microorganisms" pro ml enthalten sein.

Das Prinzip der Umkehrosmose ist in Abbildung 10.11 skizziert.

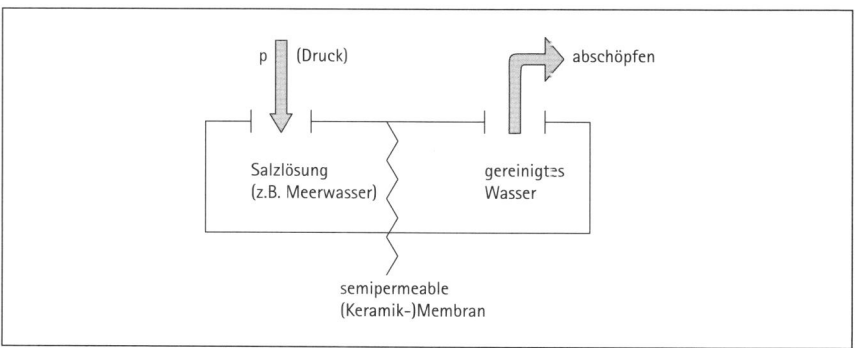

Abb. 10.11 Gewinnung von gereinigtem Wasser durch Umkehrosmose

6   Rowe, R.C., Sheskey, P.J., Weller, P.W. (eds.) (2003) Handbook of Pharmaceutical Excipients. 4. Aufl., Pharmaceutical Press, London

Die wichtigsten Reinheitsprüfungen sind

- Leitfähigkeit, max. 4,3 µS/cm.
- Total Organic Carbon (TOC), max. 0,5 mg/l. In einer Firma, die große Mengen Wasser zur Herstellung von Blutprodukten benötigt, war der TOC einmal zu hoch – wie sich herausstellte durch Tensidreste einer Reinigung der Herstellungsanlage. In der Praxis kann es lange dauern, bis man eine solche Kontamination erkannt und unschädlich gemacht hat.
- Nitrat,
- Al^{3+},
- Schwermetalle,
- Endotoxine.

Zur Verwendung für die Rezeptur muss es keimarm sein, d.h. es sollte entweder frisch hergestellt, frisch abgekocht oder sterilfiltriert werden – oder frisch gekauft sein.

Aqua purificata in containers

Die folgenden Prüfungen kommen gegenüber oben hinzu:

- Verdampfungsrückstand,
- saure/alkalische Verunreinigungen,
- oxidierende Substanzen: keine Entfärbung von $KMnO_4$; sozusagen ein einfacher Ersatz des TOC.

Außerdem wird auf eine ganze Reihe einzelner Ionen speziell geprüft (Chlorid, Sulfat, Ammonium, Calcium, Magnesium), was eigentlich nicht nötig ist, da die Leitfähigkeitsprüfung allgemein ionische Verunreinigungen erkennen ließ. Die USP ist da pragmatischer, lässt diese Prüfungen weg und sieht bei water in bulk Leitfähigkeitsmessung und TOC als ausreichend an. Auch in einem weiteren Detail ist die Ph. Eur. übergenau: bei Leitfähigkeitsmessung darf laut USP CO_2, das nicht aus der Probe, sondern aus der Laborluft stammt, eingerechnet werden. Die Ph. Eur. erlaubt das nicht, so dass die Anforderung (max. 4,3 µS/cm) schwer zu erfüllen ist.

Die Monographie der Ph. Eur. sieht keine Gehaltsbestimmung vor.

10.5.2 Wasser für Injektionszwecke (Aqua ad iniectabilia)

WATER FOR INJECTIONS
Aqua ad iniectabilia
H_2O M_r 18.02

Definition

Water for injections is water for the preparation of medicines for parenteral administration when water is used as vehicle (water for injections in bulk) and for dissolving or diluting substances or preparations for parenteral administration (sterilised water for injections).

Es muss aus Trinkwasser oder gereinigtem Wasser durch Destillation unter keimarmen Bedingungen hergestellt sein – ein anderes Herstellungsverfahren ist nicht gestattet. Von Anfang an dürfen max. 10 „viable microorganisms" pro 100 ml enthalten sein.

Aqua ad iniectabilia in Großgebinden

Es muss folgende Bedingungen erfüllen:

- pyrogenfrei,
- sonst wie Aqua purificata.

Sterilisiertes Wasser für Injektionszwecke:

Es muss folgende Beindungen erfüllen:

- pyrogenfrei,
- hitzesterilisiert,
- Prüfung auf Reinheit weniger streng als bei Aqua purificata, da bei der Sterilisierung Ionen aus der Glaswand gelöst werden; Bsp. Verdampfungsrückstand: Aq. purif. max. 10 ppm, Aqua ad iniectabilia sterilis. 40/30 ppm je nach Gefäßgröße,
- check for particulate contaminations (sub-visible particles = 10–25 µm) by light obscuration particle count test or microscopic particle count test.

Der Grenzwert für Al^{3+} ist in den beiden folgenden Fällen sehr wichtig:

- bei Lösungen für die Dialyse, da im Blut von Dialysepatienten allmählich Al^{3+} kumuliert, und dieses Ion ist als starke Lewis-Säure eiweißbindend und -fällend, was ja bei Alaunstiften und bestimmten Gurgellösungen genutzt wird. Innerlich ist Al^{3+} nicht harmlos.
- bei Lösungen für Frühgeborenen-Ernährung.[7]

---

7   Baumann, L. (1999) Glasbedingte Aluminium-Kontamination von Parenteralia. Krankenhauspharmazie 20: 265–273

Einem Krankenhausapotheker war in Zusammenarbeit mit der Kinderklinik aufgefallen, dass das Gehirn Frühgeborener nicht richtig heranreift, wenn mit der parenteralen Ernährung zu viel Al^{3+} zugeführt wird. Woher kommt das Al^{3+}? Glas besteht zum größten Teil aus Aluminosilikaten, d.h. die Al-Ionen werden durch Aluminium-Komplexbildner herausgelöst (Glaskorrosion). Gute Al^{3+}-Komplexbildner sind u.a. Gluconat, Citrat und Phosphat, die in entsprechenden Nährlösungen reichlich vorliegen – siehe dazu Übungsaufgabe 9 am Ende dieses Kapitels. Als Abhilfe sollte man nicht Glas-, sondern silikonisierte Glas-, PP- oder andere Plastikgefäße verwenden.

10.5.3 Water highly purified (Aqua valde purificata)

Dieses Wasser ist pyrogenärmer als Aqua purificata und wird verwendet, wenn man Wasser hoher biologischer Reinheit benötigt, also die Qualität des gereinigten Wasser für die entsprechende Zubereitung nicht ausreicht, aber die Wasserqualität von Aqua ad iniectabilia noch nicht verlangt ist. Hergestellt wird es aus Trinkwasser durch z.b. Umkehrosmose, Ultrafiltration oder Entionisierung unter keimarmen Bedingungen. Leitfähigkeit und TOC sollen wie bei Aqua ad iniectabilia sein. Es ist nur als Bulkware monographiert.

10.5.4 Wasser zum Verdünnen konzentrierter Hämodialyselösungen

Die Ph. Eur. enthält diese Monographie ausdrücklich nur zur Information, damit man die Prozedur der Herstellung dieses Wassers durch Analytik validieren kann. Hergestellt wird es aus Trinkwasser; man sollte speziell auf Rückstände der Trinkwasseraufbereitung achten, z.B. Chloramin, flüchtige halogenierte Kohlenwasserstoffe und Ionen wie Al^{3+}, Zn^{2+}, F^-, NH_4^+, K^+ sowie Verbindungen des Hg(II).

10.5.5 H₂¹⁵O für PET

Als Letztes soll ein Wasser der Ph. Eur. mit einer ganz anderen Anwendung genannt werden. Radioaktive Isotope, die Positronen emittieren, werden für ein spezielles bildgebendes Verfahren der medizinischen Diagnostik genutzt, die Positronen-Emissions-Tomographie. Verwendet werden vor allem die sehr kurzlebigen ^{11}C und ^{15}O. Positronen sind Elementarteilchen, die die gleiche Ruhemasse wie Elektronen besitzen und durch eine ebenso starke, jedoch positive elektrische Ladung ausgezeichnet sind. Biologisch aktive, mit Positronen-emittierenden Radionukliden markierte Verbindungen werden injiziert und die emittierte γ-Strahlung in Tomogrammen erfasst. Hier kann nicht näher auf diese Technik eingegangen werden. Mit $H_2^{15}O$ wird der Blutfluss in Hirn und Herz beobachtbar, was für die Diagnostik kranialer oder kardialer Durchblutungsstörungen benutzt wird.[8]

---

8   Grillenberger, K. (2003) Positronen-Emissions-Tomographie. Moderne Diagnostik mit radioaktiven Arzneimitteln. Dtsch. Apoth. Ztg. 144: 6092

10.6 Übungsaufgaben

1.

a. Benzylpenicillin wird im Magen durch Hydrolyse zerstört. Formulieren Sie den ersten Schritt dieser Reaktion.
b. Welche funktionelle Gruppe der Penicilline gibt aufgrund welcher relativen Atombewegung eine IR-Bande bei ca. 1780 cm^{-1}?

2.

Menschliches Blut enthält 3,5–5,0 mmol Kalium-Ionen pro Liter. Einem Kind, dessen Blutmenge zu ca. 1 Liter abgeschätzt wurde, sollen 0,5 Mio. I.E. Benzylpenicillin zur Sepsisbehandlung injiziert werden. Benzylpenicillin ist nicht in Form seines K-Salzes im Handel. Können Sie im Zusammenhang dieser Aufgabenstellung begründen, warum es nicht im Handel ist (sondern nur als Natriumsalz)? Penicillin G K-Salz: 1 I.E. = 0,6 µg; M_r = 372,5.

3.

Der Test auf appearance of solution im Zuge einer In-Prozess-Kontrolle fiel für eine Charge von Ciprofloxacin, einem Antiinfektivum, negativ aus, weil die Lösung zu stark gefärbt war. In HPLC- und DC-Tests wurden keine Verunreinigungen gefunden, auch keine Schwermetalle. Auch die Sulfatasche war in Ordnung. Es stellte sich heraus, dass das Problem nicht im Ciprofloxacin lag, sondern im Wasser: für die Prüfung wurde nachlässigerweise nicht Aqua purificata, sondern Leitungswasser verwendet, das – früh am Morgen – ganz leicht bräunlich aus der Leitung gekommen war und mit Ciprofloxacin eine intensivere Färbung angenommen hatte. Struktur des Produktes aus Ciprofloxacin und der Verunreinigung im Wasser? Woraus und wie soll/kann Wasser für die Herstellung nicht steriler Arzneimittel (Aq. purif., Ph. Eur.) hergestellt werden?

4.

In der Monographie des Antihypertonikums Propranololhydrochlorid ist ein Test auf sauer oder alkalisch reagierende Verunreinigungen beschrieben: 0,20 g werden in kohlendioxidfreiem Wasser R gelöst und mit demselben Lösungsmittel auf 20 ml verdünnt. Man fügt 0,2 ml Methylrotlösung R und 0,2 ml 0,01 M Salzsäure hinzu. Die Lösung ist rot. Man fügt XX ml 0,01 M Natriumhydroxidlösung hinzu. Die Lösung ist gelb. Was ist für XX logischerweise einzusetzen?
Zur Gehaltsbestimmung wird der Wirkstoff in Alkohol R gelöst und mit 0,1 M Natriumhydroxid R unter potentiometrischer Endpunktanzeige titriert. Wie nennt sich dieses Verfahren der Alkalimetrie?

5.

Bisacodyl ist ein oft verkauftes Laxans, das aus einer nicht therapeutisch, sondern analytisch von Pharmazeuten eingesetzten Stoffklasse entwickelt wurde. Welcher?

Formulieren Sie in ganzen Sätzen eine Arbeitsvorschrift für seine Gehaltsbestimmung, wie sie im Arzneibuch stehen könnte und die der Bestimmung der Verseifungszahl entspricht. M_r (Bisacodyl) 361,40.

6.

Nennen Sie vier medizinische Gase der Ph. Eur., jeweils mit Angabe der Valenzstrichformel oder Zusammensetzung.

7.

Formulieren Sie je zwei Arzneistoffe, die
a. eine phenolische OH-Gruppe aufweisen;
b. einen Chlorsubstituenten tragen;
c. als reines Enantiomer im Handel sind;
d. als Racemat im Handel sind;
e. einen Indolring aufweisen;
f. eine Ketofunktion und einen Phenylkern aufweisen;
g. einen Furanring aufweisen;
h. eine Nitrogruppe tragen;
i. eine Salpetersäureestergruppe aufweisen;
j. mittels Acidimetrie im Wässrigen quantitativ bestimmt werden können;
k. an Normalphasen-Kieselgel nicht vom Start wegwandern;
l. eine Carbonsäuregruppe aufweisen;
m. mittels Oxidimetrie quantitativ bestimmt werden können;
n. mit Fe(III)-Ionen einen farbigen Komplex bilden;
o. Polymorphie zeigen;
p. unter Normalbedingungen flüssig sind.

8.

Nennen Sie zwei Gründe, warum man Amine normalerweise als Salze, z.B. Hydrochloride, einsetzt und nicht als freie Basen.

9.

Wie realistisch die Gefahr einer zu hohen Al^{3+}-Belastung Frühgeborener einzuschätzen ist, kann anhand folgender Rechnung gezeigt werden. Die Menge an zugeführtem Al darf maximal 4 µg pro kg und Tag sein. In Calciumgluconat-Lösung 10 % (Glasampullen, Glasart I), die zur Calciumversorgung der Frühgeborenen eingesetzt wird, wurden mit Atomabsorptionsspektroskopie im Mittel 5000 µg/l Al^{3+} gefunden. Frühgeborene benötigen 3–6 mmol Ca^{2+} pro Tag. Calcium gluconicum Eifelfango hat laut Roter Liste die folgende Zusammensetzung: 10 ml 10 %/20 % enthalten Ca-gluconat 1 H_2O 0,5 g/0,5 g, Ca-4-oxovalerat 2 H_2O 0,35 g/1,05 g (entspr. 90 mg/180 mg Ca = 2,25 mmol/4,5 mmol Ca^{2+}).
Ergibt eine tägliche Belastung mit Al^{3+} von etwa …?

11 Modern Pharmaceutical Analysis and Analytical Validation Parameters

11.1 Basic considerations in pharmaceutical analysis

This chapter seeks to give a succinct summary of the most important aspects of pharmaceutical analysis in industry today.[1]

Basically, drug substances and drug products have to meet the following **critical requirements**:

- established identity and purity,
- established dissolution and bioavailability.

This, in turn, needs the establishment and documentation of a validated **analytical method** that encompasses the following **stages and aspects**:

- method development,
- setting up specifications,
- compendial (= pharmacopeial) methods,
- validation of test methods,
- documentation of analysis,
- analytical methodology transfer,
- degradation and impurity analysis,
- preformulation studies,
- stability studies,
- analysis of solid dosage forms,
- parenteral dosage forms.

One of the key words in any analytical development is **specifications**. Without a definition of the goal, analytical investigations remain arbitrary and cannot answer the question whether the drug substance or drug meets the required. So specifications amounts to defining what should be and includes the following parameters:

- description,
- identification,
- assay,
- impurities: organic synthetic process impurities, chiral impurities, inorganic impurities, degradation products, residual solvents, container extractables,

---

1   (a) Ahuja, S., Scypinski, S. (2001) Handbook of Modern Pharmaceutical Analysis. Academic Press, San Diego (b) Ahuja, S., Alsante, K.M. (2003) Handbook of isolation and characterization of impurities in pharmaceuticals. Academic Press, Amsterdam (c) Miller, J.M., Crowther, J.B. (2000) Analytical chemistry in a GMP environment. John Wiley, New York

- physicochemical properties,
- water content,
- content uniformity,
- antioxidant and antimicrobial preservative content,
- microbial tests,
- dissolution/disintegration tests,
- hardness/friability tests,
- particle size, polymorphic form.

With such a great variety of specifications to be met when producing drugs, the **analytical tests** needed must cover a wide range of methods. Figure 11.1 shows the most important techniques, ordered by the respective stages of the drug development process.

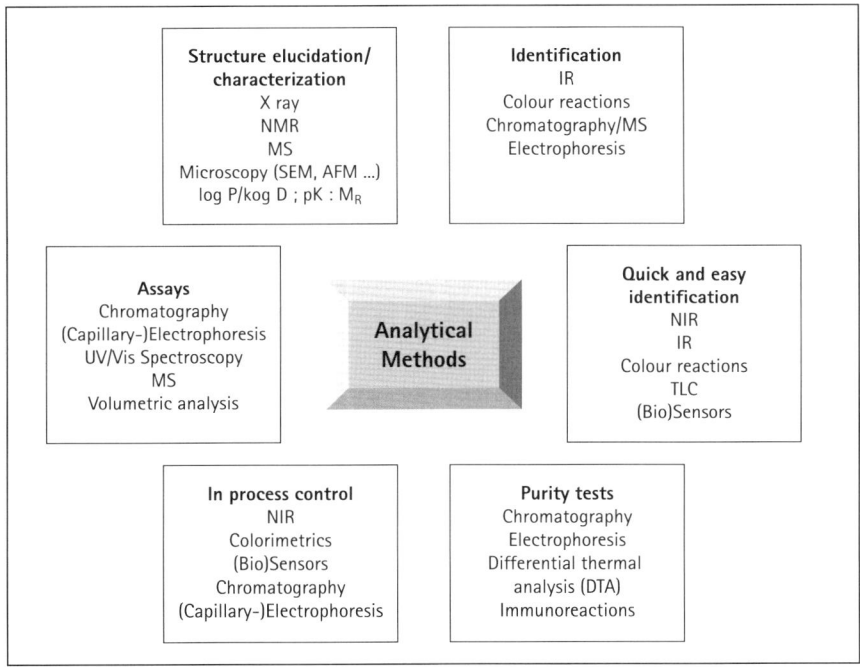

Fig. 11.1 Analytical methods in pharmacy

More generally, the tests can be categorized as to whether they are:

- tests concerned with solid-state characterisation, or
- compendial tests cited in regulatory pharmacopeias, or
- quantitative tests for API (active pharmaceutical ingredient) and impurities in the drug product.

Important aspects of **method development** will now be presented, using the example of a separation method since this is standard with any drug. Separation preceding the actual determination is required if the signal from the matrix is >1.5 % of the signal from the analyte. Depending on the chemical nature of the analyte, either

- electrophoretic methods or
- chromatographic methods

will be used.

Chromatographic techniques are state of the art for the analysis of typical drug molecules and comprise TLC, GC, SFC (supercritical-fluid chromatography), and (HP)LC. Liquid chromatography (LC, mostly high performance LC) accounts for approx. 35 % of analytical instrument usage. According to the stationary phase used and physical principle in operation, there is

- normal phase HPLC,
- ion chromatography,
- size exclusion chromatography,
- chiral HPLC, and
- **reversed phase HPLC**.

The latter accounts for approx. 75 % of all HPLC applications in pharmaceutical analysis, for the following reasons. It is safer (solvent volatility, flammability); sample preparation is simple for the standard analytical problem of a solid drug: the tablet, for instance, simply has to be dispersed in water (or water/methanol or water/acetonitrile). After filtration and injection on the column, excipients are normally much more polar than active pharmaceutical ingredient(s) (API), are not retained and do not interfere with analysis.

Further advantages of HPLC that make it attractive for (pharmaceutical) routine analysis are

- reliable precision and accuracy,
- linear dynamic range suitable for API and related substances in one run,
- can be fully automated,
- applicable to wide array of compound types.

Limitations of HPLC are

- difficult separation of >15 compounds in one run,
- performance differences of columns from different manufacturers,
- instrument differences, esp. as for solvent mixing chamber, low/high pressure mixing, detection cell volume, wavelength bandwidth.

This implies changes in the linear dynamic range and sensitivity and needs taking care when specifying the method.

Depending on the **phase of drug development**, the following **HPLC methods** are considered appropriate.

In **early phase**, regulatory guidelines are still unspecific, and no formal validation is required. The key requirement is to separate the new chemical entity (NCE) from all impurities. So one has to optimise the detection and identification of drug-related substances. It is desirable to develop two independent methods with different separation mechanisms, e.g. LC (partitioning) and capillary electrophoresis (CE; charge-to-mass ratios). The identification of peaks is best done by MS, UV (PDA, photo diode array), and perhaps NMR. The latter is best for identification, but will not be used in the later phase. Information needed during the early phase or stage centres around the physicochemical properties of the API (constitution and configuration, solubility data, pK, UV spectrum, ...), the synthetic route, (expected) potency and dosage, intended formulations and excipients. Materials needed for developing the analytical method include the API; deliberately degraded API for stability tests, related substances, and excipients. Basic considerations are

- synthetic route → likely process impurities,
- API constitution → likely degradation products,
- API physicochemical properties → choice of analytical method(s), e.g.: salt, hydrophilic → exclude normal phase LC; no chromophore > 250 nm → e.g. THF (tetrahydrofuran) not suitable as eluent; ionizable group → pH variation to optimize separation.

It is advisable to check the literature for information on related class of molecules.[2]

In the early phase, it is not possible to choose a specific column a priori because only scanty information is available. Therefore one has to evaluate several column types. The mobile phase initially needs broad gradients as it has to work with the API and all expected related substances. The following standard mixtures will give a good starting point.

- neutral solutes: RP: water + MeOH/MeCN/THF; normal phase: hexane + iPrOH/DCM/MeOtBu/... UV cutoff? Miscibility over gradient?
- acidic/basic solutes: acidic to > pH 2; pH should be 2 units below pK_a,
- basic: needs base-stable packing materials.

Detection will initially need mass spectroscopy (MS) and/or photo diode array detectors (PDA) for the identification of peaks. The injected amount has to be large enough so as to detect impurities down to 0,02 %.

After many runs, the candidate method for optimization will be the one providing the largest number of resolved peaks. If time allows, one will try to find an orthogonal method for checking (other separation principle; different elution order; ...), and also so as to support or replace if the first one later fails for some reason.

---

2   Gilpin, R.K., Pachla, L.A. (1999) Pharm Rel Drug. Anal Chem 71: 217R–233R

Finally, the method(s) developed have to be validated to allow for use in

- release testing,
- stability testing,
- formulation studies,
- evaluation of impurity profile of NCEs.

The development of a separation method during the early phase of drug development will lead to an understanding of drug chemistry for setting the specifications for the API, process impurities and degradation products.

In the **late phase**, specific (mandatory) regulatory guidelines have to be met. The goal is shifted towards high-throughput monitoring of the API and related substances for release and stability testing. The synthetic route and formulation are finalized. A method for known substances needs to be developed. For instance, compatibility of the mobile phase with MS detection is no longer necessary. Instead, fast throughput becomes a necessity, requiring short run times that call for isocratic conditions. Column selection will be guided by the following considerations: The columns should be exchangable rather than specific; e.g.: RP-18 silica gel, 5 µm particle size, 250 x 4.6 mm i d., pore size 80–100 Å, particle surface area 150–350 m^2/kg. Mobile phase optimization means one has to do sequential isocratic runs or use a gradient run to find optimal isocratic conditions. Using reversed phase silica, one could start at standard conditions with 100% MeCN (*normal phase: iPrOH*): all components have to be eluted. MeCN (*iPrOH*) will be substituted by water or aqueous buffers (*hexane*) in 20% increments, then comparing the optimal MeCN/water mixture to MeOH/water and THF/water mixtures of equal strength (*iPrOH/DCM or iPrOH/ethyl acetate or ...*). If the components cannot be adequately separated, try a different column type or change the temperature or pH or try ion pairing. The gradient run for optimization could be MeCN 5–100% in 60 min with water or buffer as the weak eluent. If no peaks elute at less than 2 times the column dead volume and if retention range is less than 40% of gradient time, the separation is amenable to isocratic conditions, and further optimization as before follows (isocratic runs).

UV is the detection method of choice as it is fast, and most APIs absorb in the UV. The ICH guidelines require it to quantify 0.1% to 130% of the API, meaning the linear dynamic range has to be at least 1300, assuming equal responses of API and related substances. The validation has to be completed by determining the limit of quantitation (LOQ) and has to include the automated sample preparation (weigh sample, dilute, homogenize, filter, dilute) and application.

11.2   Analytical Validation Parameters

Chapter 1 of this book explains about the incentive, goals, and working agenda of the International Conferences on Harmonisation of Technical Requirements for the Registration of Pharmaceuticals for Human Use, ICH (www.ich.org). The conferences produce guidelines on all aspects of registration, viz. quality, safety, and efficacy. The guidelines are subsequently published by the European Commission in Volume III of the Rules Governing Medicinal Products in the European Union. Volume III is available from the Office for Official Publications of the European Communities and on the DG III website (dg3.eudra.org).

In the context of this chapter, the two basic quality guidelines will now be presented in summary:

* ICH Guideline Q2A (1994): Text on Validation Of Analytical Procedures;
* ICH Guideline Q2B (1996): Validation of Analytical Procedures: Methodology.

Q2A defines validation terms, Q2B states which methodology should be used to determine the respective parameters. In the following, normal face indicates content to be found in Q2A whereas *italics* refers to content from *Q2B*.

Accuracy (Richtigkeit)

Accuracy of an analytical procedure expresses the closeness of agreement between the value which is accepted either as a conventional true value or an accepted reference value and the value found. This is sometimes termed trueness. *Determination:*
* *Drug substance: apply method to reference material or compare with independent procedure.*
* *Drug product: analyze mixtures of drug substance + drug product components or compare with independent procedure.*

Do a minimum of 9 determinations over a minimum of 3 concentration levels covering the specified range.

Report as per cent recovery or as difference between mean and true value ± confidence interval.

A bad and good accuracy may be compared to a bad and good darts result, as shown in Fig. 11.2.

It may well happen that one gets a good precision, that is values near to each other, but the result still is not true (correct). It is important therefore to understand the „true" value is defined either by the analytical result with the reference substance or by the result one gets when precisely following a conventional method. So „true" is always a relative term, meaning it is defined through an absolute, in analytical chemistry the standard substance or method, just as in physics, the kilogramme is defined by the international prototype that is kept in Sèvres near Paris.

Precision (Präzision)

Precision of an analytical procedure expresses the closeness of agreement (degree of scatter) between a series of measurements obtained from multiple sampling of the same homogeneous sample under the prescribed conditions. Precision may

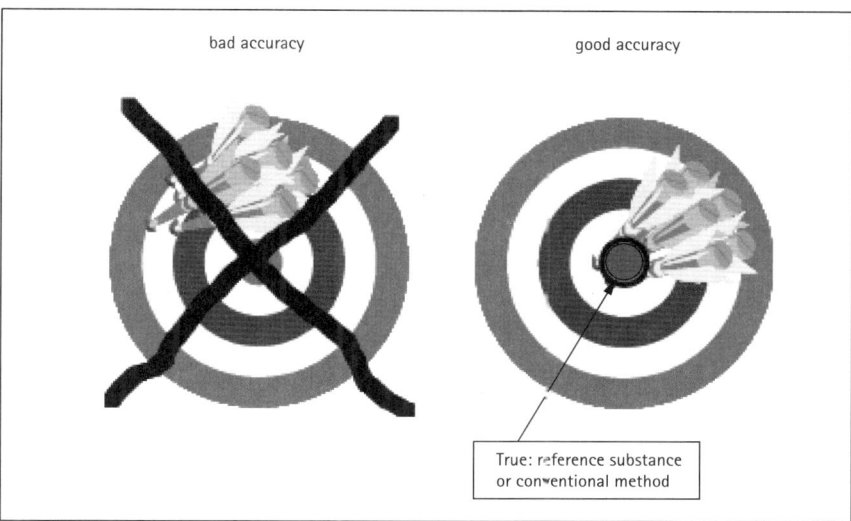

Fig. 11.2 Illustration of accuracy

be considered at three levels: repeatability, intermediate precision and reproducibility. Precision should be investigated using homogeneous, authentic samples. The precision of an analytical procedure is usually expressed as the variance, standard deviation or coefficient of variation of a series of measurements.

- Repeatability (intra-assay precision) expresses the precision under the same operating conditions over a short interval of time;
- Intermediate Precision expresses within-laboratories variations: different days, different analysts, different equipment, etc.;
- Reproducibility expresses the precision between laboratories (collaborative studies, usually applied to standardization of methodology).

Determination: assay aliquots of a homogeneous sample to be able to calculate statistically valid estimates of standard deviation or coefficient of variation. Analyses have to be carried through complete analytical procedure.
Report (relative) standard deviation.

Again, a darts board illustrates low and high precision (Fig. 11.3).

Robustness (Robustheit)

This is a term very much related to precision. It is a measure of the capacity of an analytical procedure to remain unaffected by small, but deliberate variations in method parameters and provides an indication of its reliability during normal usage.
Determination: vary parameters like equipment, personnel, exact composition of analytical solution, temperature, column, ….

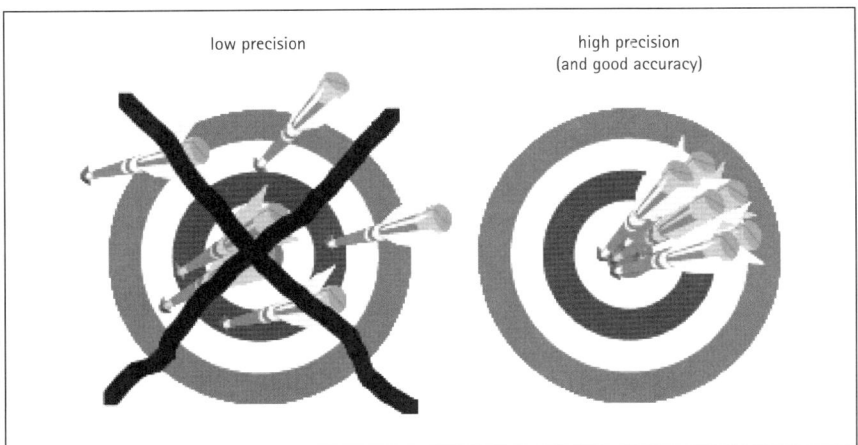

Fig. 11.3 Illustration of precision

It would be very unfortunate if some months or years after the validation of, e.g. an HPLC method, the type of column that was used is no longer marketed. This would entail revalidation and a change of the registration details, amounting to a considerable loss of time and money. So one has to consider carefully which parameters, people and materials may not be the same in later years or in another country one's company has production and analysis facilities.

Linearity (Linearität)

The linearity of an analytical procedure is its ability (within a given range) to obtain test results which are directly proportional to the concentration (amount) of analyte in the sample.
Determination: Plot signals, calculate regression line.
Report correlation coefficient, y intercept, slope, residual sum of squares.
    Every analytical procedure is linear only over a certain concentration range. This is why one must not extrapolate analytical results into a concentration range one has no reference values for.

Range (Bereich)

The range of an analytical procedure is the interval between the upper and lower concentration (amounts) of analyte in the sample (including these concentrations) for which it has been demonstrated that the analytical procedure has a suitable level of precision, accuracy and linearity.
Determination: confirm acceptable degree linearity, accuracy and precision at the specified extremes of the analytical procedure. Assay 80–120% of the test concentration. For determination of impurities, the range is from the LOQ to 120% of the specification for the impurity.

Detection Limit (Nachweisgrenze)

The limit of detection (LOD) of an individual analytical procedure is the lowest amount of analyte in a sample which can be detected but not necessarily quantitated as an exact value.
Determination:
- *Non-instrumental methods: analyse samples of known concentration, establish minimum level for reliable detection.*
- *Instrumental methods: signal : noise ≥ 3-2 : 1 or LOD = 3.3σ/s (σ: standard deviation; s: slope of calibration curve).*

Quantitation Limit (Bestimmungsgrenze)

The limit of quantitation (LOQ) of an individual analytical procedure is the lowest amount of analyte in a sample which can be quantitatively determined with suitable precision and accuracy. The quantitation limit is a parameter of quantitative assays for low levels of compounds in sample matrices, and is used particularly for the determination of impurities and/or degradation products.
Determination:
- *Non-instrumental methods: see LOD, minimum level for detection with acceptable accuracy and precision.*
- *Instrumental methods: signal : noise ≥ 10 : 1 or LOQ = 10σ/s.*

Specificity (Spezifität)

Specificity is the ability to assess unequivocally the analyte in the presence of components which may be expected to be present. Typically these might include impurities, degradants, matrix, etc.
Determination: compare results of analyses with and without typical impurities and excipients.

Sensitivity (Sensitivität)

Sensitivity is the capacity of a test procedure to detect small differences in concentration (amount). Typically these might include impurities, degradants, matrix, etc.
Determination: inspect slope of the calibration curve and its variance.

Polarimetry is an example of a rather insensitive method, UV spectroscopy for a very sensitive method.

Out of specification

The following text is from the guideline „Evaluation and Reporting of Results" of the European OMCL Network (Official Medicines Control Laboratories, document PA/PH/OMCL (99) 38, DEF). It explains what to do in the critical case of analytical results that are out of specification. „When a result does not comply with the specifications, the OMCL should operate a standard procedure to establish whether this result is due to analytical error, the influence of variables unrelated to the product, or whether this result reflects the actual condition of the product tested. This procedure should be based on the following principles.

a. An appropriately competent supervisor should conduct a documented investigation of any OOS result based on information provided by the staff who performed the test 2. If this investigation reveals a technical reason for the suspect result, such as an analyst's mistake, malfunctioning laboratory equipment, or inappropriate sample storage, the suspect assay is not valid and the result is rejected. The OMCL repeats the assay and only the result of the repeated assay is considered for evaluation.

b. It is often difficult to identify the exact cause of an OOS result by the OMCL. After the initial investigation, the OMCL may decide to involve information from the manufacturer on the production and control of the suspect batch in the investigation. If the OOS result cannot be explained, the OMCL should perform a retest programme to confirm the OOS result. Number of replicates, operators, sampling procedure and method for evaluating results should be predefined and documented. The retest programme and evaluation should be based on sound scientific judgement and may depend on the characteristics of the assay 3. Unless invalidated, the initial OOS results is not rejected and it is included in the evaluation of the product. Retesting should be limited and not be used to 'test a product into compliance'."

Which validation parameters for which test?

Of course one needs not determine all validation parameters for every test – that would not make sense. The United States Pharmacopeia (USP) in its general chapters specifies data elements (validation parameters, analytical per-

Tab. 11.1 Validation parameters required depending on assay type

Analytical Performance Characteristics	Cat. I	Assay		
		Cat. II		Cat. III
		quantit.	limit tests	
Accuracy	Yes	Yes	sometimes	sometimes
Precision	Yes	Yes	No	sometimes
Specifity	Yes	Yes	Yes	Yes
LOD	No	No	Yes	sometimes
LOQ	No	Yes	No	sometimes

formance characteristics) required for assay validation. Table 11.1 shows the most important ones. In the USP, categories I are assays of the active pharmaceutical ingredient(s), Cat. II of impurities, and Cat. III are performance tests, e.g. dissolution times of tablets. The ICH quality guideline Q2A contains a similar table.

Anhang

Anhang A. English–German dictionary of terms that are relevant in quality management

English	Deutsch
abbreviations	Abkürzunger
abstract	Zusammenfassung (Kurzversion eines wiss. Artikels)
accuracy	Richtigkeit
acetaminophen	Paracetamol
adverse drug reactions	Nebenwirkungen
anhydrous	wasserfrei
antimicrobial preservative	Konservierungstoffe
antioxidant	Antioxidationsmittel
API (active pharmaceutical ingredient) = drug substance	Wirkstoff
assay	Gehaltsbestimmung
attrition	Abrieb
BAN (British Approved Name)	Substanzname in Großbritannien
batch	Charge
batch release	Chargenfreigabe
bioavailability	Bioverfügbarkeit
BRS (Biological Reference Substance)	biologische Referenzsubstanz
bulk	Bulkware (Gebinde)
Certificate of Suitability	Eignungszertifikat, das die Einhaltung der Anleitung der Europäischen Agentur für die Beurteilung von Arzneimitteln (EMEA 410/01 Rev. 01) bescheinigt
certification	Zertifizierung
characters	Eigenschaften
charge-to-mass ratios	Ladung-Masse-Verhältnis
clinical trials (studies)	klinische Studien
commodities, raw materials, crude materials	Rohstoffe
complaint	Reklamation
conductivity	Leitfähigkeit
container	Behältnis
container extractables	aus Behältnissen herausgelöste Substanzen
content	Gehalt
counterfeited	nachgemacht

CPMP (Committee for Proprietary Medicinal Products)	Europäischer Ausschuss für Arzneispezialitäten
critical requirements	Mindestanforderung
CRS (Chemical Reference Substance)	Chemische Referenzsubstanz
crude materials	Rohstoffe
degradants	Abbauprodukte
degradation	Zersetzung
description	Beschreibung
dextrorotatory	rechtsdrehend
directive	Richtlinie (EU-Amtssprache)
dissolution	Löslichkeit
documentation	Dokumentation
draft	Entwurf, Monographieentwurf
drug	Arzneimittel
EDQM (European Directorate for the Quality of Medicines)	europäischer Verwaltungsrat zur Sicherung der Qualität von Arzneimitteln
efficacy	Wirksamkeit
EMEA (European Agency for the Evaluation of Medicinal Products)	Europäische Zulassungbehörde
error propagation	Fehlerfortpflanzung
ester value	Esterzahl
EudraLex Collection	Sammlung europäischer Gesetze und Vorschriften für den Arzneimittelsektor
European Drug Master Files	spezielles Verfahren der Zulassung eines Arzneimittels, bei dem der Hersteller des Wirkstoffes nicht der pharmazeutische Unternehmer ist. Siehe Kap. 1
excipients = ancillary substances	Hilfsstoffe
fatty acids	Fettsäuren
FDA (Food and Drug Administration)	Zulassungsbehörde der USA
formulations	Darreichungsformen
FOSHU (Foods for Specified Health Use)	funktionelle Lebensmittel
friability	Zerfallsfähigkeit
functional food	Nahrungsergänzungsmittel
GMP (Good Manufacturing Practices)	gute Herstellungspraxis
guideline	Leitlinie (EU-Amtssprache); USA auch: Richtlinie
hardness test	Härtetest
hydroxyl value	Hydroxylzahl
ICH (International Conference for Harmonization)	Internationale Konferenz zur Harmonisierung (der Arzneibücher)
identification	Prüfung auf Identität
identity	Identität
impurity	Verunreinigung

INN (International Nonproprietary Name)	Internationa er Freiname
inorganic	anorganisch
inspection	Inspektion, Früfung eines Betriebes
intermediate	Zwischenprodukt
iodine value	Iodzahl
isocratic	isokratisch
issue	Ausgabe (z.B. einer Zeitschrift, eines Buches)
JP (Japanese Pharmacopoeia)	Japanisches Arzneibuch
labeling	Etikettierung
levorotatory	linksdrehenc
linearity	Linearität
LOD (Limit Of Detection)	Nachweisgrenze
LOQ (Limit Of Quantitation)	Bestimmungsgrenze
loss on ignition	Verbrennungsverlust
matrix	Matrix: Material, in das der Analyt einge-schlossen ist
medical devices (Cave! medical products = Arzneimittel!)	Medizinprodukte
meperidine (USAN)	Pethidin (INN)
miscibility	Mischbarkeit
MRA (Mutual Recognition Agreement)	gegenseitiges Anerkennungs-Abkommen
NCE (New Chemical Entity)	neue chemische Substanz
nutritional supplements	Nahrungsergänzungsmittel
ointment	Salbe
OMCLs (Official Medicines Control Labora-tories)	offizielle Kontrolllabors der europäischen Qualitätskontrolle für Arzneistoffe und -mittel
organic synthetic process impurities	Verunreinigung durch den Prozess der orga-nischen Synthese
organic volatile impurities	organische Lösungsmittel-Rückstände
packaging	Packmittel
packing material	Verpackungsmaterial
particle size	Korngröße
peroxide value	Peroxidzahl
pestizide residue	Pestizid-Rückstände
Ph.Eur. (Pharmacopoea Europaea)	Europäisches Arzneibuch
physicochemical properties	physikalische Eigenschaften
PIC (Pharmaceutical Inspection Convention)	Pharmazeutische Inspektions-Convention
pneumonia	Lungenentzündung
precision	Genauigkeit, Präzision
primary standards for volumetric solutions	Urtiter
production	Herstellung
purity	Reinheit

QA (Quality Assurance)	Qualitätssicherheit
QC (Quality Control)	Qualitätskontrolle
QMS (Quality Management Systems)	Qualitätsmanagementsysteme
quality	Qualität
range	Bereich
raw materials	Rohstoffe
readily carbonizable substances	leicht zu Kohlendioxid verbrennbare Stoffe
references	Literaturliste
registration of pharmaceuticals for human use	Zulassung
release	Freigabe
repeatability	Wiederholbarkeit
reproducibility	Reproduzierbarkeit
residual solvents (Ph. Eur.)	Lösungsmittelrückstärde
residue	Rückstand
residue on ignition	Verbrennungsrückstand (Sulfatasche)
retain sample	Rückstellmuster
returns	Retoure
review	Übersichtsartikel
robustness	Robustheit
safety	Unbedenklichkeit
sample drawing	Probenahme
sampling procedures	Probenziehplan
saponification value	Verseifungszahl
sensivity	Sensivität
solid dosage form	feste Arzneiform
solvent flammability	Lösungsmittelbrennbarkeit
solvent volatility	Lösungsmittelflüchtigkeit
SOPs (standard operating procedures)	Standardarbeitsvorschriften (für Geräte, Analysenverfahren, Produktionsmethoden, ...)
specifity	Spezifität
stability	Haltbarkeit, Stabilität
standard deviation	Standardabweichung
starting materials	Ausgangsstoffe
storage	Lagerung
sutures	Nahtmaterial
synthetic route	Syntheseverfahren
technical requirements for the registration	Zulassungsanforderunç
tissues	Gewebe
uniformity	Einheitlichkeit
unsaponifiable matter	unverseifbare Anteile
USAN (United States Adopted Name)	Substanzname in der USA
USP (United States Pharmacopoea)	Arzneibuch der USA

validation	Validierung
variance	Varianz
volatile impurities (USP)	Lösungsmittelrückstände
volumetric solution	Maßlösung
wavelength bandwidth	Wellenlängenbandbreite
x-ray diffraction	Röntgenbeugung

Anhang B.   German-English dictionary of terms that are relevant in quality management

Deutsch	English
Abbauprodukte	degradants
Abkürzungen	abbreviations
Abrieb	attrition
anorganisch	inorganic
Antioxidationsmittel	antioxidant
Arzneibuch der USA	USP (United States Pharmacopoea)
Arzneimittel	drug
aus Behältnissen herausgelöste Substanzen	container extractables
Ausgabe (z.B. einer Zeitschrift, eines Buches)	issue
Ausgangsstoffe	starting materials
Behältnis	container
Bereich	range
Beschreibung	description
Bestimmungsgrenze	LOQ (Limit Of Quantitation)
biologische Referenzsubstanz	BRS (Biological Reference Substance)
Bioverfügbarkeit	bioavailability
Bulkware (Gebinde)	bulk
Charge	batch
Chargenfreigabe	batch release
Chemische Referenzsubstanz	CRS (Chemical Reference Substance)
Darreichungsformen	formulations
Dokumentation	documentation
Eigenschaften	characters
Eignungszertifikat, das die Einhaltung der Anleitung der Europäischen Agentur für die Beurteilung von Arzneimitteln (EMEA 410/01 Rev. 01) bescheinigt	Certificate of Suitability
Einheitlichkeit	uniformity
Entwurf	draft
Esterzahl	ester value
Etikettierung	labeling
Europäische Zulassungbehörde	EMEA (European Agency for the Evaluation of Medicinal Products)
Europäischer Ausschuss für Arzneispeziali-täten	CPMP (Committee for Proprietary Medicinal Products)
Europäischer Verwaltungsrat zur Sicherung der Qualität von Arzneimitteln	EDQM (European Directorate for the Quality of Medicines)
Europäisches Arzneibuch	Ph.Eur. (Pharmacopoea Europaea)

Fehlerfortpflanzung	error propagation
feste Arzneiform	solid dosage form
Fettsäuren	fatty acids
Freigabe	release
funktionelle Lebensmittel	FOSHU (Foods for Specified Health Use)
gegenseitiges Anerkennungs-Abkommen	MRA (Mutual Recognition Agreement)
Gehalt	content
Gehaltsbestimmung	assay
Genauigkeit, Präzision	precision
Gewebe	tissues
gute Herstellungspraxis	GMP (Good Manufacturing Practices)
Haltbarkeit	stability
Härtetest	hardness test
Herstellung	production
Hilfsstoffe	excipients = ancillary substances
Hydroxylzahl	hydroxyl value
Identität	identity
Inspektion, Prüfung eines Betriebes	inspection
Internationale Konferenz zur Harmonisierung (der Arzneibücher)	ICH (International Conference for Harmonization)
Internationaler Freiname	INN (International Non-proprietary Name)
Iodzahl	iodine value
isokratisch	isocratic
Japanisches Arzneibuch	JP (Japanese Pharmacopoeia)
klinische Studien	clinical trials (studies)
Konservierungstoffe	antimicrobal preservative
Korngröße	particle size
Ladung-Masse-Verhältnis	charge-to-mass ratios
Lagerung	storage
leicht zu Kohlendioxid verbrennbare Stoffe	readily carbonizable substances
Leitfähigkeit	conductivity
Leitlinie (EU-Amtssprache); USA auch: Richtlinie	guideline
Linearität	linearity
linksdrehend	levorotatory
Literaturliste	references
Löslichkeit	dissolution
Lösungsmittelbrennbarkeit	solvent flammability
Lösungsmittelflüchtigkeit	solvent volatility
Lösungsmittelrückstände	residual solvents (Ph. Eur.), volatile impurities (USP)
Lungenentzündung	pneumonia
Maßlösung	volumetric solution

Matrix: Material, in das der Analyt eingeschlossen ist	matrix
Medizinprodukte	medical devices (Cave! medical products = Arzneimittel!)
Mindestanforderung	critical requirements
Mischbarkeit	miscibility
Monographieentwurf	draft
nachgemacht	counterfeited
Nachweisgrenze	LOD (Limit Of Detection)
Nahrungsergänzungsmittel	functional food, nutritional supplements
Nahtmaterial	sutures
Nebenwirkungen	adverse drug reactions
neue chemische Substanz	NCE (New Chemical Entity)
offizielle Kontrolllabors der europäischen Qualitätskontrolle für Arzneistoffe und -mittel	OMCLs (Official Medicines Control Laboratories)
organische Lösungsmittel-Rückstände	organic volatile impurities
Packmittel	packaging
Paracetamol	acetaminophen
Peroxidzahl	peroxide value
Pestizid-Rückstände	pestizide residue
Pethidin (INN)	meperidine (USAN)
Pharmazeutische Inspektions-Convention	PIC (Pharmaceutical Inspection Convention)
physikalische Eigenschaften	physicochemical properties
Präzision	precision
Probenahme	sample drawing
Probenziehplan	sampling procedures
Prüfung auf Identität	identification
Qualität	quality
Qualitätskontrolle	QC (Quality Control)
Qualitätsmanagementsysteme	QMS (Quality Management Systems)
Qualitätssicherheit	QA (Quality Assurance)
rechtsdrehend	dextrorotatory
Reinheit	purity
Reklamation	complaint
Reproduzierbarkeit	reproducibility
Retoure	returns
Richtigkeit	accuracy
Richtlinie (EU-Amtssprache)	directive
Robustheit	robustness
Rohstoffe	commodities, raw materials, crude materials
Röntgenbeugung	x-ray diffraction
Rückstand	residue
Rückstellmuster	retain sample

Salbe	ointment
Sammlung europäischer Gesetze und Vorschriften für den Arzneimittelsektor	EudraLex Collection
Sensivität	sensivity
spezielles Verfahren der Zulassung eines Arzneimittels, bei dem der Hersteller des Wirkstoffes nicht der pharmazeutische Unternehmer ist. Siehe Kap. 1	European Drug Master Files
Spezifität	specifity
Stabilität	stability
Standardabweichung	standard deviation
Standardarbeitsvorschriften (für Geräte, Analysenverfahren, Produktionsmethoden, ...)	SOPs (standard operating procedures)
Substanzname in der USA	USAN (United States Adopted Name)
Substanzname in Großbritannien	BAN (British Approved Name)
Syntheseverfahren	synthetic route
Übersichtsartikel	review
Unbedenklichkeit	safety
unverseifbare Anteile	unsaponifiable matter
Urtiter	primary standards for volumetric solutions
Validierung	validation
Varianz	variance
Verbrennungsrückstand (Sulfatasche)	residue on ignition
Verbrennungsverlust	loss on ignition
Verpackungsmaterial	packing material
Verseifungszahl	saponification value
Verunreinigung	impurity
Verunreinigung durch den Prozess der organischen Synthese	organic synthetic process impurities
wasserfrei	anhydrous
Wellenlängenbandbreite	wavelength bandwidth
Wiederholbarkeit	repeatability
Wirksamkeit	efficacy
Wirkstoff	API (active pharmaceutical ingredient) = drug substance
Zerfallsfähigkeit	friability
Zersetzung	degradation
Zertifizierung	certification
Zulassung	registration of pharmaceuticals for human use
Zulassungsanforderung	technical requirements for the registration
Zulassungsbehörde der USA	FDA (Food and Drug Administration)
Zusammenfassung (Kurzversion eines wiss. Artikels)	abstract
Zwischenprodukt	intermediate

Sachregister

C

D

G

H

I

N

O